Eva und Ulrich Klever

Alles hausgemacht
in der Stadt und auf dem Lande

Inhalt

Inhalt

Inhalt

Spaß am Selbermachen

Wir leben seit Jahren auf dem Lande, aber wir führen kein »Leben auf dem Lande«. Das heißt, wir bauen unser Gemüse nicht an, bis auf Ausnahmen und diese nur in mehrfacher Portionsgröße, wir halten weder Schafe für die Wolle noch Kühe für die Milch, noch Hühner für die Eier. So lange das unsere Nachbarn in altbäuerlich natürlicher Weise tun, profitieren wir davon. Wir haben allerdings eigenes Obst und züchten Kräuter.
Wir sind also keine ökonomischen Selbstversorger, Bebauer des Bodens und Erzeuger natürlicher Nahrung. Wir sind in vielen Dingen »nur« kulinarische Selbstversorger, Selbständige der Küche, wobei wir das Backen von Brot, das Herstellen von Pasteten, das Einkochen von Marmeladen oder das Trocknen von selbstgepflückten Kräutern weniger als ein sparsames Vorräteschaffen, sondern als einen schöpferischen Prozeß betrachten. Eine Bestätigung in einem praktischen Bereich, der die geistige Arbeit des Schreibens ergänzt.
Selbermachen ist bei uns mit Spaß verbunden, mit der Lust am Ausprobieren und mit der Unlust manchen Produkten gegenüber. In einer Zeit, in der das Angebot von Lebensmitteln immer größer wird, in der Halbfertig- und Fertigprodukte immer mehr vervollkommnet werden, wird die Individualität des Essens mehr und mehr gleichgeschaltet. Das erweckt bei vielen Menschen den Wunsch, ganz individuell zu essen. Mit der Brotbackbewegung – wir nennen es bewußt keine »Welle« – hat dieses »Zurück zum eigenen Produkt« begonnen. Der Erfolg unseres Buches »Selber Brotbacken« zeigt uns das deutlich.
Diese Schicht von Küchen-Individualisten kocht eigene Marmeladen ein, backt mehr als in den Jahren zuvor, räuchert, wurstet, setzt Rumtöpfe an, rührt Chutneys oder friert Minze- und Korianderblätter ein. Und dieses nicht aus reaktionärem Hausmannssinn oder nostalgischer Wehmut über die leckere alte Zeit, sondern aus einer Mischung von Spaß am Selbermachen, Überdruß an Konsumzwängen, sinnvoller Freizeitbeschäftigung und dem Bewußtsein, daß das Hausgemachte anders, meist aber besser schmeckt. Dieses Buch soll die Wünsche und Träume vom Hausgemachten durch Rezepte verwirklichen, die wir gesucht, bewahrt und wieder ausprobiert haben. Wobei wir sie immer in die heutige Zeit umsetzen und moderne Hilfsmittel dort verwenden, wo sie nützlich und besser als alte sind.
Wir haben auf Rezepte verzichtet, die heute nicht mehr machbar sind, weil die Produkte nicht dazu taugen. Wir haben solche Rezepte nicht ausführlich beschrieben, zu deren Herstellung man sich bei Handwerkern, die es kaum noch gibt, Geräte dazu herstellen lassen müßte, die viel zu teuer für den Nutzeffekt sind. Wir haben weder Braurezepte noch die Kunst des Weinmachens berücksichtigt, weil wir keinen Ärger mit der Zollbehörde wollen. Außerdem gibt es so viel gutes Bier und guten Wein, daß wir da nur pfuschen könnten.
Dieses Buch soll mit all seinen Ratschlägen und Rezepten uns Hausmacher stolz und zufrieden machen. Wer seinen Roggen mahlt, um sein Brot zu backen, wer sieht, wie Sauerteig lebendig wird und wer die Gärung von Salzgurken beobachtet, spürt, daß er – bei aller Unnatur um sich herum – der Natur wieder ein Stück näher gekommen ist. Er fühlt sich losgelöst von Zwängen und Abhängigkeiten.
Hochtrabende Worte für »nur« ein Kochbuch? Fangen Sie mit den Rezepten an und Sie werden sicher das gleiche empfinden wir wir.

Weisham, im Spätherbst 1978

Eva und Ulrich Klever

Notwendige Anmerkung: Bei manchen »natürlichen« Rezepten spielt die Natur auch uns gelegentlich einen Streich. Wenn irgend etwas nicht gleich gelingt – auf die Möglichkeit weisen wir immer wieder hin –, verlieren Sie bitte nicht den Mut zum Noch-einmal-Probieren. Und bekommen Sie nicht die Wut auf die Autoren.

Die *kursiv* gesetzten und mit Vignette versehenen Texte sind alte Rezepte, die im Original übernommen wurden.

Deftiges aus dem Fleischtopf ▷
Oben links Frische Leberwurst (Seite 14), Mitte rechts Confit d'oie (Seite 21), unten Mitte Milzwurst (Seite 16)

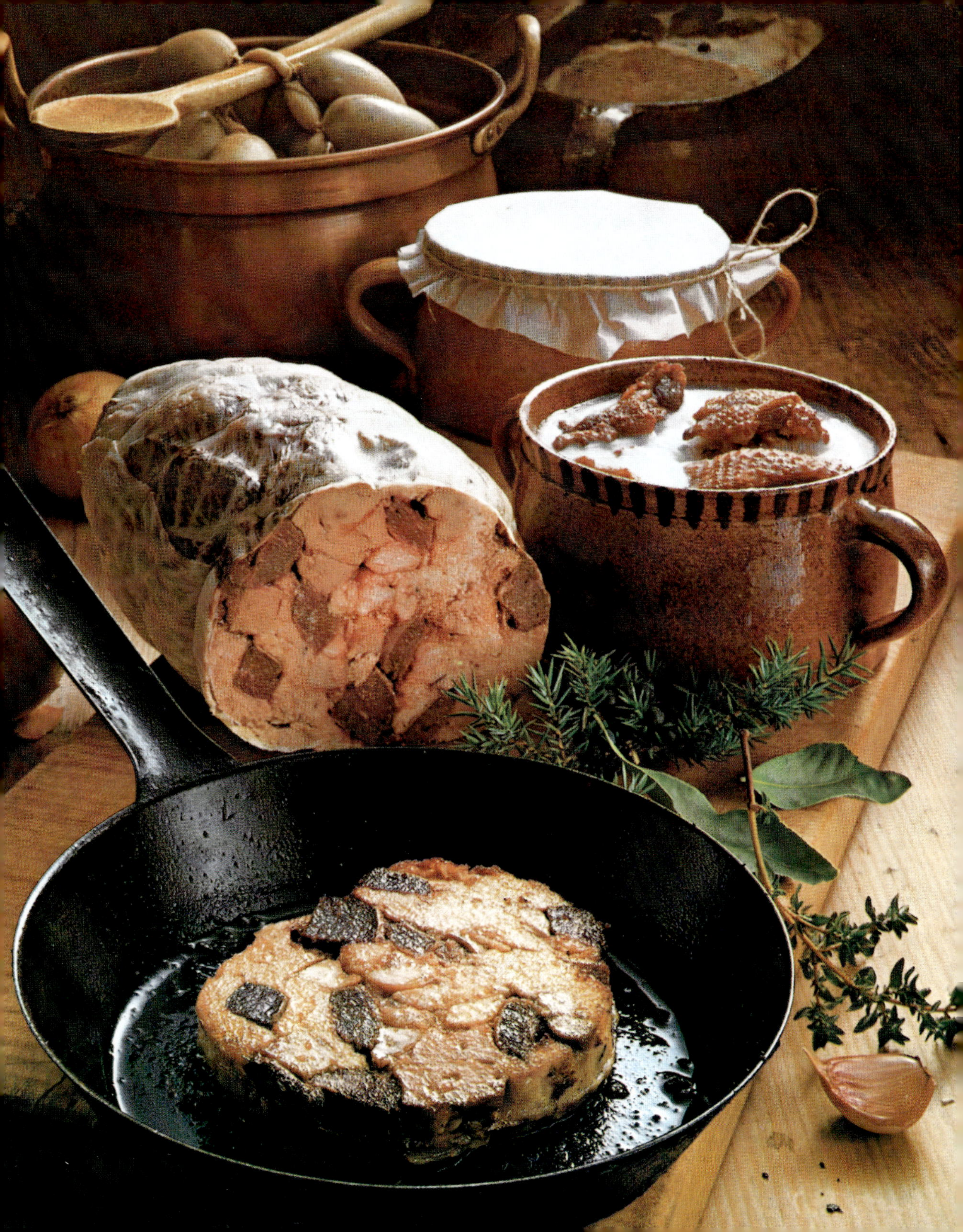

Geschenke aus der Hausschlachterei

Großen Erfolg haben wir immer mit unserer eigenen Milzwurst, die wir entweder mit Alufolie ganz versilbern oder – bei einem größeren Anlaß, zum Beispiel einer Wohnungseinweihung – zusammen mit einer Gußeisenpfanne verschenken. Die Milzwurst wird, gut in Klarsichtfolie gehüllt, in die Pfanne gelegt und die Pfanne als Ganzes in Cellophan verpackt: ein richtiger Show-Effekt.

Allerdings ist so ein schnell verderbliches Geschenk nur dann angebracht, wenn der Beschenkte es auch schnell verzehren kann: Die Milzwurst zum Beispiel kann gleich bei der Housewarming Party gebraten werden. Doch kündet man so etwas fairerweise telefonisch an, so daß sich der Gastgeber mit seinen Vorräten danach richten kann.

Bringen wir etwas von unseren eigenen Würsten, bachene Leberknödel oder Saumeisen mit, dann verpacken wir sie so luftdicht wie möglich und binden sie wie unser selbstgemachtes Brot in ein buntes Tuch. Dabei achten wir bei der Übergabe darauf, daß der Empfänger sie sofort unter Verschluß gibt. Auf einen Gabentisch gelegt, können sie penetrante Zwiebel-, Knoblauch- und Räuchergerüche aussenden.

Sülzen verschenkt man in ihrer Form. Das kann für ein Nur-So-Mitbringsel eine einfache Aluform sein, das kann auch eine einfache oder schöne Glasform oder für eine Tellersülze ein einfacher bis besonderer, möglichst immer farbiger oder blumenbunter Teller sein. Der Steigerung nach oben sind keine Grenzen gesetzt: Unsere Tellersülze schmeckt auch aus einem Zwiebelmuster-Suppenteller aus altem Meißen.

Ein sehr gezieltes Geschenk für Hobbyköche und kochehrgeizige Hausfrauen ist die Kalbsjus. Da es Zeit kostet und Mühe macht, sie zuzubereiten, ist es ein wertvolles Geschenk. Wir bringen sie in tiefgefrorenen Würfeln mit, die wir samt kleiner Tiefkühltasche und zwei handgeschriebenen Rezepten verschenken, in denen Kalbjus eine wesentliche Rolle spielt.

Gestürzte Sülzen, auf einem Porzellan-Frühstücksbrett oder einer länglichen Aufschnittplatte (sie muß nicht gerade aus Silber sein) serviert, sind heikle Geschenke, die man so verpacken muß, daß sie sehr gut geschützt sind und man ihnen ihre »Zerbrechlichkeit« sofort ansieht. Natürlich sind alle Sülzen zum sofortigen Verzehr bestimmt.

Am leichtesten, am hübschesten und ganz ohne Gefahren lassen sich Schmalz, Confit, Pasteten und Terrinen verschenken. Man nimmt dafür jede Form und Größe von Steinguttassen, von Steingut-, Keramik- oder Porzellangefäßen oder wählt unter den vielen Terrinenformen (mit Entendeckel oder Hasenkopf, mit Gans oder Fasan, mit schlichtem Deckel oder aus emailliertem Gußeisen, in Erdbraun oder Dunkelrot), wie sie heute in Küchenläden, Boutiquen und Fachgeschäften angeboten werden. Ein angebundenes Etikett, vielleicht auch das Rezept oder dieses Buch machen das Geschenk besonders persönlich.

Würste, Sülzen & Co.

Im Mittelpunkt der rustikalen Hausmacher- und Selbstversorgerküche stand früher das Schlachtfest, mit dem die Hausschlachtung endete. Bei uns auf dem Hof wurden nach bayerischem Brauch im Spätherbst eine oder zwei der selbstgezogenen Drei- bis Fünf-Zentner-Sauen abgestochen, gebrüht, entborstet und zerhauen. Heute haben wir keine eigenen Schweine mehr und auch nicht die Lust auf so viel Schweinefleisch. Ludwig Uhlands Metzelsuppenlied ist eben doch weit über hundert Jahre alt:

»Wir haben heut' nach altem Brauch
Ein Schweinchen abgeschlachtet;
Der ist ein abgefeimter Gauch,
Wer solch ein Fleisch verachtet.«

Hausmacher-Wurst und Sülze, Leberknödel und Frikadellen kann man genauso gut aus einzeln gekauften Zutaten herstellen.

Wir kaufen uns allerdings gleich ein halbes Schwein. Die Hälfte wiegt etwa 30 kg. Der Metzger zerlegt es uns, genau wie wir es wünschen: in Koteletts und Schnitzel, in Braten aus der zerteilten Schulter und der Keule, in das Filet und die beiden Haxen. Das alles frieren wir zunächst ein. Fettfreie Bratenstücke können 3–6 Monate, fette sollten nicht länger als 2–3 Monate in der Gefriertruhe oder im Gefrierschrank bleiben. Ist der Schweinebauch mager, rollen wir ihn auf und machen Rollbraten daraus, die wir fertig geschnürt in die Tiefkühlung geben.

Meistens macht es den Käufern eines halben Schweines Schwierigkeiten, was sie mit Kopf, Pfoten, Schwanz und anderen nicht so edlen Teilen anfangen sollen.

Sie finden bei uns die Anregung zu einer Sülze und zu einer besonderen Art von Frikadellen, die ebenfalls eingefroren werden. Und zwar fertig und zum Verbrauch innerhalb von 3 Monaten bestimmt. Wir denken bei dieser »kleinen Hausschlachtung« sowohl praktisch wie sparsam (das Gutschmecken ist selbstverständlich!): Es wird alles verwendet, und dank der Gefriertruhe muß nicht wie früher ein paar Tage lang in Schwein geschlemmt werden.

Das Zubereiten von Hausmacher-Wurst gibt unserem Schweinekauf erst die spezielle Note, und die Selbstgemachten sind in der Familie und im Freundeskreis sehr beliebt.

Dabei fällt mir (Eva) eine Geschichte ein, die sich

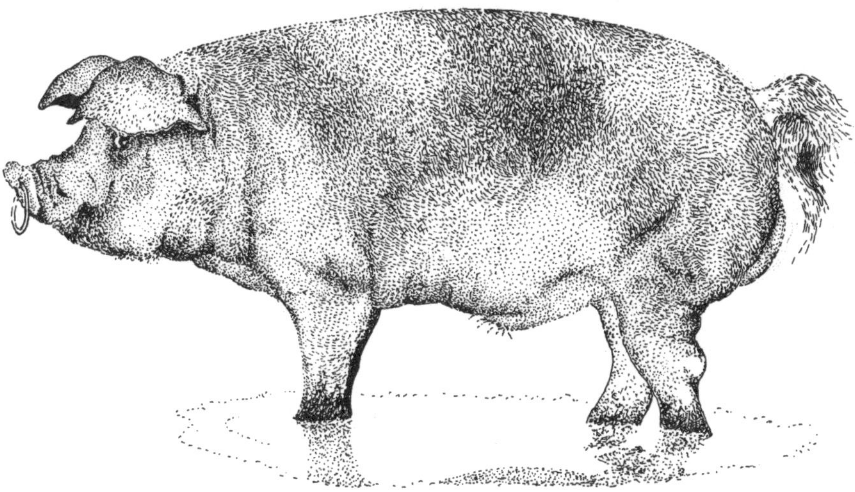

zutrug, als wir noch richtige Hausschlachtungen hatten. Ein neuer Metzger war ins Haus gekommen, der Schlachttag zu Ende. Es war alles getan und verrichtet, die Blut- und Leberwürste wie die anderen Sorten in Därme gefüllt oder sterilisiert. Man konnte zufrieden sein. Da entdeckte meine Mutter im Schlachtraum die ganze Leber! Der neue Metzger war ein progressiver Mann: Er hatte die Leberwurst mit »Leberessenz« gemacht, denn die war »neu und viel besser und kräftiger im Geschmack als richtige Leber«.
Unsere Leberwurst wird mit »richtiger« Leber gemacht, wir sind nicht mehr so chemiegläubig. Auf jede Art von hausgemachter Blutwurst müssen wir allerdings verzichten. Das halbe Schwein hat kein Blut, und extra kaufen kann man es auch nicht!

Gefüllter Schweinebauch

Dieses Rezept eignet sich für etwas fetteren und dickeren Schweinebauch. Hierzu lassen wir vom Metzger eine Tasche in das Fleisch schneiden und die Schwarte über Kreuz in Karos schneiden.

1½ kg Schweinebauch • Salz • Pfeffer • flüssige Kümmelwürze • 200 g Rinderleber • 3 Eßl. Margarine • 3 Eigelbe • 50 g Butter • 4–5 Eßl. Semmelbrösel • 3 Brötchen • ⅛ l Milch • 1 Prise geriebene Muskatnuß • 1 Prise geriebene Zitronenschale • 1 dicker Bund Petersilie • 3 Eiweiße • ¼ l heiße klare Fleischsuppe (Würfel)

Den Schweinebauch innen und außen mit Salz, Pfeffer und flüssigem Kümmel würzen. Die Rinderleber kleinwürfeln und 3 Minuten unter Wenden in 1 Eßlöffel Margarine braten. Herausnehmen, auskühlen lassen. Währenddessen die Eigelbe mit der Butter schaumig rühren, 1 Eßlöffel Semmelbrösel zum Binden dazugeben. Die Brötchen in Scheiben schneiden, in der Milch weichen lassen, leicht ausdrücken und mit der Eimasse verarbeiten. Mit Salz, Pfeffer, wenig geriebener Muskatnuß und Zitronenschale recht kräftig würzen, da die Füllung beim Braten an Würze verliert. Die Petersilie hacken und mit den Leberwürfeln zufügen. Die Eiweiße steifschlagen, unterziehen. Mit den restlichen Semmelbröseln so binden, daß die Masse gut in die Bauchtasche gefüllt werden kann. Einfüllen, zunähen. In der Bratpfanne die restliche Margarine erhitzen, den Braten mit der Schwarte nach unten hineinlegen, bei 180 Grad C (Gas Stufe 2) im Backofen 30 Minuten braten. Etwas von der heißen Fleischsuppe angießen. Den Braten umdrehen, unter Begießen etwa 1½ Stunden braten. 10 Minuten stehen lassen, dann mit scharfem Messer in schöne Scheiben schneiden.
Dazu schmecken Rotkohl oder geschmorter Weißkohl gut.
Reste kalt zu Kartoffelsalat oder Brot servieren.

Schwein im Aufschnitt

Für dieses Rezept schneiden wir den Bauch in Stücke von etwa 300 g, die als Vorrat eingefroren werden. Bei Bedarf angetaut verwenden!

300 g Schweinebauch • einige Spritzer würzflüssiger Knoblauch • Salz • Pfeffer • 2 Nelken • 1 Eßl. Margarine • 1 Schuß Bier

Die Schwarte mit scharfem Messer schräg über Kreuz in kleine Karos schneiden. Rundum kräftig würzen, die beiden Nelken ins Fleisch stecken. Im heißen Fett anbraten, dann langsam etwa 1¼ Stunden braten lassen, eventuell etwas Wasser angießen. Gegen Bratende mit Bier duschen, damit die Schwarte besonders krachend knusprig wird. Erkalten lassen und fein aufschneiden.
Was wir hier als selbständiges Rezept beschreiben, läßt sich preiswerter herstellen, wenn man das Stückchen Schweinebauch mittags mit einem normalen Braten mitbrät.
Was man sonst noch aus den Schwarten machen kann, lesen Sie bei den »Rillettes« auf Seite 23.

Würste, Sülzen & Co.

Bachene Leberknödel

Zu einer 30-Kilo-Schweinehälfte gehört natürlich keine Leber, aber sie gehört zum »Schlachttag«. Wir kaufen sie extra und machen Leberknödel gleich auf Vorrat.

1 kg Leber • 3–5 Knoblauchzehen • 12 Semmeln (Brötchen) • ¼–⅜ l heiße Milch • 1 Teel. Salz • Majoran • 3–4 Eier • 6 Eßl. zerlassenes Schweineschmalz • Schweinefett für den Fett-Topf

Die Leber mit dem Knoblauch durch den Fleischwolf drehen. Die Semmeln kleinschneiden, mit der heißen Milch übergießen, etwas weichen lassen. Das Salz, den Majoran, die durchgedrehte Leber, die Eier und das Schweinefett zugeben, zu einem lockeren Teig verkneten, notfalls etwas Milch nachgeben. 16 Knödel daraus formen und im Schweinefett schwimmend etwa 10 Minuten ausbacken, bis sie rundherum schön braun sind. Erkaltet in Portionen verpackt tiefkühlen. Die bachenen Leberknödel kocht man dann in Fleischsuppe etwa 15–20 Minuten und serviert sie in der Suppe, oder man nimmt sie heraus und richtet sie auf gekochtem, selber eingelegtem Sauerkraut (Rezept Seite 40) an.

Tellersülze

Die ideale Verwendung für Kopf, Pfoten und Schwanz und andere leckere Knorpel.

½ Schweinekopf • 1 Schweineschwanz • 2 gespaltene, geviertelte Schweinefüße • 250 g frische Schwarte • Salz • 4 l Wasser • 1 Zwiebel • 2 Möhren • 2 Petersilienwurzeln • 2–3 Lorbeerblätter • 10 Pfefferkörner • 1 Prise getrockneter Thymian • ⅛ l Wein oder 1–2 Eßl. Essig

Das Fleisch in 4 l Salzwasser aufkochen, in den ersten 15 Minuten laufend abschäumen, dann knapp 2 Stunden kochen lassen. Die Zwiebel mit der Schale, die geputzten Möhren und Petersilienwurzeln längs geviertelt sowie die Gewürze dazugeben und weitere 30 Minuten kochen lassen, dabei neuerlich abschäumen. Das Fleisch herausnehmen und von den Knochen lösen. Die Füße ganz lassen. Den Sud abseihen, erkalten lassen. Die ganze Fettplatte sauber abheben. Das Fleisch – so fett oder so mager man es will – in Suppenteller geben. Die Sulz nochmals erhitzen, den Wein oder Essig zugeben und nochmals abschmecken, auf Teller verteilen und erstarren lassen.

Schweinekopf-Frikadellen

Selbst die köstlichsten Sülzen sind nicht jedermanns Geschmack, und so hat sich unsere Mitarbeiterin Rita Schroll für ihre Familie eine andere Verwendungsmöglichkeit für den Schweinekopf ausgedacht.

½ Schweinekopf • 750 g mageres Rindfleisch • 1 Bund Suppengrün • 1 Stück Sellerieknolle • Salz • 4–5 Semmeln (Brötchen) • 1 Bund Petersilie • 3 Zwiebeln

Sülze

Einfache Tellersülze (Knöcherlsulz) hat eine trübe Sulz. Soll die Sulz klar sein, gibt man beim Erhitzen in die entfettete Sulz 2 gut verquirlte Eiweiße, läßt unter Rühren aufkochen, zieht sie vom Herd und läßt sie zugedeckt 30 Minuten stehen. Dann durch ein Mulltuch ablaufen lassen. Dabei bitte nicht rühren, sondern abwarten!

Das Kopfstück und das Rindfleisch mit dem Grünzeug und dem Sellerie in kochendes Salzwasser geben. Zugedeckt garkochen. Dann die Schwarte vom Kopf abschneiden, nicht mitverwenden. Das übrige Fleisch ablösen und zusammen mit dem kleingeschnittenen Rindfleisch, den Semmeln, der Petersilie und den Zwiebeln durch den Fleischwolf drehen. Den Fleischteig gut abkneten. Portionsweise luftdicht verpackt einfrieren.
Zur Verwendung auftauen lassen und jetzt erst mit Ei binden und mit Gewürzen abschmecken. Frikadellen formen und in reichlich Fett schön braun und kroß braten.

Bratwurst

Zutaten für 6 Personen:
1 kg mageres Schweinefleisch • 500 g Rindfleisch aus der Keule • 200 g Speck • Salz • Pfeffer • abgeriebene oder getrocknete Zitronenschale • 4–5 Eßl. Weißwein.

Das Schweine- und das Rindfleisch von allen Sehnen und Häuten befreien. Zusammen mit dem Speck einmal durch den Fleischwolf, mittlere Scheibe, drehen. Den Fleischteig kräftig salzen und pfeffern, mit der Zitronenschale würzen und mit dem Wein abschlagen, so daß alles gut vermischt und geschmeidig ist. In Cellophandarm dicht einfüllen. In der gewünschten Wurstlänge zweimal fest abbinden, dazwischen auseinanderschneiden.
Werden die Würste sofort verwendet, brät man sie in Schweineschmalz. Sonst läßt man sie 10 Minuten in heißem Wasser ziehen, ganz auskühlen und friert sie ein. Haltbarkeit in jedem Tiefkühlgerät: 3–4 Wochen.

Nützlicher Hinweis: Das Füllen von Darm mit Wurstmasse ist mit extra dafür konstruierten Vorsätzen für Fleischwölfe nicht schwer. Därme kaufen wir in Spezialgeschäften in der Nähe von Schlachthöfen.

Hausmacher-Leberwurst

1/2 Schweineherz • 500 g Schweineleber • 250 g frischer Bauchspeck • 500 g mageres Schweinefleisch • 2 Zwiebeln • 2 Knoblauchzehen • Salz • 2 Eßl. grüne eingelegte Pfefferbeeren oder 1 Teel. feingemahlener schwarzer Pfeffer • getrockneter Majoran • getrockneter Thymian

Das Herz in reichlich Salzwasser garkochen, von allem Fett befreien, sehr klein würfeln. Die Leber von allen Sehnen und Häuten befreien und zusammen mit dem Speck, dem Schweinefleisch, den Zwiebeln und dem Knoblauch zweimal durch den Fleischwolf drehen. Dann die Herzwürfel daruntermischen. Kräftig mit Salz und Pfeffer, vorsichtig mit Majoran und Thymian abschmecken. Der Fleischgeschmack darf durch das Würzen nicht verlorengehen. Die Wurstmasse in 1/2-Liter-Weckgläser füllen. Den Glasrand sauber putzen, es darf kein Fett darauf bleiben. Mit Original-Gummi und -Deckel verschließen. Im Wecktopf bei 90 Grad C etwa 120 Minuten sterilisieren. Haltbarkeit: 3 Monate, muß aber immer mal kontrolliert werden, falls sich ein Glas doch öffnen sollte.
Ein vorzüglicher Imbiß mit deftigem Bauernbrot, Butter und harten Eiern.

Frische Leberwurst

wie sie in Schleswig-Holstein zu Hause sein soll.
Bild Seite 9

1 kg Schweineleber • 350 g Schweineschmalz • 125 g Mehl • 5 Eier • 3/4 l Milch • Pfeffer • Salz • Nelkenpfeffer • Majoran • Thymian

Die Leber von allen Häuten befreien und zweimal durch den Fleischwolf drehen. Das Schweineschmalz schmelzen lassen und abgekühlt zur Leber rühren. Mit dem Mehl, den Eiern und der Milch abrühren, kräftig würzen. Mit Hilfe eines Fleischwolfs mit Füllstutzen in Därme geben, aber jede Wurst nur zu drei Viertel füllen. In siedendes Wasser legen und 40 Minuten mehr ziehen als kochen lassen. Die Wurst mit einer Nadel einstechen, damit sie nicht platzt. Warm und kalt zur Schlachtplatte verwenden.

Grützwurst

Wenn Sie von den Rippen Wellfleisch gekocht haben, läßt sich mit der Brühe Grützwurst am besten zubereiten.

500 g Hafergrütze · 4 l Wellfleischbrühe · 500 g Bauchspeck · 2 Zwiebeln · 1 Prise Nelkenpfeffer · Pfeffer · Bohnenkraut · Majoran · 1 Prise Zucker · evtl. Salz · 200 g Korinthen

Die Hafergrütze in der Wellfleischbrühe ausquellen lassen. Den Bauchspeck feinwürfeln, ausbraten. Die Grieben mit dem Schaumlöffel herausnehmen, zur Grütze geben. Die Zwiebeln feinhacken, im Schweinefett glasig, nicht braun braten. Zur Grütze gießen, mischen, kräftig pfeffern, mit den Kräutern sparsam abschmecken, die Prise Zucker nicht vergessen. Salz ist nicht immer nötig, da die Brühe schon gesalzen war. Zuletzt die Korinthen darunterarbeiten. Die Därme etwa zu drei Viertel füllen, da die Grütze noch aufquillt. Die Würste 30 Minuten in siedendes Wasser legen. Aufgehängt auskühlen lassen.
Zur Verwendung die Würste in kaltem Wasser aufsetzen. Sowie das Wasser zu kochen beginnt, die Würste herausnehmen und kurz in der Pfanne braten.
Zu Grünkohl oder anderen Gemüsen. Als besondere Spezialität gilt: Grützwurst und Apfelmus.

Saumeisen

Woher dieser Name kommt, wissen wir nicht. Vielleicht daher, weil das Produkt geräuchert wie ein Vögerl aussieht?

500 g Schweinebauch ohne Schwarte · 500 g Schweineschulter ohne Schwarte · 1 ganze Knoblauchknolle · 1 Teel. Salz · ½ Teel. Pfeffer · 1 Messerspitze Cumin (Kreuzkümmel) · 3 Eßl. Zitronensaft · 1 Schweinenetz

Das Fleisch würfeln und mit dem geschälten Knoblauch zweimal durch den Fleischwolf drehen. Mit den Würzzutaten kräftig verkneten. Nochmals abschmecken, mit nassen Händen enteneigroße Ballen daraus formen. Das Schweinenetz vorsichtig ausbreiten und in so große Quadrate und Rechtecke schneiden, daß ein Fleischballen damit eingewickelt werden kann. Das Netz an den Nahtstellen etwas andrücken. Die Saumeisen entweder auf der Pfanne braten oder 24 Stunden auf einem Kuchenrost trocknen lassen, dann 2 Stunden räuchern, siehe Seite 30, bis sie eine schöne Farbe haben.
Bei kühler Lagerung halten sie sich 3 Wochen.

Pfälzer Saumagen

Wir machen gerne ein in der Pfalz typisches Schlachttagsgericht. Den Saumagen rechtzeitig beim Metzger bestellen, damit er frisch ist, und Gäste einladen, denn 10 Personen werden davon satt.

1 kleiner Saumagen · 750 g magerer Schweinebauch ohne Schwarte · 750 g magere Schweineschulter ohne Knochen · 750 g geschälte Kartoffeln · Salz · 750 g feines Bratwurstbrät · 3 geweichte Brötchen · 4 Eier · Pfeffer · geriebene Muskatnuß · Majoran

Den Saumagen wässern. Inzwischen das Fleisch und die Kartoffeln in 1 cm große Würfel schneiden. Die Kartoffeln in leichtem Salzwasser aufsetzen und nur einmal aufkochen lassen, abgießen. Abgekühlt mit dem Fleisch, dem Brät, den Brötchen und den Eiern gut mischen und kräftig würzen. Die Masse nicht zu prall in den Saumagen füllen. Die drei Magenöffnungen zunähen. In reichlich Wasser schwimmend etwa 3 Stunden sieden – keinesfalls sprudelnd kochen – lassen, dabei immer mal umdrehen.
Der Saumagen schmeckt köstlich zu allen Arten von Kraut: Sauerkraut, Weinkraut, Jägerkohl und Rotkohl, abgeschmeckt mit reichlich Essig. Wir braten ihn gerne noch nach, bis er rundum knusprig ist und essen ihn dann zu Krautsalat und Bauernbrot.

Es lohnt sich, Milzwurst nach diesem alten Rezept selbst zuzubereiten, denn sie wird in zu unterschiedlichen Qualitäten angeboten. Außerdem paßt sie gut hierher, da sie ähnlich wie der Saumagen zubereitet wird.

Milzwurst Bild Seite 9

Zutaten: Kalbsmilz, Kalbsbries, 63 Gramm Kalbsleber, je 125 Gramm Kalb- und Schweinefleisch, Kalbsnetz, Petersilie, Zwiebel, Pfeffer, Salz, Fleischsuppe.

Die Kalbsmilz wird gewaschen und sorgfältig untergriffen, dann ein Kalbsbries weiß gewässert, von Haut und Drüsen befreit und in Streifen geschnitten; ebenso auch 63 Gramm Kalbsleber, 125 Gramm Kalbfleisch und 125 Gramm Schweinefleisch. Nun wird ein Kalbsnetz ausgebreitet und abwechselnd mit Bries, Schweinefleisch, Kalbfleisch und Kalbsleber, mit feingeschnittener Zwiebel und Petersilie belegt, gut gesalzen und gepfeffert, fest zusammengewickelt und in die umgekehrte Milz hineingeschoben. Die Öffnung wird zugenäht oder mit Spagat zusammengebunden.

Von hier an fahren wir dann unterschiedlich fort: 1 Stunde in Fleischsuppe sieden – nicht kochen lassen. Erkaltet in Scheiben schneiden und abbräunen.
Oder: In reichlich Butter mit Zwiebeln 1 Stunde unter Begießen mit etwas Fleischsuppe im Backofen lichtbraun braten.
Zu beiden Arten schmecken Kartoffelsalat und grüne Salate.

Große Rindfleischsülze

Zum Aufschneiden dieser Sülze empfiehlt es sich, das Tranchiermesser frisch zu schärfen, damit man schöne glatte Scheiben bekommt.

2 kg Rindfleisch vom Hüftdeckel, mit der Faser gespickt • Salz • Pfeffer • 4 mittelgroße Zwiebeln • 4 Möhren • ½ l trockener Weißwein • 1 Lorbeerblatt • 1 Thymianzweig • 2 Eßl. Schweineschmalz • 1 l klare Fleischsuppe • 1 Kalbsfuß, der Länge nach gespalten. 1 Südweinglas Madeira oder Portwein (5 cl) • 4 Tropfen Tabasco

Das vom Metzger mit der Faser gespickte und zusammengebundene Fleisch mit Salz und Pfeffer einreiben. Die Zwiebeln und 2 Möhren kleinschneiden, die restlichen Möhren in Scheiben schneiden. Die Möhrenscheiben beiseite stellen. Das Fleisch in ein Porzellangefäß legen. Die Zwiebeln und kleingeschnittenen Möhren mit dem Wein über das Fleisch geben, dazu das kleingebrochene Lorbeerblatt und den Thymianzweig. Zugedeckt 6 Stunden marinieren lassen, dabei das Fleisch mehrmals wenden. Herausnehmen, sorgfältig trocken tupfen und ringsum in dem Schmalz anbraten, bis es gleichmäßig Farbe bekommen hat, dann das Fett abgießen. Die Marinade zufügen, zum Kochen bringen und so lange unter Wenden des Fleisches kochen, bis sie verkocht ist. Nun die Fleischsuppe und den der Länge nach gespaltenen Kalbsfuß dazugeben, aufkochen lassen, abschäumen und zugedeckt bei kleiner Hitze 3–4 Stunden köcheln lassen. Das Fleisch ab und zu wenden. In den letzten 30 Minuten die Möhrenscheiben dazugeben. Das Fleisch herausnehmen und in gleichmäßig rechteckige Form schneiden. Die Möhrenscheiben dekorativ auf den Boden des Gefäßes legen, in dem das Fleisch gelieren soll. Den Sud durch ein Sieb gießen, das mit einem feuchten, vierfach gefalteten Tuch ausgelegt ist, und so entfetten. Mit dem Südwein und dem Tabasco, eventuell noch mit Pfeffer und Salz abschmecken. 1 cm hoch in das Gefäß gießen und auf Eis oder in den Kühlschrank stellen. Ist die Schicht erstarrt, das Fleisch darauflegen und den Rest der Flüssigkeit darübergießen. 8–10 Stunden kalt stellen. Die Sülze vor dem Anrichten stürzen.

Unser Tip: Legen Sie ein warmes, feuchtes Tuch um das Gefäß, dann geht das Stürzen leichter.

Feine Kalbfleischsülze

1 kg Kalbshaxe • 1 kg Kalbskopf • 500 g Kalbsknochen • 2 l Wasser • 500 g Kalbfleisch vom Nacken • 2 Zwiebeln • Salz • 5 Pfefferkörner • 1 Lorbeerblatt • 1 Bund Suppengrün • 2 Eßl.

Weinessig • 2 Eiweiße • frisch gemahlener Pfeffer • 4 Eßl. Weißwein • 2 Gewürzgurken • 250 g Tomaten • 2 Eßl. Perlzwiebeln • 1 Bund Petersilie

Kalbshaxe, Kalbskopf und Kalbsknochen waschen, in kaltem Wasser aufsetzen, zum Kochen bringen, abschäumen. Die Zwiebeln grobschneiden. Das Kalbfleisch, das Salz, die grobgeschnittenen Zwiebeln, die Pfefferkörner, das kleingebrochene Lorbeerblatt, das Suppengrün und den Essig dazugeben und gute 3 Stunden bei kleiner Hitze kochen lassen. Das Fleisch herausnehmen, von den Knochen lösen, in gleichgroße Würfel schneiden und die Knochen wieder in den Sud geben. Nach weiteren 30 Minuten (insgesamt also 3 Stunden und 30 Minuten) 1 guten Liter von der Brühe abmessen und durchsieben. Die Eiweiße mit 2 Eßlöffeln Wasser gut verkleppern, in die Brühe geben und unter ständigem Schlagen mit dem Schneebesen einmal aufkochen lassen. Abschäumen und durch ein feines Tuch geben. Die klare Brühe mit dem Pfeffer und dem Weißwein abschmecken. In eine kalt ausgespülte, möglichst auf Eis gestellte Form einen 1 cm hohen Spiegel gießen. Die Gurken und die Tomaten in Scheiben schneiden. Aus den Gurken- und Tomatenscheiben sowie den Perlzwiebeln ein Muster legen. Das Ganze erstarren lassen. Darauf das gewürfelte Fleisch von Haxe, Kopf und Nacken füllen, dazwischen die restlichen Tomatenstücke und Gurkenscheiben legen und mit der restlichen Brühe aufgießen. Im Kühlschrank in 8–10 Stunden gut fest werden lassen. Die Sülze stürzen, in Scheiben schneiden und mit Petersilie garnieren.

Kalbsjus

Jus verwendet man eßlöffelweise zum Verfeinern von Saucen und Bratfonds. Sie kann aber auch – mit etwas Gelatine unterstützt – als Aspikglasur für kalte Braten verwendet werden.

2 Kalbsfüße zu je 750 g • 2 l Wasser • 1 Zwiebel • 2 Thymianzweige • 1 Stange Staudensellerie oder 1 Stück Sellerieknolle • 1 Bund Petersilie • 2 Lorbeerblätter • 15 Pfefferkörner • Salz

Die Kalbsfüße vom Metzger mehrmals einhauen lassen. Mit Wasser bedeckt aufkochen lassen und etwa 10 Minuten lang den Schaum immer wieder abschöpfen. Die ganze geschälte Zwiebel, den Thymian, den Sellerie, die Petersilie, die Lorbeerblätter und die Pfefferkörner dazugeben. Bei sanfter Hitze 5–6 Stunden lang gerade am Kochen halten, so daß der Sud bis auf etwa 1/2 l verkocht. Heiß durch ein Tuch abseihen, nach Geschmack salzen. Abkühlen, im Eiswürfelbereiter erstarren lassen, dann einfrieren. Würfelweise (eßlöffelweise) verwenden.

Variante: Kocht man Schweinefüße mit, wird die Jus kräftiger, muß aber wie auf Seite 13 beschrieben mit Eiweiß behandelt werden.

Schinkenmousse

Für Gäste schnell noch eine kleine Delikatesse, wie sie unsere Freundin Sybil Gräfin Schönfeldt so gut zubereitet, daß wir sie fast wortgetreu nachvollziehen.

200 g Pökelkamm • 500 g gekochter Schinken • 4 Blatt Gelatine • 2 Eßl. Madeira • 1/4 l Sahne • 2 Eiweiße • 48 Mürbeteigschiffchen oder Mini-Croustades • Edelsüß-Paprika

200 g Pökelkamm kochen, den Sud auf 1/4 l einkochen lassen und das Fleisch anderweitig verwenden. Den Schinken zweimal durch den Fleischwolf, feinste Scheibe, treiben und dann durch ein Sieb streichen. Die stark eingekochte Brühe mit der aufgelösten Gelatine und dem Madeira verquirlen und kalt stellen, bis sie zu gelieren beginnt. Die Sahne und getrennt davon die Eiweiße steif schlagen. Den Schinken mit der Sulz, der Schlagsahne und dem Eischnee mischen. Alles im Kühlschrank erstarren lassen. In einen Spritzbeutel füllen und in fertig gekaufte Mürbeteigschiffchen oder Mini-Croustades füllen. Mit dem Paprika bestäuben.

Von Pasteten und Schmalztöpfen

Mit Pasteten meinen wir nicht jene aus Blätterteig gebackenen Gehäuse, von denen die sogenannte Königinpastete das schrecklichste und unausrottbarste Angebot in Cafés, Restaurants und deutschen Haushalten ist – nach dem Motto: Man erhitze eine Dose Ragout fin und fülle sie in mehrere fertig gekaufte, aufgebackene Blätterteigpastetchen und lasse sie beim Anrichten schön matschig werden.

Wir meinen mit Pasteten jene Farcen aus Fleisch, Geflügel oder Wild, die man in einen Teig hüllt oder in eine feuerfeste Form (Terrine) füllt und warm oder kalt (letztere immer) scheibenweise ißt. Eine Art feiner Wurst ohne Haut. Früher hatte man die Terrinen als ländliche Fleischkonserven über einige Wochen kühl im Keller stehen. Entfernt sind sie mit den ebenfalls in diesem Kapitel vorgeführten Fleisch-Schmalztöpfen verwandt, die in der feinen Küche Confits oder Rillettes genannt werden.

Wir haben Ihnen die ausführlichen Rezepte für Terrinen und Terrinenfarcen aufgeschrieben, weil wir eine Teigumhüllung nicht so gut finden und Terrinen viel sicherer gelingen. Wer es trotzdem mit einer Pastete versuchen will, findet hier das Rezept für den Pastetenteig. In ihn brauchen Sie nur eine der Farcen zu füllen. Wichtig ist, daß Sie die Pastetenform gut ausbuttern und den Teig sorgfältig mit dünnen Speckscheiben auskleiden, ehe Sie ihn mit der Farce füllen. In den Teig sollte immer ein Loch, der sogenannte Kamin geschnitten werden, damit der Dampf entweichen kann und nicht den Teig durchweicht. Wir empfehlen Ihnen außerdem, Pastetenformen zu kaufen, die man auseinandernehmen kann. Das Stürzen aus einer Kastenform ist ein heikles Experiment. Warten Sie mit dem Auseinandernehmen der Form immer 15 Minuten, damit sich die Pastete genügend festigen kann. Wollen Sie die Pastete kalt servieren, lassen Sie die Pastete fast abkühlen, gießen beinahe erstarrendes Portwein- oder Madeiragelee ins Kaminloch oder in diesem Fall besser: in die beiden Kaminlöcher und nehmen sie dann erst aus der Form.

Wenn man Fleisch, vornehmlich Gans und Ente in ihrem eigenen Fett (plus bestem Schweineschmalz) einlegt, dann nennt man das Confit. Es ist in den französischen Geflügelprovinzen Languedoc und Les Landes sehr beliebt, wenn auch kalorienträchtig.

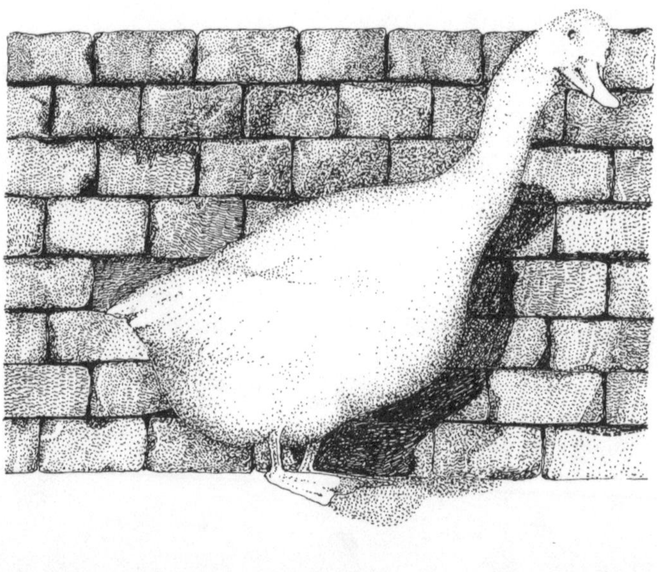

Von Pasteten und Schmalztöpfen

In die gleiche Abteilung gehören auch die verschiedenen Schmalztöpfe und die Herstellung von Grieben. Wenn man Fleisch in Schmalz einlegt, es vorher aber nicht salzt oder pökelt, dann nennt man das in der klassischen beziehungsweise Landschaftsküche Frankreichs Rillettes. Das Wort stammt von *rillons* = Grieben von Schwein oder Gans. In der Art des Servierens und der Herstellung ähneln die Rillettes den Terrinen.
Beginnen wir mit dem Rezept für eine Pastete, deren Umhüllung weder Teig noch Terrine, sondern das Fleisch eines Hasenrückens ist.

In »Die gute bürgerliche Küche« des J. Rottenhöfer, der Mundkoch bei Sr. Majestät des Königs Maximilian II. von Bayern war, und die Mitte des vorigen Jahrhunderts erschien, beschreibt der Autor einen gefüllten Hasenrücken, den wir, wie manches Rezept dieses Kochs, in unser Repertoire übernommen haben.

Gefüllter Hasenrücken mit kalter Fleischsulz

Hierzu nimmt man einen großen, aber jungen Hasen; dieser wird sehr rein ausgewaschen, die Schlegel abgehauen, ebenso der Kopf sammt dem ganzen Hals. Die Füße der Läufe werden ebenso abgehauen, der Bauch der ganzen Länge des Rückens nach aufgeschnitten und sorgfältig ausgebeint, welches mit Vorsicht geschehen muß, damit die Bauchhaut nicht verletzt wird. Der ausgebeinte Rücken mit der Bauchhaut wird auf ein reines Tuch ausgebreitet und innen mit Salz und Pfeffer bestäubt.
Von den Hasenschlegeln wird alles Fleisch rein abgelöst, aus Haut und Sehnen geschabt und fein geschnitten. Ebenso das Fleisch der Leber. Die Menge wird gewogen und mit dem gleichen Gewicht feingeschnittenem Flomen und einem halben, abgeriebenen, in Milch eingeweichten Brötchen im Mörser gestoßen. Dabei gibt man nach Geschmack fein geschnittene Schalotten, Petersilie und Champignons dazu. Salzen, pfeffern und durch ein Drahtsieb passieren.
Diese Farce wird in den Hasenrücken gefüllt, dieser gut zugenäht, darüber Speckscheiben gelegt und der ganze Rücken mit weißem ordinärem Kreuzerbändchen eingebunden, umwickelt. Dieser wird nun in ein passendes Geschirr gelegt, mit Fleischsulz (siehe Kalbsjus Seite 17) *übergossen und sehr langsam weichgesotten. Wenn er in seinem Sud ausgekühlt ist, ausgehoben, das Bändchen abgewickelt und zugedeckt kalt gestellt.*
Die Sulz wird rein entfettet und mit vier Eiklar nochmals geklärt.
Der Hasenrücken wird in dünne Scheibchen, einer Wurst gleich, aufgeschnitten, im Kranz erhaben aufgerichtet und in der Mitte die gehackte Aspic gehäuft angerichtet.

Farce für Terrinen und Pasteten

Dieses Grundrezept stammt aus der französischen feinen Küche. Die Mengen richten sich nach der Größe Ihrer Terrinen- oder Pastetenform, sollten aber im Verhältnis zueinander nicht verändert werden.
In diese Farce gibt man noch Einlagen aus gewürfeltem oder in Fingerstreifen geschnittenem Fleisch und Speck, je nachdem, ob die Fleischeinlage wie in unserem Beispiel aus Kalb und/oder Schwein oder aus Wild oder Geflügel besteht. Für eine Wildpastete würden wir Hirsch und Wildschwein, für eine Geflügelpastete Huhn und Kalb nehmen. Vor Puterfleisch in der Farce muß man sich hüten, da es durch seinen hohen Eiweißgehalt die Masse zu fest werden läßt.

Zutaten für eine Terrinenform von 3–4 l Inhalt:
400 g Kalbsnuß • 400 g Schweinefilet • 400 g frischer (grüner) fetter Speck • 30 g Kräutersalz (siehe Unser Tip Seite 20 oben) • 3 Eier • 5 Gläschen Cognac (10 cl)

Das Fleisch sorgfältig von Häuten, Sehnen und Adern befreien, vom Speck die Schwarte abschneiden. Alles kleinwürfeln und zwei- bis dreimal durch den Fleischwolf, feine Scheibe, drehen. Besser noch in kleinen Portionen in der Moulinette pürieren. Wenn die Masse völlig homogen geworden ist, das Salz, dann einzeln die Eier und schließlich den Cognac hineinarbeiten. Je sorgfältiger gearbeitet wird, um so besser wird nachher die Pastete.

Da man den Geschmack der garen Farce aus der rohen Masse nicht erkennen kann, wird vorher eine Garprobe gemacht. Dafür gibt es drei Methoden:
1. Ein Bällchen der Masse in kochendem Wasser garziehen lassen.
2. Etwas Masse in ein Förmchen streichen und im Wasserbad gar werden lassen.
3. Etwas Masse in einen Eierbecher streichen (kein Metall) und in 40 Sekunden im Mikrowellengerät garen.

Unser Tip: Wir würzen diese Farce mit einem selber hergestellten Kräutersalz. Auf 1 gehäuften Eßlöffel Salz wird 1 gestrichener Eßlöffel getrockneter Thymian, Rosmarin, Basilikum, Petersilie und Lorbeerblatt in einem Mörser zu homogener Masse verarbeitet. Wie die einzelnen Kräuter sich mengenmäßig zueinander verhalten, muß man nach eigenem Geschmack ausprobieren.

Pastetenteig für die gleiche Menge Farce

500 g Weizenmehl (Type 405) · 15 g Salz · 150 g Butter · 50 g Schweineschmalz · je nach Feuchtigkeit des Mehls 1/8–1/5 l Wasser · 1 Eigelb

Aus dem Mehl, Salz und Fett durch Rühren (oder mit dem Rührwerk der Küchenmaschine) einen bröseligen Teig herstellen. Dann den Teig weiter mit den Händen kneten und nach und nach das Wasser dazugeben. Es soll ein sehr fester Teig entstehen. Mit der Hand weiter fest durchkneten, zu einer Kugel formen und mindestens 1 Stunde im Kühlschrank ruhen lassen. Den Teig nicht zu dünn ausrollen. Die Form so mit dem Teig ausschlagen, daß alle Ecken und Kanten gut verschlossen sind. Füllen und mit einer Teigplatte dicht abdecken. Mit dem Eigelb bestreichen, nachdem man die Pastete mit Teigstückchen verziert hat. Bei 170 Grad C (Gas Stufe 1–2) braucht die gefüllte Pastete 90–100 Minuten Backzeit.

Kalbsterrine

Die Menge der Zutaten entspricht der im vorherigen Grundrezept für die Farce. Bei kleiner Terrinenform muß also genauso verringert werden wie im Farcenrezept. Wichtig: Die Terrinenform nur zu zwei Drittel mit der Pastetenmasse füllen, da der Speck viel Fett abgibt.

800 g Kalbsnuß · 400 g frischer (grüner) fetter Speck am Stück · 300 g gekochter Schinken ohne Fettrand · Salz · frisch gemahlener weißer oder grüner gefriergetrockneter Pfeffer · 1 Stückchen Lorbeerblatt · Majoran · Thymian · etwas gemahlenes Piment · 2 Gläschen Cognac oder Weinbrand (4 cl) · mindestens 400 g frischer (grüner) fetter Speck in dünnen breiten Scheiben zum Auslegen der Terrinenform · 1 Thymianzweig · 1 Lorbeerblatt

Das Fleisch sorgfältig von Häuten und Sehnen befreien, vom Speck die Schwarte abschneiden. Fleisch, Speck und Schinken in gleichgroße Würfel (Kantenlänge 2–3 cm) schneiden. Mit den Gewürzen mischen, mit dem Cognac begießen und unter gelegentlichem Wenden einige Stunden marinieren lassen. Dann wie die Farce (siehe Grundrezept Seite 19) zu einem Teig verarbeiten. Die Terrine gleichmäßig mit den Speckscheiben auslegen und zwar so, daß diese über den Rand lappen. Mit dem Fleischteig füllen, den Speck darüberklappen, eventuell noch mit einer Speckscheibe abdecken. In diese Scheibe ein Loch schneiden. Auf den Speck den Thymianzweig und das Lorbeerblatt legen. Die Terrine mit dem Deckel verschließen, in eine Schüssel mit heißem Wasser stellen und bei 180 Grad C (Gas Stufe 2) mindestens 1½ Stunden garen lassen. Man kann keine exakte Garzeit angeben: Die Terrine ist fertig, wenn der an den Rändern köchelnde Saft weder blutig noch trüb, sondern ganz klar geworden ist. Aus dem Ofen nehmen, Deckel abheben.
Bei Paul Bocuse sah ich, daß er ein passend zurechtgesägtes Brettchen auf die Fleischmasse legte und mit einem 250-Gramm-Gewicht beschwerte. »Das gibt der Masse einen Zusammenhalt, damit sie beim Schneiden in Scheiben bleibt«, sagte er mir. »Das Gewicht darf jedoch nicht zu schwer sein, sonst wird

zuviel Fett aus der Terrine gedrückt, und sie ist nicht mehr saftig.«
Die ausgekühlte Terrine mindestens 3 Tage in den Kühlschrank stellen – zur Harmonisierung der Aromen – und dann in der Schüssel servieren. Man kann bis zu 1 Woche lang davon essen.

Terrine canard à l'orange

Ein Rezept von Carriers, London, zu dem Sie 8–10 Personen einladen können.

1 Ente mit Leber • 4 Eßl. Cognac • 4 Eßl. Noilly Prat oder ein anderer trockener französischer Wermut • 4 Eßl. und 1–2 Südweingläser Madeira (5–10 cl) • 4 Eßl. Orangensaft • ½ feingehackte Zwiebel • ½ Teel. gemahlener Thymian • ½ Teel. gemahlenes Bohnenkraut • 1 Teel. geriebene Orangenschale • 1 Teel. feingehackte Petersilie • 2 kleingebrochene Lorbeerblätter • Salz • Pfeffer aus der Mühle • 1¼ l Wasser • 125 g Entenleber • 125 g Kalbfleisch • 125 g mageres Schweinefleisch • 125 g frischer Schweinebauchspeck • 1 Ei • fette Speckscheiben und -streifen • einige dünn geschnittene Orangenscheiben • 16 Blatt Gelatine

Die Ente enthäuten, die Knochen auslösen und beiseite legen. Vom Fleisch die Brust und die Oberschenkel in dünne, feine Streifen schneiden. Das übrige Entenfleisch würfeln. Die Entenstreifen über Nacht in eine Marinade aus Cognac, Wermut, 4 Eßlöffeln Madeira, Orangensaft, Zwiebel, Thymian, Bohnenkraut, Orangenschalen, Petersilie, Lorbeerblättern, Salz und Pfeffer legen. Die Entenknochen mit 1¼ l leicht gesalzenem Wasser aufsetzen, leise und lange kochen lassen. Das gewürfelte Entenfleisch mit der Leber, der zusätzlichen Entenleber, dem Kalb- und Schweinefleisch und dem Bauchspeck einmal durch den Fleischwolf drehen. Die Masse mit der Marinade, aus der die Entenfleischstreifen genommen wurden, mischen. Das Ei gut verschlagen, beifügen. 1 Eßlöffel von der Pastetenmasse auf dem Ofenblech bei 170 Grad C (Gas Stufe 1–2) garbacken, probieren. Danach die Masse eventuell nachwürzen. Boden und Seitenwände einer Terrine mit Speckscheiben auslegen, eine dicke Schicht der Masse fest hineindrücken. Darüber die Entenfleischstreifen und einige Speckstreifen legen. Die restliche Masse daraufgeben, mit Speckscheiben abdecken. Zugedeckt im Wasserbad bei 160–170 Grad C (Gas Stufe 1–2) 1–1½ Stunden garen. Nach der Garprobe die Terrine aus dem Wasserbad nehmen, das flüssige Fett abgießen. Ein passendes Holzbrettchen auf die Farce legen und beschweren. Wenn die Terrine abgekühlt ist, die Orangenscheiben darauflegen. Aus der entfetteten Knochenbrühe mit dem Rest Madeira und der eingeweichten und ausgedrückten Gelatine eine Sülze bereiten und die Terrine, wenn die Sülze zu stocken beginnt, damit begießen.
Soll die Terrine längere Zeit, bis zu 6 Monaten maximal, halten, die erkaltete Farce herausnehmen und aus der Terrine und von der Farce alle Reste von Jus und Fett entfernen. Dann die Form auswaschen und abtrocknen. Die Farce wieder hineingeben und so viel ausgelassenes, wieder abgekühltes Schweineschmalz darübergießen, daß die Farce völlig bedeckt ist. Nach dem Erstarren des Schweineschmalzes mit einem genügend großen Stück Alufolie abdecken. Das kleine Loch im Terrinendeckel mit Alufolie verstopfen, den Deckel aufsetzen und rundum mit Alufolienstreifen verschließen. Die Terrine kühl und trocken aufbewahren; es muß nicht im Kühlschrank sein.

Confit d'oie (Eingemachte Gans)
Bild Seite 9

Das französische Wort *confit* entspricht dem englischen *pickled*, nur werden beim Confit zum Konservieren Salz und Fett verwendet.

1 fette Gans • 50 g Salz pro kg Gans • 25 g Zucker pro kg Gans • ¼ kleingebrochenes Lorbeerblatt • 1 Thymianzweig • Schweineschmalz zum Abdecken

Die Gans in Viertel teilen, dabei alles überflüssige Fett, aber nicht die Gänsehaut, entfernen. Das Salz, den Zucker und die Gewürze gründlich mischen und die Gänseteile (zwei mit den Flügeln, zwei mit den Keulen) gründlich damit einreiben. In eine Porzel-

lanterrine legen, mit der restlichen Salzmischung überstreuen. Zudecken und 24 Stunden pökeln lassen. Das Gänsefett kleinschneiden und in einem Topf zu Schmalz auslassen.
Am nächsten Tag die Gänsestücke vom überflüssigen Salz befreien, Flügel und Keulen so abtrennen, daß insgesamt 10 Stücke entstehen. Das Gänsefett mit fast genausoviel Schweineschmalz zum Schmelzen bringen, die Gänsestücke einlegen und darin leise kochen, auf keinen Fall braten lassen. Je garer die Gans wird, desto klarer wird auch das Schmalz. Nach 2 Stunden muß das Schmalz klar und das Fleisch weich sein. Mit einem Holzstäbchen die Probe machen: Es muß leicht eindringen. Porzellan- oder Steingutgefäße mit kochendem Wasser ausbrühen: etwa 2–3 Gefäße für eine Gans. Das Fleisch aus dem Fett nehmen, überflüssige Knochen herauslösen (aber nicht bei den Flügeln). Das Fleisch in die Töpfe schichten, etwas abkühlen lassen. Das Fett etwas abgekühlt gleichmäßig darübergießen. Erkalten lassen.
Am nächsten Tag mit flüssigem Schweineschmalz auffüllen beziehungsweise eine Schutzschicht über das Ganze legen. Mit einem Stück Alufolie abdekken. Kühl aufbewahren. Hält sich einige Monate.
Besonders gut zu Linsen, klassisch zu der Languedoc-Spezialität Cassoulet, aber auch zu Bauernbrot.

Varianten: Auf gleiche Weise kann man Ente, Truthahn oder Poularde einlegen. Hier muß man, da sie selbst wenig Fett mitbringen, nur mit erstklassigem Schweineschmalz arbeiten. Daß die Enten und Poularden nur die Hälfte der Kochzeit brauchen, ist klar. Macht man auf die gleiche Weise Jungschwein ein, würfelt man Stücke vom Karree, von der Schulter oder vom Hals mitsamt der Schwarte. Die Würfel sollen etwa 4 cm Kantenlänge haben. Hier wird das Fleisch vor dem Einsalzen kurz angebraten. Die gleiche Menge Salz und Zucker verwenden, statt Thymian aber Rosmarin. Gardauer etwa 1¾ Stunden. Die schützende Schmalzschicht obenauf soll immer 2 cm dick sein.

Ausgelassenes Schweinefett

Gutes Schweinefett hat an der Oberfläche ein welliges Aussehen.

1 kg Bauchspeck, Rückenspeck oder Schweineflomen • ½ Tasse Milch • 1 Apfel • 3 kleine Zwiebeln

Mit scharfem Messer die Haut vom Bauch- oder Rückenspeck schneiden oder die Flomen wässern und abtrocknen. Speck oder Flomen kleinwürfeln und in einem schweren Topf bei mittlerer Hitze aufsetzen, die Milch angießen. Unter öfterem Umrühren ausbraten, bis die Grieben gelb werden. Dann den Apfel in Stücken und die ganzen Zwiebeln mitbraten, bis die Grieben braun sind. Das Schweinefett durch ein Sieb in einen heißen, trockenen Steinguttopf laufen lassen.
Soll das Fett ganz rein sein und besonders lange halten, läßt man es 1 Stunde stehen und gießt es nochmals ab. Den Bodensatz sofort verwenden. Aus dem Sieb Apfelreste und Zwiebeln entfernen und die Grieben mit der Kartoffelpresse ausdrücken.
Die Grieben verwenden wir zum Beispiel für Griebenmaultaschen (Rezept Seite 37).

Griebenschmalz

Für Brotaufstrich, besonders gut unter rassigen Käsen auf kräftigem Brot, auch Knäckebrot.

250 g Schweineflomen • 750 g frischer (grüner) fetter Bauchspeck • 4 Wacholderbeeren • 2 Nelken • 4 Zwiebeln • 4 säuerliche Äpfel • Salz • weißer Pfeffer

Die Flomen unter fließendem lauwarmem Wasser gründlich waschen, abtrocknen. Flomen und Speck kleinwürfeln, mit den Gewürzen aufsetzen und langsam ausbraten. Inzwischen die Zwiebeln kleinhakken, die Äpfel schälen und würfeln. Werden die Grieben glasig, die Gewürze herausfischen. Wenn die Grieben gelb werden, nach und nach Zwiebeln und Äpfel dazugeben. Nie zuviel auf einmal, damit das Fett nicht überschäumt. Salzen und pfeffern.

Öfter umrühren, bis Grieben, Zwiebeln und Äpfel braun sind. Mit dem Schöpflöffel in Steinguttöpfchen füllen.

Das folgende Rezept stammt aus dem Band »Ich kann kochen«, der 1909 in der Illustrierten Hauswirtschaftlichen Bücherei erschien.

Gänseschmalz

Das Fett (Liesen und Darmfett) wird 24 Stunden in frisches, drei- bis viermal zu erneuerndes Wasser gelegt. Dann läßt man es abtropfen, schneidet es in Würfel, setzt es mit einer Messerspitze Salz, 1 Apfel, 1 Zwiebel und 1 Stiel Majoran auf und läßt es auf langsamem Feuer ausschmelzen, wobei es öfter umgerührt werden muß. Sobald das Schmalz klar und die Grieben gelbbraun sind, wird es durch ein Sieb in einen Steintopf gegossen und beiseite gestellt.

Wir machen das heute auch noch so, geben allerdings nur einen Teil des cremig-weichen Gänseschmalzes in einen Steinguttopf für Gerichte, die Geflügelfett verlangen. In den verbleibenden Teil geben wir die Grieben zurück, erhitzen nochmal mit derselben Menge Schweineschmalz und füllen dann in kleine Steinguttöpfchen ab. Das Schweinefett stabilisiert das Gänseschmalz und macht es streichfähig.

Variante: Griebenschmalz kann man mit etwas getrocknetem Thymian würzen, das gibt eine interessante Geschmacksvariante. Bröselt man unter das Griebenschmalz 2–3 Scheiben trocken und knusprig ausgebratenen Bacon (Frühstücksspeck), dann haben Zunge und Gaumen etwas zu erkunden (Tasteffekt).

Rillettes de porc (Eingemachtes Schweinefleisch)

Am bekanntesten sind die Rillettes von Tours, im Kochlexikon so definiert: Vorgebratenes, fein zerkleinertes Schweinefleisch mit hohem Fettgehalt (Hals, Brust) mit Zusatz von Zwiebeln, Kräutern und Gewürzen. Fettgehalt zwischen 50 und 60 Prozent. Für den Hausgebrauch in Töpfen aufbewahrtes, mit Schweineschmalz überschichtetes Fleisch. Auch für Gans üblich.

3 kg frische Schweinebrust · etwa 100 g Salz · 1 gehäufter Eßl. gemischte Kräuter und Gewürze (Lorbeerblatt, Thymian, Salbei, Majoran, Basilikum, Muskat, Nelkenpulver, Pfeffer) · 100 g Schweineflomen · 1 gehäufter Teel. Delikateßpaprika · Schweineschmalz zum Abdecken

Die Brust von Rippen, Knochen, Knorpeln und Schwarte befreien. Das Salz mit den pulverisierten oder zerriebenen Kräutern und Gewürzen mischen und das Fleisch damit würzen. In Alufolie wickeln, 2 Stunden liegen lassen. Dann in Würfel von 3 cm Kantenlänge schneiden. Die Flomen kleinschneiden, in einer Kasserolle schmelzen lassen, das Fleisch dazugeben und langsam und gleichmäßig von allen Seiten anbraten. Dabei schrumpft das Fleisch und wird zu großen, goldgelben Grieben. Es entsteht klares Schmalz. Die Grieben herausnehmen, das Schmalz in ein Gefäß gießen. Die Grieben hacken, in die Kasserolle zurückgeben, mit etwas Wasser angießen und einige Stunden (bis zu 6) ganz sanft köcheln, immer wieder Wasser ergänzen, immer wieder auch umrühren. Wenn alle Flüssigkeit verdunstet ist, die Masse mit dem Delikateßpaprika würzen, das flüssige Schmalz dazugeben und das Ganze zu einer gleichmäßigen Masse rühren. In kleine, etwa ½ l fassende Steinguttöpfe füllen. Dabei darauf achten, daß keine Lufthöhlen entstehen. Mit einer Schmalzschicht abdecken.
Rillettes halten sich mehrere Wochen im Kühlschrank und sind ein ebenso köstlicher wie kalorienreicher Brotaufstrich.

Rillettes de Tours

Sie sind wesentlich feiner und mehr eine Terrine.

1 Kaninchen · 1 kg Schweinefilet · 500 g frische Schweineflomen · ½ l Wasser · Salz · 1 Glas trokkener Weißwein

Das Kaninchenfleisch von den Knochen lösen und genauso wie das Schweinefleisch und das Flomenfett in kleine Würfel schneiden. Das Schweinefett in einer Kasserolle zum Schmelzen bringen. Das Wasser in eine große Pfanne gießen und salzen. Pro 500 g Fleisch 12 g Salz hineingeben. Wenn das Wasser kocht, das geschmolzene Schweinefett, dann das Fleisch dazugeben. Bei geringer Hitze 2 ½–3 Stunden köcheln lassen. Oft umrühren, besonders gegen Ende der Kochzeit, weil dann das Fleisch leicht anlegt. Läßt sich das Fleisch mit einer Gabel zerdrücken, die Pfanne vom Feuer nehmen, das Fett abgießen, das Fleisch zusammenschieben und den Wein darübergießen. 15 Minuten ziehen lassen, in eine Terrine füllen, mit Fett übergießen. Zudecken, kühl stellen.
In kleinen Portionen auf einem Blatt Salat mit einer Scheibe Toast servieren.

Ein sehr interessantes altes Hausrezept fand ich bei Alfred Walterspiel in »Meine Kunst in Küche und Restaurant«. Wir haben es ausprobiert, hier ist das Rezept, das wir anschließend mit den von uns benutzten Mengen ergänzen.

Eingemachte Speckschwarten

Sie schneiden die vom Fett befreiten Schwarten der ganzen Länge nach in etwa sieben Zentimeter breite Streifen, legen sie der Länge nach übereinander und salzen sie unter Beigabe von etwas Thymian und Pfeffermühle gut ein. Nach achtzehn Stunden nehmen Sie sie heraus und befreien sie vollständig vom Salz. Die Schwarten werden dann aufgerollt, so daß Schnecken von etwa fünf Zentimeter Länge entstehen. Falls die Schwarten dünn sind, können Sie auch zwei übereinander nehmen. Diese Schnecken umwikkeln Sie ein- oder zweimal mit Bindfaden. Nun bringen Sie eine entsprechend große Braisière mit Wasser und reichlich feingeschnittenem Schweinefett zum Kochen, setzen die Rouladen senkrecht hinein, dekken gut zu und lassen sie etwa drei Stunden langsam fertigdünsten, nehmen sie dann beiseite, entfernen die Bindfäden, placieren sie in einen passenden Steingut- oder Porzellantopf und begießen sie nach und nach mit dem heißen Fett, und zwar in Abständen, so daß die jeweilige Schicht erkalten kann.
Auch hier ist eine einen Zentimeter dicke Fettschicht darüber erforderlich.

Wir haben 2 kg frische Schwarten genommen. Mit 3 Eßlöffeln Salz, 1 gestrichenen Teelöffel Thymian und einigen Drehungen Pfeffermühle gewürzt. Gut 1 kg Schweineflomen haben wir zu Schmalz geschmolzen. Eventuell braucht man nochmals 500 g fertiges Schweineschmalz zum Abdecken.

Vom Pökeln und Räuchern

Seit Charles Payne im vorigen Jahrhundert seine Erfindung machte, ist die Welt des Pökelns, des langsamen In-Salz-Haltbarmachens von Fleisch, nicht mehr in Ordnung. Er tat den ersten Schritt zu den heutigen Schnellpökelverfahren, denen wir verdanken, daß es so viele schlechte Schinken gibt.

Eine Zeitschrift pries 1843 den Fortschritt nicht ohne jedes Bedenken, wobei der Redakteur vielleicht schon an die Folgen für die übernächste Generation dachte: »In einer Zeit, wo alles zur Plage des Wächters am Sicherheitsventil mit Dampf und Hochdruck vorwärts will, wobei freilich die Jugend leicht zu früh alt werden kann, geziemt es der sorgsamen Hausfrau, auch auf ihre Küche einen Blick zu werfen und mit dem Geiste der Zeit theils fortzuschreiten, theils wie ein feiner Diplomat ihm Einhalt zu thun, nämlich das Fleisch auf eine weniger langsame Art als bisher anzupökeln . . . Nach Payne's Verfahren wird das Fleisch in einen Cylinder gethan, luftdicht verschlossen; eine Luftpumpe wird vermittelst Röhren mit dem Cylinder und mit einem mit Salzlauge gefülltem Reservoir in Verbindung gesetzt. Auf diese Weise wird erst ein Vacuum im Cylinder hervorgebracht und hierauf durch Luftdruck die Salzlauge in das Fleisch gepreßt.«

Für uns im Haushalt wäre die modernste Pökelmethode, die Pökelsalzlake mit Hilfe einer Injektionsspritze ins Fleisch zu injizieren. Wir raten davon ab: Es ist ein langwieriges Geschäft, und bei wenig Übung bleiben im Fleisch eine Reihe grauer Stellen, die sich von den roten unappetitlich abheben. Dann lieber ganz auf die Fleischrötung verzichten, was der Normalbürger wegen des Lebensmittelgesetzes fast muß.

Wie die Gastronomische Zeitung berichtete, hatte man um 1840 Angst vor ungesundem Salz: »(Salzverfälschung) In Paris hat man schon vor drei Jahren strenge Untersuchungen angestellt über mehrfache Verfälschung des Salzes und alle Raffineurs, Apotheken und Materialienhandlungen in dieselben gezogen. Man hat damals gefunden, daß von 3023 abgenommenen Proben 309 mit Barechsalz, welches Jod enthielt, und sogar mit Kupferkrystallen auf eine Weise gemengt waren, daß die Gesundheit der Menschen nothwenig darunter leiden mußte, und obwohl die Schuldigen nach dem Buchstaben des Gesetzes

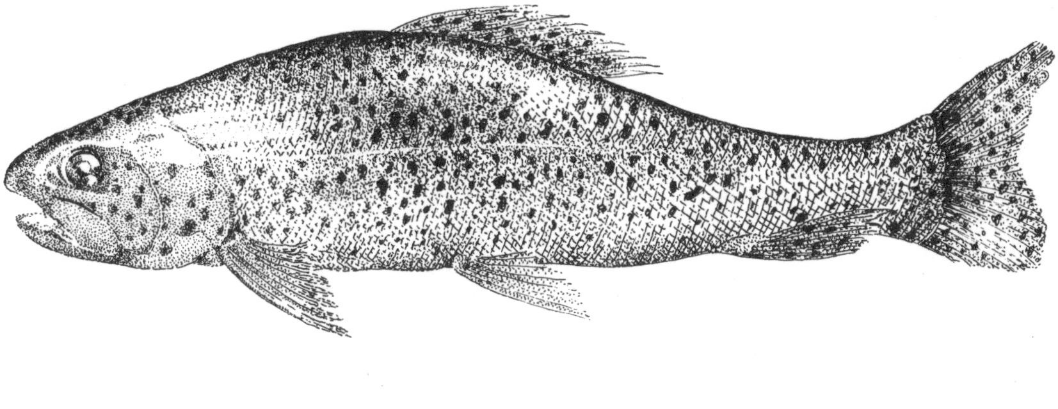

strenge bestraft worden sind (Sagt die letzte Nummer der ›Univers‹ 1843), so hat doch kürzlich der alte Unfug wieder angefangen und setzt die Waffen der Rechtspflege auf's Neue in Bewegung.« In unserem Jahrhundert wurden dafür in Nitrit und Salpeter bei falscher Dosierung Schadstoffe nachgewiesen, und seit 1959 darf keine Drogerie oder Apotheke Ihnen Salpeter (Kaliumnitrat) verkaufen. Die Metzger arbeiten mit Pökelsalz, einem Salz, dem die gesetzlich vorgeschriebenen Mengen Salpeter und Zucker zugesetzt sind. Die Bauern und die Leute auf dem Lande kaufen das Pökelsalz bei den landwirtschaftlichen Warenverkaufsstellen. Der Normalverbraucher wendet sich an Spezialgeschäfte, meist in der Nähe der Schlachthöfe gelegen, die gleichzeitig auch Därme für die Wurstherstellung und Gewürze führen. Die feinen Pökler, die guten Schinken herstellen, pökeln trocken, das heißt, das Fleisch wird mit Salz eingerieben, ohne Zugabe von Flüssigkeit. Diese entsteht von allein, da das Salz dem Fleisch Feuchtigkeit entzieht. Wir bevorzugen für die häusliche Pökelei die Lake: Das geht schneller, ist sicherer, und die Lake kann vielfältig gewürzt werden. Sie können selbst entscheiden, ob Sie Salz oder fleischrötendes Pökelsalz verwenden.

Lake für Fleisch und Fisch

6 l Wasser • 1½ kg Salz und 2–5 Eßl. Zucker • oder 1½ kg Pökelsalz

Die Zutaten kochen, abschäumen, bis das Wasser klar bleibt. Erkaltet über Fleisch oder Fisch gießen.

Beginnen wir nun mit einem Rezept für einen großen Haushalt um die Jahrhundertwende. Wir würden heute statt Salpeter und Salz das Pökelsalz verwenden.

Hamburger Rinderpökelbrust

50 Kilo Rinderbrust, ½ Pfund Salpeter, 8–10 Pfund Salz, ¼ Pfund weißer Pfeffer, 70 Gramm Muskatblüte, 70 Gramm Gewürznägel, 1 Teller Wacholderbeeren, 1 Teller Schalotten, ½ Teller Knoblauch, 6 Teller Zwiebeln, 130 Gramm Lorbeerblätter, 4 Hände Basilikum, 4 Hände Thymian und Majoran.

Das Fleisch, das von den Knochen befreit ist, wird tüchtig mit Salz und Salpeter eingerieben und dann lagenweise mit den oben benannten Ingredienzen in ein gut schließendes Faß geschichtet. Obenauf kommt ein Deckel mit mehreren Steinen beschwert, so, daß die Brühe etwas über den Deckel hinaussteht. Nach zirka drei Wochen sind die kleineren, nach vier bis fünf Wochen die größeren Stücke zum Kochen reif.

Rinderbrust unsere Art

Wir haben von der Hamburger Zusammenstellung der Würzzutaten einiges übernommen und pökeln jeweils nur 5–6 kg gleichmäßig dicke Rinderbrust.

4 Stücke Rinderbrust ohne Knochen zu je etwa 1½ kg • Salz zum Einreiben • 10 Schalotten • 4 Zwiebeln • 5 l Wasser • 1 kg Salz oder Pökelsalz • 2 Teel. Pfeffer • 1 Teel. Nelken • 1 Eßl. Wacholderbeeren • 5 Lorbeerblätter • 5 Knoblauchzehen • 1 Teel. Basilikum • 1 Teel. Thymian

Die Bruststücke waschen, abtrocknen und mit Salz einmassieren. Mindestens 24 Stunden in den Kühlschrank stellen. Die Fleischstücke nochmals abwaschen und trocknen. Die Schalotten und Zwiebeln schälen, die Zwiebeln in Scheiben schneiden. Beides mit dem Fleisch in einen großen sauberen Steinguttopf schichten. Aus dem Wasser, dem Salz und den Gewürzen eine Lake kochen, abseihen. Kalt über das Fleisch gießen, so daß es bedeckt ist. Mit Holzbrettchen oder Teller dicht abdecken und mit einem oder mehreren Steinen beschweren. Jede Woche das Fleisch einmal in der Lake bewegen. Wieder abdichten und pressen. Nach 2–3 Wochen sind die Bruststücke schön gepökelt und eignen sich sowohl zum Kochen wie zum Räuchern.

Variante – Geräucherte Rinderbrust

Zum Räuchern die Brust aus der Lake nehmen, gründlich abwaschen, abtrocknen und einige Stunden an der Luft hängend nachtrocknen lassen. Im Smoke'n Pit (siehe Seite 30) 2–3 Stunden räuchern.

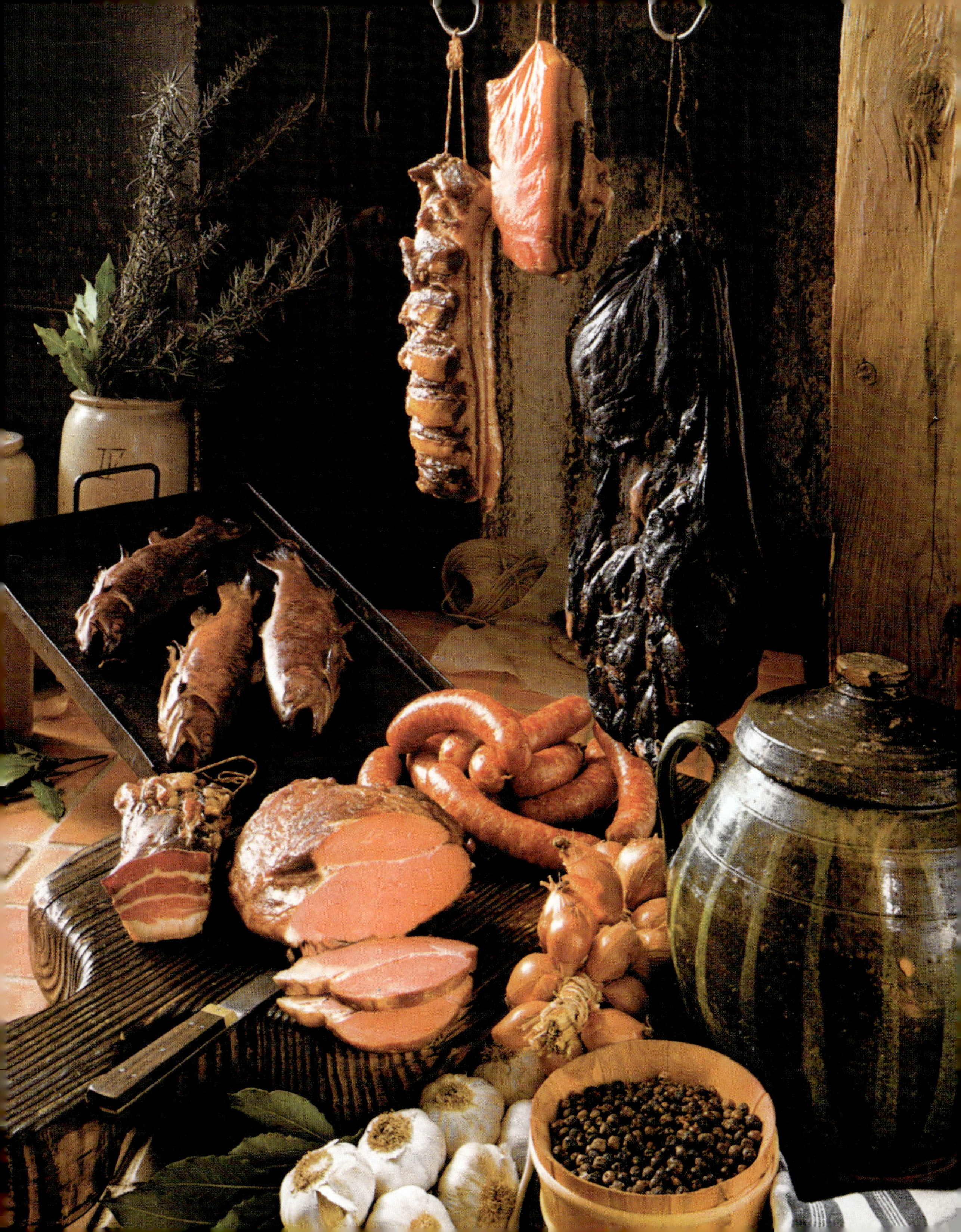

Selber geräucherte Spezialitäten zum Verschenken

Mit Räuchergeräten, wie man sie heute kaufen kann, können Sie durch kurzes, warmes Räuchern vom Metzger gekauften Frisch- und Brühwürsten oder einer normalen Blutwurst einen ganz besonderen Geschmack geben. Hier kann man nach Belieben mit verschiedenen Holzarten und Kräutern experimentieren und zum Beispiel eine Blutwurst durch Räuchern mit einem Tannenzweig zum fast exotischen Geschenk machen. Anschließend in Alufolie dicht einwickeln, mitbringen, zum alsbaldigen Verzehr empfehlen und ihr ein Schildchen wie »Peter Munks Schwarzwaldwurst« (das ist der Kohlenbrenner aus Wilhelm Hauffs Märchen »Das kalte Herz«) umhängen. Auch eine kurze Leberwurst in echtem Darm läßt sich veredeln, wobei es Ihrer Ehrlichkeit überlassen bleibt, ob Sie sagen, daß nur der Rauch von Ihnen stammt.
Vom selbstgearbeiteten Wurstteig räuchern wir immer nur so große Mengen, wie wir sie in der im Rezept unter »Haltbarkeit« angegebenen Zeit verbrauchen können. Den größeren Teil der Wurstmasse sterilisieren wir, da selbst das größte Räuchergerät auf dem Markt nicht haltbar genug räuchern kann.
Je langsamer man räuchert, um so haltbarer wird das Geräucherte. Jähe Hitze bildet eine so feste Haut um das Räuchergut, daß der Rauch nicht mehr in die Tiefe dringen kann. Bei Fertigwürsten ist das nicht so tragisch, bei hausgemachten Vorräten schon.
Wollen wir bei den Verschenkwürsten den Raucheffekt noch erhöhen, dann tauchen wir die würzenden Holzklötzchen, Zweige, Blätter und Kräuter kurz in Wasser, ehe wir sie in die Geräteglut geben.
Wenn wir uns ein größeres Räuchergerät gekauft haben, dann sollten wir es über das häusliche Schlachtfest, eine gelegentliche Party oder Fischeräuchern hinaus ausnutzen. Wir können damit eine Reihe von Spezialitäten herstellen, die sich auch ausgezeichnet zum Verschenken eignen.
Räuchernüsse: Aus kräftiger Alufolie eine Platte formen, geschälte Nüsse (oder Mandeln) daraufgeben. Salzen und einige Stunden im Rauch lassen. Abkühlen lassen und in Plastikbeuteln oder Schraubgläsern aufheben oder aromadicht und hübsch verpackt verschenken.
Räuchersalz: Salz in eine Aluschale in die Mitte des Räuchergeräts stellen, zudecken und räuchern, bis es leicht bräunlich wird. Entweder in dieser Form abpacken oder mit grobgemahlenem, in einer Pfanne angeröstetem Pfeffer vermischen. Ein besonders gutes Gewürz für Hacksteaks, Tatar oder knackig gekochte Hummerkrabben.
Räuchereier: Hartgekochte Eier schälen, auf den Rost legen und 30 Minuten im Rauch lassen. Sofort servieren oder aber, in Klarsichtfolie verpackt, zum Picknick oder einem Skatabend mitbringen.
Räucherkäse: Cheddar in 2 cm dicke Scheiben schneiden, auf Alufolie auf den Räucherrost legen. Etwa 1 Stunde räuchern. Den schmelzenden Käse warm zu Pellkartoffeln essen. Oder aber wieder erkalten lassen, verpacken und zusammen mit einem Brot verschenken.

Vom Pökeln und Räuchern

Surhaxen

Sie sind in diesem Fall nur dem Namen nach original bayerisch (suren = pökeln). Außerhalb der bayerischen Landesgrenzen darf man ruhig gepökeltes Eisbein dazu sagen.

2 Schweinshaxen (Hinterläufe) zu je 1 kg • Salz zum Einreiben • 1 Flasche helles Bier • 1 Flasche Guinness • 200 g Salz • 100 g Rübensirup • 1 Teel. Ascorbinsäure

Die Haxen waschen, abtrocknen, rundum mit Salz einmassieren und über Nacht stehen lassen. Alle anderen Zutaten zusammen etwa 5 Minuten kochen und erkalten lassen. Das überschüssige Salz vom Fleisch abklopfen, die beiden Stücke in einen Steinguttopf legen. Mit der Pökellake übergießen – sie muß das Fleisch bedecken. Einen Teller daraufgeben und mit einem Stein beschweren. 8–12 Tage kühl stehen lassen. In dieser Zeit das Fleisch einmal bewegen. Falls die Lake gärt, das Fleisch herausnehmen, abwaschen, Topf gründlich säubern. Eine frische Lake mit der Hälfte Salz und der Hälfte Sirup bereiten und kalt über das Fleisch geben. Ist die Pökelzeit um, das Fleisch abwaschen.
Auf Sauerkraut kochen oder in Fett braten. Diese Haxen werden ganz besonders schön braun.

Schnell gepökeltes Wammerl

Kocht sich gut auf Sauerkraut, ergibt aber auch feingeschnitten einen leckeren Schinkenspeck zum Braten.

4 Stück magerer Schweinebauch (Wammerl) zu je 300 g • 1 l Wasser • 450 g Salz und 2 Eßl. brauner Zucker oder 450 g Pökelsalz • 8 Wacholderbeeren • 12 Pfefferkörner

Die Fleischstücke abtrocknen, in ein Porzellan- oder Steingutgefäß geben. Aus den übrigen Zutaten eine Lake kochen, erkaltet über das Fleisch gießen. 1 Tag im Kühlschrank pökeln lassen. Das Fleisch herausnehmen, abspülen, abtrocknen. Zwischen zwei Holzbrettchen legen und für einige Stunden stark beschweren, so daß überflüssige Lake herausgepreßt wird.
Hängend und kühl aufbewahrt bleiben die Wammerlstücke etwa 8–10 Tage frisch.

Variante – Geräuchertes Wammerl
Bild Seite 27
Das wie oben beschrieben schnell gepökelte und gepreßte Fleisch läßt sich räuchern (etwa 1 Stunde, siehe Seite 30) und ist dann kühl gelagert etwa 3 Wochen haltbar.

Unser Tip: Fettes Fleisch räuchern wir nur in einem Gerät, das zwischen Rauchmehl oder Glut eine Tropfschale hat: das Tropffett kann sonst Flammen geben, und das Fleisch verbrennt.

Gepökelte Ochsenzunge

Hierfür nahm man früher 1 Messerspitze Salpeter. Wir röten mit Ascorbinsäure (Vitamin C).

1 Ochsenzunge von 1½ kg • 60 g Salz oder Pökelsalz • 1 Messerspitze Ascorbinsäure • 2 Teel. Zukker • 1 Lorbeerblatt • 1 Prise gemahlener Kardamom

Von der Zunge den Schlund abschneiden. Die Zunge waschen, trocknen. Das Salz mit der Ascorbinsäure, dem Zucker, dem zerriebenen Lorbeerblatt und dem Kardamom mischen. Die Zunge rundum damit einmassieren, bis das Salz flüssig wird. In eine Porzellanschüssel legen, mit Holzbrettchen oder Teller abdecken, beschweren. An kühlem Ort 10–14 Tage pökeln, alle 2 Tage wenden.
Soll sie als gekochte Pökelzunge Verwendung finden, wässert man die Zunge eine Nacht, setzt sie in kaltem Wasser auf und kocht sie mit Suppengrün, Zwiebeln, Pfefferkörnern und Senfkörnern etwa 2–3 Stunden. Reste der gekochten Pökelzunge noch warm zwischen zwei Brettchen gepreßt ergeben einen köstlichen Aufschnitt.

Nützlicher Hinweis: Zum Beschweren niemals Metall verwenden, es verträgt sich mit Salzlake nicht.

Vom Pökeln und Räuchern

Geräucherte Pökelzunge

Im Norden Deutschlands macht man sich nicht viel aus gekochter Pökelzunge, daher wird sie dort nur geräuchert verwendet.
Die Zunge aus der Pökellake nehmen, abwaschen, abtrocknen und einige Stunden an der Luft hängend nachtrocknen lassen. Man kann die Zunge natürlich auch beim Metzger pökeln lassen und trocknet sie zu Hause. Dann 6–8 Stunden im Smoke'n Pit (siehe unten) räuchern. Unbedingt Klötzchen von trokkenem Buchenholz (Kaminholz), trockene Apfelbaum- oder Wacholderzweige für den Rauch verwenden.
Auch die geräucherte Zunge setzt man in kaltem Wasser auf, gießt sie nach 2 Stunden ab und läßt sie in einer Mischung von kaum gesalzener Fleischsuppe und Weißwein eine weitere Stunde kochen.
Wir haben schon drei Räucherrezepte vorweggenommen, da Pökeln und Räuchern ineinandergreifen und zusammengehören, denn Fleisch und Fisch werden ungesalzen beim Räuchern trocken und bekommen auch beim Zubereiten kaum noch Aroma.
Das Räuchern in der Hausmacherküche fing vor etwa fünfzehn Jahren wieder an, als die ersten etwas pfadfinderhaften Räuchergeräte aus den nordischen, fischreichen Ländern zu uns kamen und eben Platz für einige Würstchen oder zwei Forellen boten. Inzwischen findet sich für jede Gelegenheit und jeden Geldbeutel ein passendes Gerät: von Kleingeräten für 2 Forellen bis zum Smoke'n Pit, 1 m hoch mit 50 cm Durchmesser, in dem sich eine ganze Pute räuchern läßt. Für eine echte Räucherkammer oder Selche braucht man eine baupolizeiliche Genehmigung.

Grundsätzlich: Räuchern in unseren modernen Geräten ergibt einen unübertrefflichen, von uns durch verschiedene Zutaten bestimmten Geschmack, hat aber nichts mit den alten Räucherkammern zu tun, die Haltbarkeit und damit echte Vorräte erbrachten.

Praktische Anmerkung zum Thema Räuchern

Kalträuchern bei 25–30 Grad C kann man mit Geräten, die mit Räuchermehl oder mit Sägespänen von weichem Holz und mit Spiritusbrenner arbeiten, selbst bei kleinster Einstellung nicht. Wir sind nach den ersten Rauchzeichen auf kleine Kerzen übergegangen. Das ist mühsam, und vor allem schwimmt man in Wachs! Außerdem bringt es im Endeffekt nichts: Es ist doch immer noch zu warm. • »Kalt« bedeutet, daß das Räuchergut roh bleibt (zum Beispiel Lachs oder Schinken). »Warm« macht gleichzeitig gar: Forelle, Aal, Makrele und Fleisch. • Bei den mit Holzkohle arbeitenden Geräten beginnt man mit von weißer Asche bedeckter Glut plus Holzstückchen, die den Rauch erzeugen und räuchert »warm«. Aber die Hitze ist kaum bei 65 Grad C zu halten, selbst wenn man mit wenig Glut arbeitet, und das bedeutet: immer wieder das Räuchergut herausnehmen, neu anheizen, warten, bis die Glut mit weißer Asche bedeckt ist, neuen Rauch durch Holzklötzchen geben und das Ganze wieder von vorn. Zu bemerken ist allerdings, daß Fleisch mit langen Räucherzeiten wenn es zwischendurch fast abkühlt, die Unterbrechungen gut bekommen. Setzt man doch auch in den richtigen Räucherkammern und Selchen immer mal einen Tag mit Heizen aus. • Anmerkung: Gewürzter Rauch ist einfach durch Beigabe von Rosmarin- und Thymianzweigen, von trockenen Apfel-, Rebholz- und Wacholderzweigen, von Eichen-, Buchenholz- und Nußbaumklötzchen in die Glut zu erreichen. Oder mit angedrückten Wacholderbeeren, kleingebrochenen Lorbeerblättern, getrocknetem Rosmarin oder Thymian und Kräutermischungen im Rauchmehl. Will man starken Rauch – Zweige und Klötzchen kurz in Wasser tauchen, dann auf die heiße, weiße Glut geben.

In diesen eingebauten Kammern sind Räucherzeiten von 24 Stunden bis zu Wochen möglich.
Doch wenn man einmal eigenen Rauch geleckt hat, läßt man das Räuchern ungern wieder bleiben, auch wenn es außer bei Fischen durchaus nicht so problemlos ist, wie es meist dargestellt wird. Bringt es doch schon Probleme, wenn man da liest »kalt« oder »warm« räuchern.

Weishamer Sprotten

Kommerziell dürften wir sie laut Lebensmittelhandbuch nur mit dem »Sprott«, einem kleinen Hering der Ostsee, herstellen. Aber wir verwenden dazu alles, frisch und tiefgekühlt, was im Handbuch »Kleinstheringe« heißt: Sardellen, Sardinen, Stinte, Breitlinge und Weißlinge.

500 g »Kleinstheringe« von 10–12 cm Länge • ¾ l Wasser • 200 g Salz • 2 Eßl. brauner Zucker • ½ Teel. getrockneter Dill

Tiefgekühlte Heringe auftauen und wie die frischen waschen, abtrocknen und in ein Porzellan- oder Steingutgefäß geben. Die Lake (Rezept Seite 26) mit dem Dill aufkochen, kalt über die Fischchen gießen und die Fischchen 3–4 Stunden darin ziehen lassen. Abgießen, einzeln abtrocknen und noch etwas an der Luft nachtrocknen lassen. Auf den Räucherrost legen und 30–40 Minuten räuchern. Den Rauch mit Wacholder würzen. Den Rost mit den »Sprotten« herausnehmen, die Fische etwas abgekühlt abnehmen, damit die Haut nicht reißt.
Unsere Sprotten schmecken frisch geräuchert am besten. Sie halten sich 3–4 Tage.

Variante: Wenn wir die Heringe vor dem Räuchern ausnehmen, reiben wir sie mit reichlich Salz, gewürzt mit gemahlenem Rosmarin, ein. Sie lassen sich bis zu 1 Woche luftig-kühl gelagert aufheben.

Ölsardinen

Wenn wir besonders fette Sardinen bekommen, räuchern wir sie ausgenommen wie im vorherigen Rezept beschrieben und bearbeiten sie so weiter:

500 g fette geräucherte Sardinen • ⅜ l Knoblauch- oder Pfefferschotenöl (Rezepte Seite 68)

Die gerade erkalteten Fische von Kopf, Schwanz und Haut befreien. In ein Keramikgefäß legen und mit dem Öl übergießen, so daß sie ganz bedeckt sind. Mit Frischhaltefolie dicht verschließen. Ab dem 8. Mariniertag jeweils beliebige Menge entnehmen, bis der Topf leer ist.

Unser Tip: Beim Ausnehmen der Fische immer am Grat entlang das Blut ausschaben. Es kann die Haltbarkeit sehr beeinträchtigen.

Geräucherte Forellen

Bild Seite 27

4 Forellen zu je 200–300 g • 1 l Wasser • 150 g Salz • 2 Eßl. Zucker • Saft von 2 Zitronen • 1 Prise Muskatblüte

Die Forellen ausnehmen, unter fließendem Wasser gründlich ausspülen, abtrocknen. Aus den übrigen Zutaten die Lake kochen und kalt über die Fische gießen. 24–48 Stunden kühlgestellt stehen lassen. Die Forellen herausnehmen, abtrocknen und an der Luft einige Stunden nachtrocknen lassen. Den Rost dünn einölen, die Fische daraufgeben und etwa 40 Minuten räuchern. Den Rauch mit Rebholz oder 1 Lorbeerblatt würzen. Die Forellen mit dem Rost herausnehmen und erst herunternehmen, wenn sie etwas abgekühlt sind.
Sie schmecken am besten zwischen eben erkaltet und dem 3. Tag. Haltbar sind sie 10–14 Tage.

Variante: Mit der gleichen Lake bereiten wir auch 250-Gramm-Stücke Schellfisch, Rotbarsch und Kabeljau zum Räuchern vor und räuchern sie je 40 Minuten.

Vom Pökeln und Räuchern

Anmerkung: In großen Räuchergeräten wie dem Smoke'n Pit kann man kleine Forellen und Fischstücke mit Drahtschlingen befestigt am oberen Rost hängend räuchern. Das ist natürlich die ideale und echteste Methode.

Trocken gepökelt wurden die pommerschen Spickgänse, deren Brüste so berühmt waren. Hier ein altes Rezept.

Pommerische Spickgans

Schön große und fette Gänse werden zu Martini geschlachtet, mit großer Vorsicht gerupft, damit die Haut nicht zerrissen werde, ausgeweidet, Flügel und Beine abgeschnitten und sehr genau in der Mitte gespalten. Diese halben Gänse werden hierauf stark mit Salz abgerieben, aufeinander in ein Faß geschichtet und drei Tage in dieser Lage gelassen. Nach dieser Zeit nimmt man sie heraus, bindet an die Beine ein Stück Bindfaden mit einer Schleife, um sie daran aufhängen zu können, und nun bestreut man diese von der Salzlauge durchaus nassen Hälften (Anmerkung: die Flüssigkeit ist durch das Salz entstanden, das dem Fleisch Wasser entzieht) *mit trockener Weizenkleie und wälzt sie darin herum, so daß das Ganze von allen Seiten und an allen Theilen damit überzogen wird. Darauf hängt man sie an den schon gedachten Schleifen auf einen Stock nahe zusammen, doch so, daß sie sich nicht berühren und etwa ein Zoll Zwischenraum bleibt; mit diesem Stocke werden sie acht Tage lang in den Rauch gehängt, doch nicht in die Nähe der Hitze, damit das Fett nicht zerfließe oder abträufle. Nach Verlauf dieser acht Tage nimmt man sie wieder aus dem Rauche und hängt sie auf den Boden, wo die Luft sie treffen kann. Nach einiger Zeit, etwa nach vierzehn Tagen oder drei Wochen, werden sie abgenommen, mit leinenen Lappen sauber abgerieben und von den Kleien befreit und sie erscheinen dann in ihrer bekannten Schönheit und geben, roh mit etwas Pfeffer gespeist, einen trefflichen Leckerbissen.*

Geräucherte Puterbrust

Bild Seite 27

Eine so leckere Gänsebrust wie oben beschrieben, können wir nicht mehr selbst herstellen. Aber unsere Puterbrust ist auch nicht zu verachten.

2 Puterbrustfilets zu je 300–350 g • 2 Eßl. Salz • ½ Teel. gemahlener Rosmarin • ¼ Teel. gemahlener weißer Pfeffer

Die Brustfilets mit den gemischten übrigen Zutaten kräftig einmassieren. In eine Schüssel legen, mit einem Teller beschweren. 24–48 Stunden anpökeln lassen. Abspülen, abtrocknen und hängend an der Luft 2 Stunden nachtrocknen lassen. Im Räuchergerät unter Zugabe von provenzalischen Barbecuehölzern auf die glühende Asche oder von provenzalischen Kräutern ins Räuchermehl etwa 1½ Stunden räuchern.
Diese Brustfilets sind zum alsbaldigen Gebrauch bestimmt.

Hausgemachte Nudeln und Knödel

Wenn wir in diesem Kapitel flache und lange Bandnudeln mit kugelrunden Klößen vereinen, so liegt das nicht nur daran, daß wir Bayern sind (Eva) oder lange in Bayern leben (Ulrich) und die Bayern zu vielem Nudel sagen. Sie kennen ja sicherlich die kissenförmigen Dampfnudeln, die gebackenen Rohrnudeln oder die fingerlangen Kartoffelnudeln.

Die eingeborene deutsche Nudel, der wir zuerst im 16. Jahrhundert in der Steiermark begegnen, hat nichts mit den exotischen Teigstreifen, Teigröhren oder Teigfäden zu tun, die von China über die Mongolei und Italien zu uns kamen und durch Trocknen für eine gewisse Zeit haltbar gemacht wurden. Die deutschen Nudeln bekamen ihren Namen von Knödel oder Knudel und sind zu sofortigem Verzehr bestimmt. Ihre Rezepte stehen kurz vor dem Vergessenwerden. Daß wir das Kapitel mit Serviettenknödel und geriebenen Kartoffelklößen beschließen, ist küchenetymologisch also durchaus in Ordnung.

So wie eine Schüssel voll einzelner Bandnudeln eine runde Mahlzeit ergab, konnte man mit der gleichen Teigmenge auch anders verfahren. Man rollte sie nicht dünn aus und schnitt sie in Streifen, sondern man formte aus ihr einen Kloß. Daß die Teigart zwangsläufig eine andere werden mußte, liegt küchentechnisch auf der Hand. Genauso wie man den Großknödel, um ihn vor dem Auseinanderfallen zu bewahren, in ein Tuch oder eine Serviette hüllte, um ihn darin zu kochen. Das gab ihm eine neue Form und den Namen Serviettenknödel oder Sackknödel, je nach Zeit und Landschaft. Süßte man den Teig, wurde der Sackkuchen daraus, im Norden der Mehlbeutel, aus dem dann wieder der Kochpudding entstanden ist.

Ehemals bestand der Knödel aus Fleisch. Den Übergang vom Fleischkloß zum Servietten- oder Kartoffelknödel, bilden die Teigtaschen, die mit Fleisch gefüllt wurden. Wir bringen hier Ravioli aus Italien und Pelmeni aus Rußland (wer andere Nationalitäten und Varianten dieser gefüllten Nudeln kennenlernen und nachkochen möchte: in unserem Hackfleischbuch haben wir eine Anzahl aufgeschrieben).

Was die flachen Eiernudeln betrifft, sollte man sich trotz aller Küchennostalgie natürlich die Frage nach der Nützlichkeit stellen. Es gibt so viele fertige Nu-

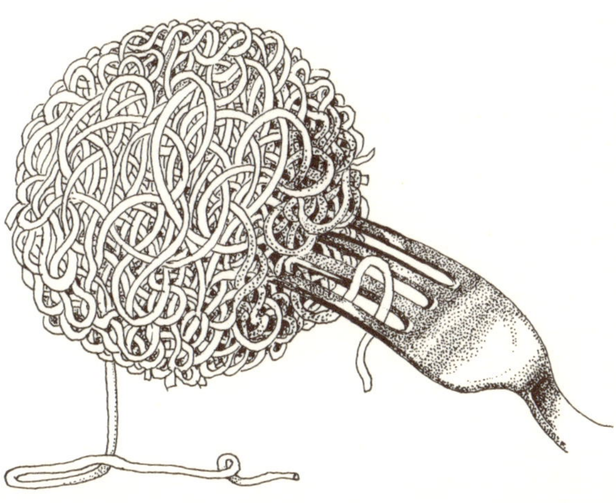

deln zu kaufen, und zwar von bester Qualität, daß es eigentlich überflüssig scheint, Eiernudeln selber zu machen. Versuchen Sie es trotzdem, wegen des Unterschieds: Eine frischgemachte Nudel, die man gleich nach dem Trocknen kocht, schmeckt besser. Und handgemachte Ravioli haben nur wenig mit den Konserven gemein.
Auch bei den Kartoffelklößen sind die Industrieprodukte sehr gut und vielseitig und man nimmt uns manche Arbeit ab, aber über einen selbstgeriebenen Knödel geht halt nichts, und Semmelknödel schmekken wirklich nur handgemacht. Und wer sie einmal so gegessen hat, wird jedes Industrieprodukt sofort erkennen.
Die Kartoffelnudeln schließlich tragen dazu bei, dieses stiefmütterlich behandelte Gemüse zu neuen Ehren zu bringen.

Handgemachte Eiernudeln

Wenn wir Nudeln selbst bereiten, müssen wir uns Zeit nehmen.

450–500 g Weizenmehl (Type 405) • 5 große Eier • ¼ Teel. Salz

Das Mehl bergartig auf das Backbrett schütten. In die Mitte einen tiefen Krater machen und die Eier hineinschlagen, salzen. Mit der einen Hand zunächst mit einer Gabel langsam den überstehenden Mehlrand zu den Eiern mischen. Mit der anderen Hand immer wieder Mehl nach oben schieben und mit der Gabel dazumischen und schlagen, bis die Eier ziemlich alles Mehl aufgenommen haben. Nun zu kneten beginnen und etwa 15 Minuten kneten, bis der Teig glatt und geschmeidig und alles Mehl verarbeitet ist. Den Teig in eigroße Teile schneiden, jedes Teil auf schwach bemehltem Brett hauchdünn ausrollen. Die Teigplatten auf Küchentücher legen und etwa 1 Stunde ruhen lassen. Dann jede Platte wie einen Eierkuchen aufrollen und mit scharfem Messer in feine oder breite Streifen schneiden. Die Streifen lose auf ein Backbrett legen und trocknen lassen. Während des Trockenprozesses immer mal wieder mit der Hand hochheben und neu anordnen. Wenn man die Nudeln richtig durchtrocknen läßt, kann man sie gut aufbewahren.

Anmerkung: Die Angaben für Mehl sind etwas ungenau, da das Gewicht der Eier auch variiert. Bleibt der Teig zu weich, gibt man etwas Mehl nach, aber bitte nur teelöffelweise! Wird der Teig spröde, haben Sie zuviel Mehl genommen, hier können dann ein paar Tropfen Wasser helfen.

Ravioli

Für den Teig: 300 g Weizenmehl (Type 405) • 2 Eier • 2 Eßl. Olivenöl • 2 gestrichene Teel. Salz
Für die Füllung: 500 g Spinat • 500 g Kalbfleisch • 1 Zwiebel • 2 Eßl. Öl • 4 Eßl. geriebener Parmesan • 3 Eigelbe • geriebene Muskatnuß • Salz

Das Mehl auf die Arbeitsplatte sieben, eine tiefe Mulde eindrücken, die Eier hineinschlagen, Öl und Salz dazugeben. Eventuell ein paar Tropfen Wasser zufügen. Zu einem glatten, glänzenden Teig verkneten. In ein feuchtes Tuch gewickelt 15 Minuten ruhen lassen. Den Spinat verlesen, waschen, ohne Fett dämpfen, bis er zusammengefallen ist. Abgießen, ausdrücken, feinhacken. Das Kalbfleisch und die Zwiebel durch den Fleischwolf drehen. In dem Öl anbraten und schmoren, bis das Fleisch seine Farbe verloren hat und trocken-bröselig ist. Mit dem Spinat, dem Parmesan und den Eigelben verrühren. Mit Muskatnuß und Salz würzen. Den Teig in 2 Stücke teilen und beide Stücke messerrückendünn zu gleicher Größe ausrollen. Ein fertiges Stück wieder mit feuchtem Tuch bedecken. Das andere im Abstand von jeweils 5 cm mit einem gehäuften Teelöffel Füllung besetzen. Einen Pinsel in Wasser tauchen und ein nasses Karomuster über die Teigplatte zwischen die Häufchen der Füllung ziehen. Die zweite Teigplatte vorsichtig darüberlegen. Mit den Fingern den Teig zwischen den Häufchen auf die Wasserlinien drücken. Mit einem scharfen Messer oder Teigrädchen die Teigquadrate voneinander trennen. Etwa in 4 l kochendem Salzwasser die Ravioli in zwei Portionen jeweils 10 Minuten kochen lassen. Immer wieder umrühren. Mit dem Seihlöffel herausnehmen, abtropfen lassen.

Hausgemachte Nudeln und Knödel

Pelmeni

Sie lassen sich besonders gut bevorraten und sind daher in unserer Kühltruhe immer zu finden.

Für den Teig: 500 g Weizenmehl (Type 405) • 3 Eier • Salz • Wasser
Für die Füllung: 300 g Rindfleisch • 300 g Schweinefleisch • 2 Zwiebeln • 2 Knoblauchzehen • Salz • Pfeffer

Das Mehl mit den Eiern mischen, salzen und so viel Wasser darunterschlagen, daß ein fester geschmeidiger Teig entsteht. Dünn auf wenig bemehlter Arbeitsplatte ausrollen. Kreise von 4 cm Durchmesser ausstechen, bis der ganze Teig verbraucht ist. Die beiden Fleischsorten mit den Zwiebeln und dem Knoblauch durch den Fleischwolf, feine Scheibe, drehen, kräftig salzen und pfeffern. Auf jeden Teigfleck 1 Teelöffel Füllung setzen, zusammenklappen, die Ränder fest aufeinanderdrücken. Die beiden Enden anheben, über Kreuz fest zusammendrücken. Auf bemehltem Brett oder Platte anfrieren lassen. Sind sie hart geworden, in Plastikbeutel umfüllen und in die Tiefkühltruhe geben.
Bei Bedarf die unaufgetauten Pelmeni in reichlich kochende Fleischsuppe geben, sofort umrühren, damit sie nicht am Topfboden ansetzen und platzen. 15 Minuten sanft sieden lassen. Mit einigen Tropfen Essig im Teller anrichten.

Spätzle

Für ihre Herstellung gibt es eine ganze Anzahl von Hilfsgeräten, denn das originale Teig-vom-Brettschaben können heute nicht einmal mehr alle Schwaben. Wir bevorzugen den Spätzlehobel, so werden unsere Spätzle für Eingeweihte in Wirklichkeit »Knöpfe«, aber wen kann das beim Selbergemachten schon stören.

500 g Weizenmehl (Type 405) • 4 Eier • 2 Teel. Salz • ¼ l Wasser

Alle Zutaten in einer Schüssel verrühren, dann mit dem Kochlöffel abschlagen, bis der Teig Blasen wirft und ohne zu kleben vom Löffel fällt. Den Teig portionsweise mit Hilfe des Spätzlehobels in kochendes Salzwasser tropfen. Wenn die Spätzle hochkommen, sind sie fertig. Mit einem Spatzenlöffel oder Schaumlöffel herausfischen. Kalt abbrausen und in lauwarmes Wasser legen, bis alle Spätzle fertig sind. Als Beilage werden die Spätzle-Knöpfe in reichlich Butter aufgeschmelzt, das heißt: die Butter nicht bräunen!

Variante – Spinatspätzle
Unter den Teig 250 g durch den Fleischwolf gedrehten frischen Spinat mischen.

Leberspätzle

500 g Leber • 1 Bund Petersilie • 500 g Weizenmehl (Type 405) • 2 Eier • 2 Teel. Salz • 1 Prise Pfeffer • 1 Prise gemahlene Nelken • 80 g Butter • 125 g Semmelbrösel

Die Leber häuten, kleinschneiden und mit der Petersilie durch den Fleischwolf drehen. Das Lebermus mit dem Mehl, den Eiern, dem Salz und den Gewürzen mischen und nur so viel Wasser zugeben, daß ein dicker Spätzleteig entsteht. Etwa 1 Stunde ruhen lassen, dann portionsweise wie im obigen Rezept beschrieben kochen. Gut abtropfen lassen, nicht abschrecken. Die Butter erhitzen, die Semmelbrösel darin bräunen. Über die Leberspätzle geben und auftragen. Dazu schmeckt Sauerkraut.

Dampfnudeln

Schmecken ganz besonders gut, wenn sie etwas anlegen, also ein goldenes bis kräftig braunes Rahmerl bekommen.

Für den Teig: 500 g Weizenmehl (Type 405) • 1 Würfel Bäckerhefe (40 g) • 1 Teel. Zucker • ¼–⅛ l Milch • 1 Ei • 100 g Butter • Salz
Für den Topf: 3 Eßl. Butter • ¼ l Milch • Salz

Hausgemachte Nudeln und Knödel

In das Mehl eine Mulde drücken, die Hefe hineinbröckeln, den Zucker dazugeben und mit etwas lauwarmer Milch zum Vorteig anrühren. Zugedeckt etwa 15 Minuten gehen lassen. Das Ei mit der restlichen Milch verquirlen, angießen und daruntermischen. Die Butter in Flöckchen daraufsetzen, salzen und zu einem geschmeidigen Teig abschlagen, bis dieser Blasen wirft. Den Teig auf bemehltem Backbrett durchkneten, in 12–16 gleiche Teile schneiden, jeden davon zu 1 Bällchen formen. Auf dem Brett zugedeckt 30 Minuten gehen lassen. In zwei Portionen in einem normalen Topf oder in einem großen gußeisernen Topf mit gut schließendem Deckel zubereiten. Im Topf die Milch, die Butter und Salz lauwarm werden lassen. Die »Nudeln« hineinsetzen, den Deckel schließen und 20 Minuten garen lassen. Nicht hineinschauen!

Rohrnudeln oder Buchteln

500 g Weizenmehl (Type 405) • 1 Würfel Bäckerhefe (40 g) • 1 Eßl. Zucker • ⅛ l Milch • Salz • 4 Eßl. zerlassene Butter • 1 Ei • 1 Eigelb • Butter für die Reine (Bräter) • Zucker zum Bestreuen

In das Mehl eine Mulde drücken, die Hefe hineinbröckeln, den Zucker zufügen und mit einigen Eßlöffeln warmer Milch einen Vorteig anrühren. 10 Minuten gehen lassen, untermischen. Die übrigen Zutaten und die restliche Milch darunterarbeiten und abschlagen, bis der Teig Blasen wirft. Eine Reine (Bräter) gut mit Butter ausstreichen. Vom Teig mit großem Eßlöffel »Nudeln« (= runde Ballen) abstechen und nebeneinander hineinsetzen. Zugedeckt schön aufgehen lassen. Bei 180 Grad C (Gas Stufe 2) etwa 35–45 Minuten backen. Mit der Form auf ein Brett stürzen, ein feuchtes Tuch für einige Minuten darüber legen, jetzt erst die Form entfernen. Die warmen Rohrnudeln mit Zucker bestreuen, auseinanderbrechen und hochgetürmt anrichten.

Anmerkung: Rohrnudeln oder Buchteln lassen sich gut mit entsteinten Zwetschgen und mit Kirschen füllen. Wer will, kann auch Sultaninen oder Rosinen unter den Teig kneten.

Nach Dampf- und Rohrnudeln, den gängigsten Formen dieser Gerichte, noch ein üppiges Rezept aus der Gründerzeit.

Baumwollnudeln

Zutaten: 250 Gramm Mehl, fünf Eidotter, Salz, zwei Eßlöffel voll Hefe, ¼ Liter Rahm, Milch, 100 Gramm Butter, Zucker, Zimt.

250 Gramm Mehl werden mit fünf Eidottern, etwas Salz, zwei Eßlöffeln voll Hefe (Germ) und ¼ Liter Rahm zu einem Teig abgeschlagen, bis er Blasen macht, und zugedeckt an einen warmen Ort zum Aufgehen gestellt. Ein Nudelbrett wird mit Mehl bestäubt, auf dem man von dem Teig fingerdicke und fingerlange Nudeln dreht und zugedeckt wieder aufgehen läßt. Nun gießt man in einen Tiegel fünf Zentimeter hoch Milch, gibt 100 Gramm Butter und ein Stückchen Zucker bei und kocht es auf, legt sodann die Nudeln schneckenartig hinein, stellt den Tiegel auf glühende Kohlen, bedeckt ihn oben ebenfalls mit glühenden Kohlen und kocht die Nudeln so eine halbe Stunde schön saftig. Sind sie fertig, werden sie mit einem Schäufelchen herausgenommen und mit Zucker und Zimt bestreut zu Tisch gegeben.

Wir bedecken heute unseren Topf natürlich nicht mit glühenden Kohlen, sondern geben die Baumwollnudeln in fest verschlossenem Topf bei 225 Grad C (Gas Stufe 4) ins Backrohr und schalten nach 25 Minuten noch für 10 Minuten auf Oberhitze.

Kartoffelnudeln

1 kg mehlige Pellkartoffeln • 100–150 g Weizenmehl (Type 405) • Salz • geriebene Muskatnuß • 1 großes oder 2 kleine Eier • Fett zum Braten

Die heißen Kartoffeln schälen, durch die Kartoffelpresse drücken und auskühlen lassen. Etwa 100 g Mehl, Salz und geriebene Muskatnuß darüberstreuen, locker vermischen. Die Eier verquirlen, dazugeben und den Teig schnell zusammenmischen. Das restliche Mehl einarbeiten. Sofort aus dem Teig 3 cm dicke Rollen formen, diese in fingerlange Stücke schneiden und zu Nudeln rollen: etwas über fingerlang mit schmaleren abgerundeten Enden. In reichlich Fett bei mäßiger Hitze goldbraun braten. Als Beilage zu Braten mit Sauce, zu Gulasch oder auch zu Sauerkraut.

Griebenmaultaschen

Kartoffelnudelteig (Rezept linke Seite) • 3 Zwiebeln • 1 Bund Petersilie • 1 Eßl. Schweinefett • 8 Eßl. saure Sahne • 200 g Grieben (Rezept Seite 22) • Salz • Pfeffer

Den Kartoffelnudelteig wie oben beschrieben zubereiten. Für die Füllung die Zwiebeln und Petersilie hacken, im Schweinefett unter Zugabe von etwas Wasser andünsten, abkühlen lassen, die Sahne dazugeben, würzen. Den Kartoffelteig in Stücke teilen und so dünn wie möglich tellergroß ausrollen. Mit dem Zwiebelpüree bestreichen, mit Grieben bestreuen, salzen, pfeffern und aufrollen. Nebeneinander in eine ausgefettete Form legen. Mit Fett bepinseln und im Backofen bei 200 Grad C (Gas Stufe 3) in 40 Minuten goldbraun backen.

Rohe Klöße

2½ kg Kartoffeln • Essig • 3 Scheiben Weißbrot • 2 Eßl. Butter • ¼–⅜ l Milch • Salz

Die Kartoffeln schälen, ein Viertel davon als Salzkartoffeln kochen. Die anderen roh in leichtes Essigwasser reiben. Das Brot kleinwürfeln, in Butter kroß braten, beiseite stellen. Die Milch aufsetzen. Die Kartoffelmasse durch ein Mulltuch abgießen. Dann im Tuch über einer Schüssel ganz fest auspressen. Die Preßflüssigkeit absetzen lassen. Die Milch kochend über die ausgepreßten Kartoffeln gießen und die abgegossenen garen Salzkartoffeln dazupressen. Von der Preßflüssigkeit das Wasser vorsichtig abgießen, den Stärkesatz zur Kartoffelmasse geben, salzen und alles gut mischen. Einen Probeknödel formen, einige Brotwürfelchen in die Mitte geben, fest zurollen und in kochendes Wasser legen. Kocht der Knödel nicht ab, sofort mit nassen Händen weitere Knödel formen und füllen. Einlegen, zugedeckt zum Kochen bringen, dann halb zugedeckt 25 Minuten sanft kochen lassen. Mit einem Schaumlöffel herausnehmen und sofort servieren.

Semmelknödel

Wir kochen Knödel oder Klöße nach der österreichisch-böhmischen Methode in der Serviette.

6 Semmeln (Brötchen) • ¼ l Milch • 50 g fetter Speck • 1 Eßl. Butter • 3 Eier • 1 Eßl. Mehl • Salz • gehackte Petersilie

Die Semmeln in Scheiben schneiden, mit der heißen Milch übergießen und etwas ziehen lassen. Inzwischen den Speck kleinwürfeln, ausbraten. Das Speckfett bis auf etwa 1 Eßlöffel voll abgießen, dafür die Butter dazugeben und schmelzen lassen. Die Eier und das Mehl mit den Semmeln mischen, den Speck dazumengen, salzen und die feingehackte Petersilie mit darunterkneten. Aus dem Semmelteig einen länglichen Laib formen. In eine feuchte Serviette einschlagen, zubinden, in kochendes Salzwasser legen und 30 Minuten kochen lassen.

Grießknödel

In Scheiben geschnitten vor allem zu Wild oder anderem Fleisch mit sahnigen Saucen.

250 g Magerquark • 100 g Grieß • Kräuter der Saison • ½ Teel. Salz • 1 Prise geriebene Muskatnuß • 3 Eier

4 Stunden vor der Mahlzeit den Quark und den Grieß mischen, zugedeckt stehen lassen. Die Kräuter feinhacken. Den Quark-Grieß mit Salz und der Muskatnuß würzen. Die Kräuter und die Eigelbe einrühren. Die Eiweiße zu steifem Schnee schlagen und unterziehen. Ein Küchentuch naß machen, auswinden, auflegen. Aus der Teigmasse einen Laib formen, auf das Tuch legen und einwickeln. An den Enden fest zubinden. Den Knödel in kochendes Salzwasser legen und 25 Minuten kochen lassen.

Vom Säuern und Salzen

Daß man früher Salzgurken und Sauerkraut selber machte, daß man Rüben säuerte und Eier in Salzlake legte, hatte seine guten Gründe.
Zum ersten war das Haus noch ein Hausstand mit vielen Menschen, für die sich eine Vorratshaltung lohnte. Zum zweiten gab es viele Dinge gar nicht zu kaufen, sie waren oft verfälscht und teuer. Und der Weg zum nächsten Geschäft, wenn man nicht in einer Stadt wohnte, war weit. Zum dritten mußten die Angehörigen einer Großfamilie auch beschäftigt werden: Die Tante war Gurkenspezialistin, die ostpreußische Cousine verstand sich auf das Einlegen von Pilzen und Onkel Peter von der Waterkant hütete zwar sein Bratheringsrezept, erfreute aber die anderen oft mit seiner Spezialität.
Bei vielem lohnt sich heute das Selbermachen nicht mehr, weil man es besser kaufen kann, weil die hauseigene Zubereitung mit großen Mühen und Investitionen verbunden ist, auch weil man weder die Arbeitskräfte hat, es herzustellen, noch die Menschen, die es essen, und schließlich weil in unseren überheizten Räumen keine richtige Vorratshaltung mehr möglich ist.

Wenn wir Ihnen hier trotzdem einige Spezialrezepte geben, wollen wir zum einen das Wissen vermitteln, wie man früher Dinge gemacht hat (man weiß nie, wann man es wieder brauchen kann), andererseits sollen aber auch der Kochtüftler, der Feinschmecker und der Gastgeber die Möglichkeit erhalten, ihre ganz speziellen Spezialitäten auf den Tisch zu bringen, von denen sie sagen können, daß es sie so nirgendwo zu kaufen gibt. Es soll ihnen beim Experimentieren helfen und das Ausprobieren ermöglichen. Außerdem gibt es manche Dinge wirklich nicht zu kaufen, oder sie schmecken durch vom Lebensmittelgesetz vorgeschriebene Konservierungsmethoden nicht mehr so gut.
Gemüse legen wir viel selber ein und zwar auf folgende Arten:
Man kann es in gewürzten Essig einlegen: dadurch wird es haltbar und bekommt einen neuen Geschmack. Während man Essiggemüse nur als Beilage verwenden kann – für Hauptmahlzeiten ist es zu sauer –, wird mit Salz eingelegtes Gemüse auf eine neue Art genießbar: Die Bakterien, die die Milch zwar sauer machen (also scheinbar »verderben« las-

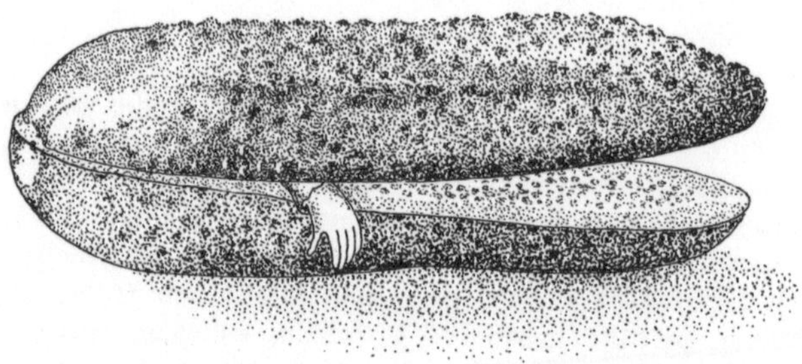

sen), dabei aber das Wachstum anderer Keime hemmen und die Milch vor echtem Verderb schützen, gehören der großen Familie der Milchsäurebakterien an. Je nach Rasse machen sie aus normaler Milch Dickmilch, Sauermilch, Joghurt oder Kefir. Eine weitere Rasse der Milchsäurebakterien lebt zusammen mit Hefepilzen auf Kohlblättern, Rüben oder auch Gurken. Schneidet man nun Kohl oder Rüben fein und stampft sie mit einer geringen Salzmenge ein, oder legt man Kohlblätter oder Gurken in eine schwache Salzlösung, dann beginnen diese Bakterien zu arbeiten, vergären die Kohlenhydrate, machen Zellwände weich, töten andere Bakterien ab, bilden Säuren und Geschmacksstoffe, und schließlich entsteht so das gesunde Dauergemüse, das man Sauerkraut, Rübenkraut oder milchsaure Salzgurken nennt. Alle diese Gemüse schmecken nicht nur gut, sondern sie fördern die Flora unseres Darmes und sorgen für eine gesunde Entschlackung unseres Körpers.

Anmerkung der Autoren zu den folgenden Rezepten: Vor allem bei den Einsalz-Rezepten auf Milchsäurebasis sollte man Gleichmut und Experimentierfreude walten lassen. Das heißt, eine Garantie für's Gelingen kann nicht unbedingt gegeben werden. Auch uns mißlingt manchmal ein Ansatz. War der Weißkohl mit zuviel Kunstdünger aufgebläht worden, waren die Gurken gespritzt, gegossen und gedüngt? Milchsäurebakterien können empfindlich sein. Deshalb seien Sie großzügig und kleinmütig zugleich. Großzügig, wenn etwas mißlingt. Kleinmütig, indem Sie nicht gleich einen ganzen Zentner Sauerkraut einstampfen. Lassen Sie sich aber nicht entmutigen: Unsere Methoden sind ausprobiert. Mit Erfolg. Nur in den Grundprodukten stecken wir nicht drin.

In seiner Rezeptsammlung »Cuisine Juive – Ghettos Modernes«, die 1929 in Paris erschien und vor allem die Rezepte der polnisch-jüdischen Küche erfaßt, hat Edouard de Pomiane diese alte Konservierungsmethode aufgeschrieben:

Salzgurken

Dies ist das verbreitetste Gericht in Rußland und Polen, sowohl bei Juden wie Christen. Die gleiche Art der Zubereitung ist in Österreich geläufig, wie in Teilen Deutschlands oder im Elsaß. Man sagt, die Juden hätten sie mitgebracht, denn man findet sie überall dort, wo sie hingekommen sind.

Die Zubereitung der Gurken ist sehr einfach. Man nimmt 5 Kilo oder weniger kleine feste Gurken von 10 bis 13 cm Länge und reinigt sie mit einem trockenen Handtuch. Mit grobem Salz einreiben und über Nacht in einer Schüssel stehen lassen. Am anderen Tag ein kleines, sehr sauberes Holzfaß oder ein irdenes Gefäß nehmen und mit einem Bett aus Eichen- oder Kirschblättern auspolstern. Darauf eine Schicht sehr sauberer Gurken geben. Reichlich mit Salz bestreuen, dann die Gewürze zugeben: Pfefferkörner, Fenchelsamen, geviertelte Zwiebeln, Thymianzweiglein. Darauf wieder Blätter, nochmals Gurken, Salz, Gewürze. Wenn alle Gurken untergebracht sind, mit Blättern abdecken, ein passend geschnittenes Brett darauf legen und mit einem Stein beschweren. Wasser kochen, abkühlen und auffüllen. Nach acht Tagen bei Küchentemperatur sind die Gurken fertig.

Um die Gurken zu konservieren, ohne daß sie zu scharf werden, muß man den Behälter in einen kühlen Keller stellen.

Dieser Typ Salzgurken ist im Geschmack unübertroffen. Sie riechen angenehm sauer und werden glasig und graugrün. In der Konsistenz sind sie weicher als vorher. Die Flüssigkeit, von der sie bedeckt sein müssen, ist trüb bis milchig, an der Oberfläche bildet sich eine Art Schimmelschicht, die man wegnimmt. Sie sind nicht lange haltbar und sollten schnell aufgegessen werden, doch das geschieht eigentlich von selbst. Wir essen sie zu Rindfleisch, am liebsten aber pur aus der Hand oder zu gebuttertem Vollkornbrot, zu Griebenschmalz- oder Käsebrot.

Nützlicher Hinweis: Je mehr Salz, um so sicherer die Konservierung, je weniger Salz, um so besser der Geschmack. Wir nehmen so viel wie für eine scharf gesalzene Fleischbrühe.

Gurken für Sommerfeste legen wir gerne in glasierten Tonkrügen ein. So befördern sie sich leicht und angenehm, und es sieht so hübsch aus, daß man nicht umfüllen muß. Allerdings braucht man einen langen hölzernen Gurkengreifer, da eine Metallgabel, die stundenlang in der Lake steckt, den Gurken nicht bekommt.

Salzgurken, wie wir sie machen

4 kg kleine feste Gurken • 1 Bund Dill • 1 Handvoll Weichsel- oder Weinblätter • 6 Knoblauchzehen • 3 l Wasser • 4–5 Eßl. Salz

Die Gurken waschen, den Dill hacken, die Blätter waschen, den Knoblauch schälen und hacken, das Wasser mit dem Salz aufkochen, kalt werden lassen. Die Gurken abwechselnd mit den Gewürzen in sehr saubere Gefäße dicht schichten, mit dem Salzwasser übergießen. Mit einem Teller abdecken, mit einem Stein beschweren, ein Mulltuch darüberbinden. Je nach Raumwärme sind die Gurken in 8–14 Tagen gut und sollten innerhalb 14 Tagen gegessen werden.
Den Knoblauch kann man weglassen, wir lieben ihn an den Gurken am meisten. Mit den Gewürzen kann man ein wenig experimentieren, doch sollte man keine zu harten und stark schmeckenden Gewürze nehmen, sie töten den Milchsäuregeschmack.

Anmerkung: Die Gurken müssen ganz fest sein, weiche oder durch Kunstdünger aufgeblähte Gurken gären nicht, sie zerfallen und faulen nach 3–4 Tagen. Wir nehmen Gurken aus dem eigenen Garten oder von Gärtnern, die nicht mit Kunstdünger düngen. Sehr sauber arbeiten. Eventuell einen Probeansatz machen.

Ein Rezept mit Salzgurken aus dem Jahre 1884 haben wir von L. von Pröppel übernommen. Wir schälen die Gurken aber nicht.

Gefüllte Salzgurken

Man schäle mittelgroße Salzgurken, die recht gerade sein müssen, schneide sie der Länge nach durch und nehme die Kerne heraus; fülle sie dann mit feingeschnittenem kalten Braten beliebiger Art, bestreue ihn mit ein wenig feingestoßenem Pfeffer, beträpfele es mit Senf, den man mit etwas feinem Öl und Essig angerührt hat, und gebe etliche Kapern darauf.

Großmutters Sauerkrautfaß ist schön und romantisch, und sie hat 1 Zentner Kraut so zubereitet:

Sauerkohl

Dazu nimmt man recht dichten Weißkohl, hobelt ihn lang und fein, mengt ihn tüchtig mit Salz und trockenen Dillkörnern und stampft ihn in ein Faß, worin womöglich weißer Franzwein gewesen, legt auch Borsdorfer Äpfel, unreife Weintrauben und Ranken in den Kohl. Hat er nun so einige Tage gestanden, wird eine Serviette in Brunnenwasser getaucht, ausgedrückt und über den Kohl gelegt, dann kommt ein hölzerner Deckel darüber, welcher mit Steinen beschwert wird. Alle 8 Tage muß das darüber gebreitete Tuch ausgewaschen werden.

Sauerkraut in Rot
Bild Seite 45

Wir machen nur kleinere Portionen für besondere Gelegenheiten. Hierfür haben wir eine Methode aus einem Südtiroler und einem jugoslawischen Rezept entwickelt.

4 kg feste Weißkohlköpfe • 150 g Salz • 1 rote Bete oder einige Scheiben rote Bete aus dem Glas • 20 g Wacholderbeeren • 1 Scheibe Graubrot oder 1 Eßl. fester Sauerteig

Die Kohlköpfe von losen Außenblättern und dem Strunk befreien, vierteln und feinhobeln. In kochendes Wasser legen und einmal aufwallen lassen, abgießen, einmal kalt abspülen, abtropfen lassen. Die rote Bete schälen, in Scheiben schneiden. Das gebrühte Kraut noch lauwarm lagenweise in einen sauber ausgespülten, innen glasierten Steinguttopf schichten. Jede Lage gut salzen, ein Stück rote Bete darauflegen und Wacholderbeeren zugeben. Fest in den Topf drücken. Das Kraut muß bereits so viel

Saft ziehen, daß es unter Druck damit bedeckt ist. Auf die oberste Lage das Graubrot oder den Sauerteig geben. Mit einem größeren sauberen Leinenlappen abdecken. Ein passendes Holzbrettchen oder einen flachen Teller darauflegen und mit einem großen Stein beschweren. 10 Tage in der Küche warm stehen lassen.

Sauerkraut am Stück

4 junge Weißkohlköpfe oder 3 kg Winterkohl • 3 l Wasser • 60 g Salz • 1 Scheibe Graubrot

Die Köpfe von lockeren Außenblättern befreien. Köpfe und Blätter etwa 15 Minuten in Wasser sieden lassen. Herausnehmen und die Köpfe mit dem Strunk nach oben austropfen lassen. Die Strünke keilförmig herausschneiden. Inzwischen das Wasser mit dem Salz kochen, bis dieses sich gelöst hat. Die Köpfe wieder mit Strunk nach oben in einen glasierten Steinguttopf stellen, mit lauwarmer Salzlake übergießen, dann die losen Blätter und das Graubrot daraufgeben, eventuell etwas Lake nachgießen. Verschließen und beschweren, wie im vorhergehenden Rezept beschrieben. Je nach Größe der Köpfe 3–6 Wochen stehen und gären lassen. Den Topf alle 8–10 Tage öffnen, den Leinenlappen abspülen, in klarem Wasser kurz auskochen und auswringen.
Zum Gebrauch werden die Kohlblätter abgelöst und für Kohlrouladen verwendet.

Sarma

Ein ausgefallenes Kohlrouladenrezept, aber auch Ihre üblichen Kohlrouladen schmecken in Sauerkraut gewickelt völlig anders.

1 alte Semmel (Brötchen) • 500 g gemischtes Hackfleisch • 1 Ei • Salz • Pfeffer • getrockneter Majoran • geriebene Muskatnuß • 1½–2 kg Sauerkrautblätter • 200 g Zwiebeln • 200 g durchwachsener Speck • 6 Scheiben selber geräuchertes Wammerl (Rezept Seite 29) oder Kasseler • ¼ l saure Sahne

Das Brötchen in Wasser weichen lassen, ausdrükken, mit dem Hackfleisch und dem Ei mischen und mit den Gewürzen kräftig abschmecken. Die Sauerkrautblätter nach Bedarf so klein schneiden, daß jedes Stück 1 Eßlöffel Fleischfüllung gut umhüllt, eventuell mit Holzspießchen zustecken. Die Zwiebeln und den Speck kleinwürfeln. Den Boden eines hohen Topfes mit ganzen Sauerkrautblättern auslegen. Die restlichen Blätter wie normales Sauerkraut schneiden. Zuerst Zwiebeln und Speck, dann eine dichte Lage Rouládchen, dann eine Lage Sauerkraut in den Topf geben und so fortfahren, bis alles verbraucht ist. Oberste Lage Sauerkraut, darauf die Wammerl- oder Kasselerscheiben. Ohne Flüssigkeit mit Asbestunterlage bei schwacher Hitze 1 Stunde schmoren lassen. Mit der sauren Sahne übergossen anrichten.

Kohlblätter

Wer nicht 3–6 Wochen warten will, legt den Kohl bereits in Blättern ein.

2 kg Weißkohl • 1½ l Wasser • 30 g Salz • 10 Wacholderbeeren • 1 Teel. Kümmel

Die oder den Kohlkopf 15 Minuten in Wasser kochen, abtropfen lassen und in Blätter zerlegen. Jedes Blatt zunächst am Strunk abschneiden und vorsichtig ablösen. Dicke Rippen gleich abschneiden. Fangen die Blätter an zu reißen, den Kopf nochmals einige Minuten kochen lassen. Inzwischen die Salzlake mit den Gewürzen kochen, abgießen. Die Blätter in einen Steinguttopf schichten und weiter arbeiten, wie im vorigen Rezept beschrieben. Bei Zimmertemperatur sind die Blätter nach 14 Tagen schön sauer.

Rübenkraut
Bild Seite 45

Während man in meiner (Ulrichs) Heimat einen aus Rüben gekochten Sirup darunter versteht, der schwarz und süß besonders gut zu Reibekuchen schmeckt und den man fertig kaufen sollte, ist es in der Oberpfälzer Heimat meiner Frau ein sauerkrautähnliches Gemüse, das es kaum noch zu kaufen gibt. Deshalb hier das Rezept. Am besten eignen sich dazu weiße Stoppelrüben, auch Herbstrüben genannt und an ihrem lila Rändchen erkenntlich.

5 kg weiße Rüben • knapp 200 g Salz

Die weißen Rüben putzen, schälen, vom Strunk befreien und grob raspeln, die Späne sollen mindestens streichholzdick sein.
Einen sehr gut gesäuberten Steingutbottich oder ein mit Salzwasser ausgewaschenes Fäßchen mit einer Lage Rüben füllen, salzen, weiter füllen und sehr fest einstampfen. Ein Tuch darauf legen, das nicht mit Waschmitteln gewaschen wurde, und möglichst so fest drücken, daß der Saft hochkommt. Mit Brett und Stein beschweren und in einen nicht zu kühlen Raum stellen. Nach 14 Tagen milchsaurer Gärung ist das Rübenkraut fertig.
Wir servieren es zu Wildenten, zu Lammbraten, zu Schweinebraten oder Wildschwein.

Geschmortes Rübenkraut

1 kg Rübenkraut • 2 Eßl. Schweine- oder Gänseschmalz • Salz • 1 Eßl. Zucker • 2 geriebene säuerliche Äpfel

Das leicht ausgedrückte Rübenkraut im Fett eben anbraten, salzen und zuckern. Die Äpfel zum Andicken darunterrühren und in 30–40 Minuten garschmoren.

Weishamer Rübenkraut

Alle Arten von Kraut schmecken aufgewärmt noch besser, dieses jedoch noch vorzüglicher. Es darf aber auch gleich gegessen werden.

2 Eßl. Schweineschmalz • 2 Eßl. Rohrzucker • 1 kg Rübenkraut • $^1/_4$ l Fleischsuppe • 1 geriebene rohe Kartoffel • 1–2 Eßl. Essig

Das Schmalz erhitzen, den Zucker darin dunkelbraun werden lassen. Das ausgedrückte Rübenkraut schnell darin schwenken (Vorsicht, kann sehr spritzen), mit der Fleischsuppe aufgießen und mit der Kartoffel andicken. Zugedeckt 50 Minuten sanft köcheln lassen. Den Essig einrühren, nochmals abschmecken, erkalten lassen. Erst anderntags verzehren.

Praktische Anmerkung zum Thema Säuern

Als man früher den ganzen Winter über seinen Sauerkohl oder sein Rübenkraut aus dem Faß holte, wurde das so eingelegte Gemüse immer saurer. Das hat man hingenommen, hat es zum Teil gewässert und endlos lange gekocht. Das widerstrebt dem, was wir von sauer eingelegtem Gemüse gesundheitlich und geschmacklich erwarten. • Für unser eingelegtes Kraut ist der Gärungsprozeß beendet, wenn Kohl oder Rüben durch und durch glasig sind. Doch in der Natur geht die Gärung immer weiter, macht das Eingelegte immer saurer, zum Schluß sogar schmierig und übelriechend. • Daher empfiehlt es sich, entweder kleinere Portionen einzulegen und den Sauerkrauttopf immer wieder neu anzusetzen oder aber größere Mengen Sauerkraut nach Beendigung der willkommenen Gärung in Portionsgrößen einzufrieren. Die Industrie konserviert das Sauerkraut nach dieser Gärungsperiode in Dosen.

Vom Säuern und Salzen

Eingelegter Knoblauch

Ein rumänisches Rezept, zu dem man jungen Knoblauch nehmen muß. Man ißt die Zehen zu Brot mit Butter und Salz und kalten oder frisch gegrillten Koteletts. Und man riecht am nächsten Tag nicht nach Knoblauch.

500 g Knoblauch • 2 kleine scharfe grüne Pfefferschoten • je $^{2}/_{10}$ l Weißwein, Wasser und Weißweinessig • 1 gehäufter Eßl. Salz • 3 gehäufte Eßl. Zucker • 2 Lorbeerblätter • 1 Thymianzweig • 12 weiße Pfefferkörner • $^{1}/_{10}$ l Olivenöl.

Den Knoblauch schälen und in Zehen zerteilen, eventuell harte (dürfte junger Knoblauch nicht haben) Häute abziehen. Mit den ganzen Pfefferschoten in einen irdenen Topf oder in ein Glas geben. Wein, Wasser und Essig aufkochen lassen, die Gewürze dazugeben. Heiß über den Knoblauch gießen. Am nächsten Tag den gesamten Topfinhalt knapp 10 Minuten köcheln lassen, wieder heiß in den Topf geben, abkühlen lassen. Öl als Konservierungsschicht daraufgießen. Mit Folie verschließen und kühl stellen.
Kann nach 4 Wochen gegessen werden. Den Sud als eine Art Würzessig verwenden.

Süßsaure Perlzwiebeln

sind eine echte Überraschung, denn gewöhnlich schmecken sie überall gleich.

6 Gläser Perlzwiebeln (je 370 ml) • 3 Nelken • 1 Lorbeerblatt • 1 Stückchen Ingwer • $^{3}/_{4}$ l heller Weinessig • 3 Eßl. Zucker • 2 Päckchen Vanillezucker

Die Perlzwiebeln abgießen, Gläser und Deckel auswaschen. Die Gewürze grob zerstoßen, in einem Mullbeutel im Essig mit dem Zucker 10 Minuten mitkochen lassen. Die Zwiebelchen wieder in die Gläser füllen, mit dem heißen Essigsud übergießen und sofort verschließen.

Zuckergurken

Bild Seite 45

4 kg große Gemüsegurken • Salz • 1–$1^{1}/_{2}$ l Weinessig • 500–750 g Zucker • 20 Gewürznelken

Die Gurken schälen, der Länge nach halbieren, die Kerne herauskratzen. Die Gurken noch zweimal der Länge nach teilen, dann quer in Stückchen schneiden. Einsalzen und über Nacht ziehen lassen. Abgießen, abbrausen und abtrocknen. Den Essig (die Menge richtet sich nach dem Gurkenfleisch) mit der entsprechenden Menge Zucker aufkochen, bis der Zucker gelöst ist. Die Gurken hineingeben und kochen lassen, bis sie glasig sind. Erkaltet in einen Steinguttopf gießen, die Gewürznelken dazwischenstreuen. Mit Folie abdecken und zubinden.

Baby Roots

Diese Zwergform der roten Bete gibt es jetzt auch auf unseren Märkten zu kaufen. Früher haben wir uns die kleinen Kugeln aus großen Früchten gestochen. Auf einen Zahnstocher gespießt als frischen Party-Snack anbieten.

1 kg Baby Roots • 2 Eßl. Salz • 2 l Wasser • 6 Gewürznelken • 1 Stück Zimtstange • 1 Stück Ingwerwurzel • 8 Pfefferkörner • 1 Lorbeerblatt • 1 Messerspitze Kümmel • 200 g Zucker • 1 l Rotwein oder Malzessig

Die Baby-Rübchen sorgfältig waschen und in reichlich Wasser 20 Minuten kochen lassen. Abgießen, kalt abbrausen und schälen, so daß glatte runde Kugeln entstehen. Das Salz mit dem Wasser aufkochen, die Kugeln hineingeben, 10 Minuten sanft kochen lassen, abgießen und auf Schraubdeckelgläser verteilen. Die Gewürze grob zerstoßen, in einen Mullbeutel füllen und mit dem Zucker in den Essig geben. 15 Minuten kochen lassen, den Beutel herausnehmen. Die Flüssigkeit heiß über die Baby Roots gießen. Die Gläser sofort verschließen und die Rübchen mindestens 3 Wochen marinieren lassen. Einmal geöffnet, 14 Tage haltbar.

Oben rechts Sauerkraut in Rot (Seite 40), davor Essig-Zwetschgen (auf dieser Seite), Mitte Zuckergurken (Seite 43), unten links Würzeier (Seite 47), unten Mitte Rübenkraut (Seite 41), unten rechts Steinpilze aus Lomza (auf dieser Seite)

Chow Chow

Eine besondere Art von Pickles, die zur holländischen Einwandererküche in Pennsylvania gehört, aber bestimmt nicht von den Holländern aus ihrer Heimat mitgebracht wurde. Der Name stammt aus dem Chinesischen (wie bei der Hunderasse gleichen Namens) und bedeutet »lecker, lecker«!

3 grüne oder rote Paprikaschoten • 1 mittelgroßer Blumenkohl • 450 g kleine grüne Bohnen (Haricots verts) • 350 g Kidneybohnen aus der Dose oder über Nacht in kaltem Wasser eingeweichte, abgetropfte und dann gewogene getrocknete • Salz • 225 g Mais aus der Dose • 1 l Weinessig • 175 g brauner Zucker • 3 Eßl. scharfer heller Senf (Dijon) • 3 Eßl. Senfkörner • 2 Teel. Turmeric (Gelbwurz)

Die Paprikaschoten in Streifen schneiden, entkernen, die weißen Häute entfernen. Den Blumenkohl in Röschen teilen, die grünen Bohnen einmal durchschneiden. Alle Gemüse und gegebenenfalls auch die Hülsenfrüchte getrennt in gesalzenem Wasser kochen, sie sollen noch knappig sein, also einen Biß haben. Mais und Kidneybohnen aus der Dose natürlich nicht kochen. Alles abtropfen lassen, in großer Schüssel mischen. Den Essig und die restlichen Zutaten köcheln lassen, bis der Zucker sich gelöst hat. Die Gemüse in die kochende Flüssigkeit geben, einige Minuten darin lassen. Dann in Gläser oder einen Steinguttopf geben, mit Flüssigkeit bedecken, verschließen.
Im Winter mit grünem Salat oder als Beilage zu Braten servieren.

Dieses Rezept für süßsaure Sauerkirschen stammt von der Herrschaftsköchin Marie Buchmeier.

❀ *Weichseln in Essig*

Weichseln • 1 l Essig • 500 g Zucker • Zimt • Nelken
Schöne reife Weichseln, deren Stiele man zur Hälfte abgeschnitten, richtet man schön in ein Glas, setzt 1 Liter Essig mit 500 g Zucker, etwas Zimt und Nelken auf das Feuer und läßt es einige Minuten kochen, schüttet den Essig in eine Schüssel und läßt ihn auskühlen. Hierauf gibt man ihn über die Weichseln, bindet sie zu und stellt sie kalt. Nach acht Tagen seiht man den Saft ab, kocht ihn nochmals auf, kühlt ihn aus, gießt ihn wieder über die Weichseln, bindet das Glas gut zu und stellt es an einen kalten Ort.

Variante: Genauso bereiten wir Zwetschgen (Bild gegenüber) oder Pflaumen in Essig, lassen aber die ganzen Stiele daran.

Nützlicher Hinweis: Dieses Rezept bezieht sich auf etwa 2–3 kg Weichseln.

Steinpilze aus Lomza
Bild gegenüber

Ein Rezept, das ich von Herrn Judelbaum bekam, der ein kleines, feines Spezialitätengeschäft hinter unserer Wohnung im Lehel von München führte.

1 kg schöne Steinpilze • Salz • ¾ l Weinessig • 3 Lorbeerblätter • 15 Pfefferkörner • 3 Eßl. Zukker • Olivenöl

Die Steinpilze gut säubern, in dicke Stücke schneiden, in leichtem Salzwasser knapp 2 Stunden kochen, dann sorgfältig abtropfen lassen. Den Essig mit den Lorbeerblättern, den Pfefferkörnern und dem Zucker aufkochen lassen. Die kalten Pilze in ein Glas geben, den heißen Essig darüberfüllen. Die Pilze sollen eben bedeckt sein. 2 Tage stehen lassen, dann 1 Finger breit Olivenöl darüber gießen, das Glas verschrauben oder mit Folie luftdicht verschließen und mindestens 2 Monate stehen lassen.
Die Pilze zu scharfen Schnäpsen servieren. Sie halten sich übrigens jahrelang.

Walnüsse pickled

Die Nüsse dürfen noch keinerlei Holzschale haben. Daher mit einer Nadel prüfen und eventuelle dünne Schalenhaut abziehen.

125 g Salz • 1 l Wasser • 500 g grüne Walnüsse • 1 l gewürzter Essig (siehe Seite 66)

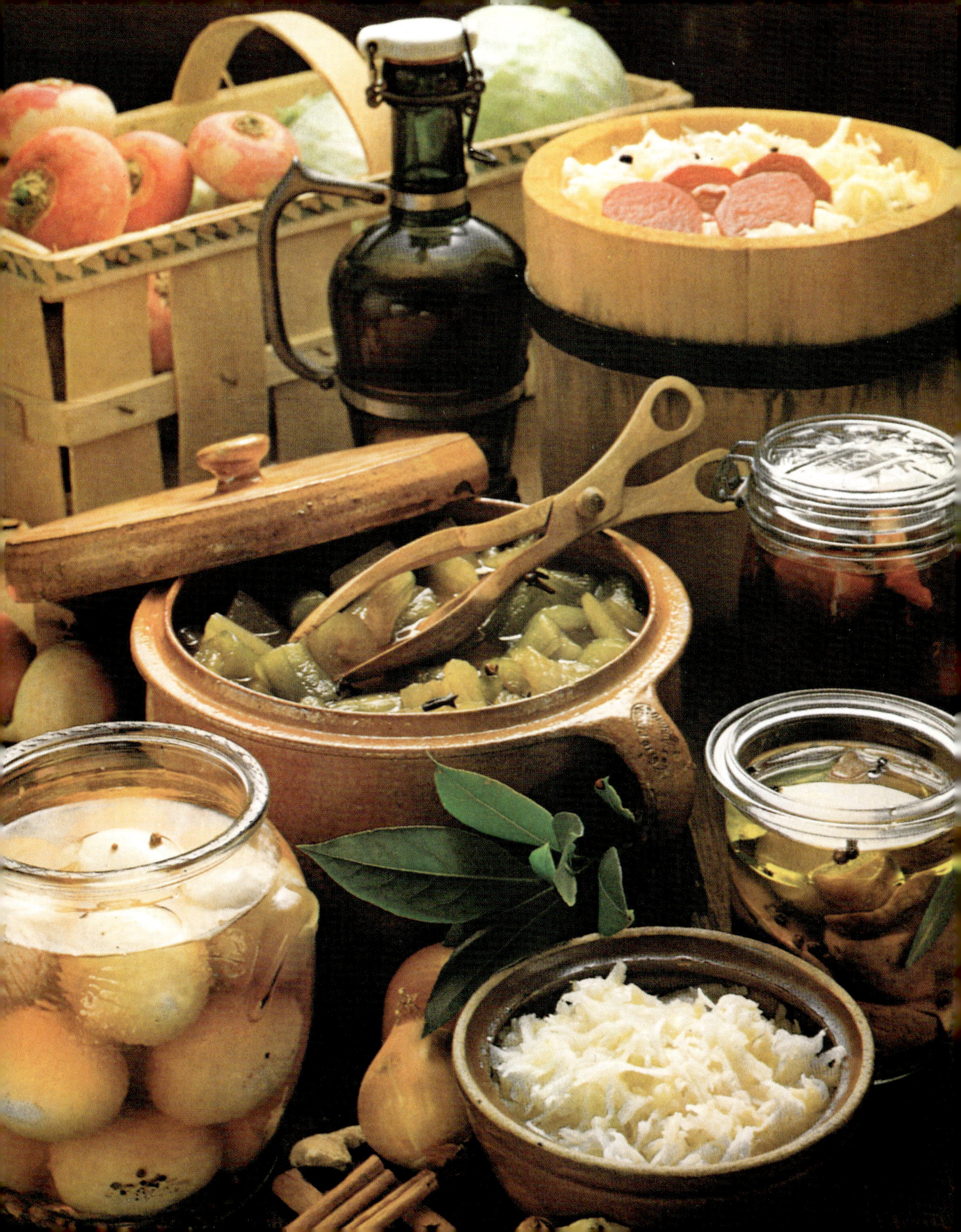

Säuern und Salzen erfordern Sorgfalt

Das Konservieren, vor allem durch Säuern und Salzen, lohnt sich nur, wenn wir mit viel Ruhe äußerst sauber und sorgfältig arbeiten. An erster Stelle steht übrigens immer die Frage: Wieviel Sauerkraut, Rübenkraut, Gurken, Pickles und auch Marmeladen brauche ich bis zur nächsten Ernte, bis ich wieder frisch einmachen kann?

Legen wir etwas im Faß ein, dann setzt das voraus, daß das Faß mit reichlich kochendem Wasser ausgebrüht und dann so kräftig mit einer Bürste gescheuert wurde, daß es bis in die Ritzen hinein völlig sauber ist. Wenn ein Faß sehr verschmutzt ist, nehmen wir eine leichte Kernseifenlauge, scheuern damit und spülen so lange, bis aller Geruch verschwunden ist. Spülmittel sind nicht zu empfehlen: Sie sind zu geruchsintensiv. Aber auch nach der Kernseifenwaschung lassen wir das Faß mindestens 1 Tag mit frischem Wasser gefüllt stehen, das wir mehrmals erneuern. Steingut und milchsaure Gärtöpfe können mit herkömmlichen Spülmitteln gereinigt, sollen dann aber gründlich nachgespült werden. An ihrer glatten Oberfläche hält sich der Spülmittelduft nicht.

Die milchsauren Gärtöpfe gibt es seit kurzem wieder: Sic sind aus Steinzeug und haben einen Deckel aus dem gleichen Material. Er sitzt in einer tiefen Rinne, die während des Säuerns ständig mit Wasser gefüllt sein muß. So sind die eingelegten Gemüse einwandfrei sauber und luftdicht abgeschlossen, während von innen Gase entweichen können.

Weder Faß noch Steingut, weder Gläser noch Deckel dürfen die geringste Verletzung haben. Daher immer Glasränder und Glasdeckel prüfen. Ein wenig Schmutz, eine kleine Verletzung gefährden die Haltbarkeit.

Verschließen mit Korken: Möglichst neue nehmen. Einmal verwendete vor Gebrauch auskochen. Haben sie ein Loch vom Korkenzieher, muß dieses mit Paraffin oder Siegellack abgedichtet werden.

Verschließen mit Gummiringen: Möglichst neue nehmen. 10 Minuten in warmes Wasser legen, dann unmittelbar vor Gebrauch in kochendes Wasser tauchen.

Verschließen mit Twist-off-Deckeln: Da sie fast immer mit Kunststoff überzogen sind, kann man sie am leichtesten reinigen. Darauf achten, daß die feine Ringeinlage nicht gerissen oder ausgetrocknet ist.

Verschließen mit Metallschraubdeckeln: Sie dürfen innen keine Kratz- oder Rostspuren aufweisen. Immer mit Klarsichtfolie auslegen.

Verschließen mit Cellophan: Nur verwenden, wenn das Eingemachte innerhalb eines Jahres verbraucht wird. Sonst schwindet es durch Wasserverlust und trocknet aus.

Abdecken mit Tüchern: Mehrmals in klarem Wasser auskochen. Waschmittelrückstände verderben den Geschmack.

Abdecken mit Holzdeckeln oder Tellern: Hier ist nur Sauberkeit erforderlich.

Abdecken mit Metalldeckeln: Niemals! Salz und Säure greifen an. Das Eingelegte verdirbt. Das gilt auch für Emaille, das fast immer feine Verletzungen hat.

Das Salz mit dem Wasser aufkochen, dann erkalten lassen. Die Nüsse mit der Salzlake bedeckt 1 Woche ziehen lassen, abgießen und mit frischer Lake bedeckt 1 weitere Woche kühl stellen. Abgießen und auf einem Küchenrost 1–2 Tage trocknen lassen, bis sie fast schwarz sind. In Steingutgefäße oder Gläser geben. Mit dem Essig bedecken. Fest verschließen.

Würzeier

Bild Seite 45

Während wir dies schreiben, harren sie noch ihrer Vollendung. Wir mußten das Rezept rekonstruieren, da diese Eier vor Jahren bei uns in Mode waren, dann in Vergessenheit gerieten und das damalige Rezept nicht notiert wurde.

2 Teel. Pfefferkörner • 2 Teel. getrocknete Ingwerwurzel • 2 Teel. Pimentkörner • 2 Teel. Salz • 1½ l heller Weinessig • 30 Eier

Die Gewürze nacheinander im Mörser nicht zu fein zerstoßen. In einen Mullbeutel geben. Den Beutel in den gesalzenen Essig legen und 30 Minuten kochen lassen. Den Sud vom Herd nehmen und noch 2–3 Stunden ziehen lassen. Den Gewürzbeutel herausnehmen. Die Eier hartkochen, kalt abschrecken und sorgfältig schälen. In ein 2-Liter-Weckglas schichten und mit dem Sud aufgießen. Aufpassen, daß die Eier bedeckt sind, geschälte Eier steigen leicht nach oben. Eventuell mit Porzellanteller beschweren. Mit Gummiring, Deckel und Klammer luftdicht verschlossen 4 Wochen ziehen lassen.
PS. Die Eier sind wieder wohl gelungen! Schmecken wie einst und halten geöffnet, aber kühlgestellt, nun schon die fünfte Woche!

Soleier

mag nicht nur der Berliner. Man rechnet pro Person etwa 3 Eier. Verzehrt werden sie in Selbstbedienung so: Ein Ei aus der Sole nehmen, schälen, längs halbieren, Eigelb auslösen. Essig, Öl, Senf, Pfeffer und Tomatenmark nach eigenem Geschmack gemischt in die Höhlungen geben, Eigelbhälften darauf und das Ganze in den Mund schieben.

2½ l Wasser • 125 g Salz • 2–3 kleinere Zwiebeln • 24 Eier

Das Wasser mit dem Salz und den Zwiebeln aufkochen lassen, die Eier einlegen. Vom neuerlichen Sieden an 12 Minuten kochen. Vom Herd nehmen und die Eier im Kochwasser erkalten lassen. Herausnehmen, die Eierschale rundum etwas anschlagen. Die Eier in ein großes Glas schichten. Salzwasser (Sole) darübergießen, bis die Eier bedeckt sind. Mindestens 2 Tage ziehen lassen.

Die folgenden Heringsrezepte haben wir wieder hervorgesucht, weil durch das Lebensmittelgesetz bestimmte Konservierungsstoffe für Fischmarinaden verboten wurden und uns die gekauften Bismarckheringe meist zu sauer, die so geliebten Bratheringe schon immer zu sauer waren.
Leider haben wir auch auf dem Land kein Fischgeschäft, das seine Bratheringe selber macht und sie nicht zu konservieren braucht, weil sie sofort verkauft werden. Also gibt es bei uns ab und zu hausgemachte Bismarck- oder Bratheringe.

Marinierte Bratheringe

bereitet man lieber gleich reichlich, denn das ganze Haus stinkt danach. Aber sie schmecken zu gut!

2 kg grüne Heringe • Salz • 500 g Roggenmehl • ½ l Öl • 2 Zwiebeln • ½ Flasche Essig • je 10 Pfeffer- und Pimentkörner • 2 Nelken • 2 Lorbeerblätter • 1 Teel. Zucker

Von den Heringen Flossen, Schwänze und Köpfe abschneiden. Die Fische ausnehmen. Sauber waschen, abtrocknen. Leicht salzen und im Mehl wenden. Überschüssiges Mehl abklopfen. In der Pfanne portionsweise in reichlich Öl schön braun braten.

Abkühlen lassen. Inzwischen die Zwiebeln in Ringe schneiden und im Essig mit den Gewürzen kochen lassen, bis sie glasig sind. Mit dem Seihlöffel herausnehmen. Die Bratheringe mit den Zwiebeln in Gläser oder einen Steinguttopf schichten. Lorbeerblätter und Nelken aus der Marinade entfernen. Die Marinade über die Heringe gießen, so daß diese bedeckt sind.

Warme Bratheringe

1 kg marinierte Bratheringe (Rezept Seite 47) · 3–5 Knoblauchzehen · 2 Eßl. Margarine · 2 Eßl. Mehl · 1/8 l Wasser · 1/4 l Weißwein · 2–3 Eßl. Essig · Salz · Pfeffer · 1 Prise getrockneter Rosmarin

Die Bratheringe wie im vorigen Rezept vorbereiten und braten. Die Knoblauchzehen schälen und mit dem Wiegemesser ganz fein schneiden, im heißen Fett anrösten. Das Mehl darüberstäuben, langsam mit dem Wasser und dem Weißwein ablöschen. Mit den übrigen Zutaten würzig abschmecken und zu sämiger Sauce kochen. Über die noch warmen Heringe gießen und heiß servieren.
Lecker, aber natürlich üppig sind Bratkartoffeln dazu.

Bismarckheringe

4 grüne Heringe · 1 1/2 Teel. Salz · 1 Teel. Zucker · Saft von 1–2 Zitronen · 2 Zwiebeln · 1 Teel. Beizgewürz · Pfeffer · 1/4 l heller Weinessig · 1/8 l Wasser

Die Heringe waschen und die Köpfe abschneiden. Den Fisch der Länge nach in Hälften teilen, dabei alle Gräten entfernen. Leicht salzen, mit etwas Zukker überstreuen und kräftig mit Zitronensaft beträufeln. Übereinander gelegt einige Stunden marinieren lassen. Die Zwiebeln in feine Ringe schneiden, mit dem Beizgewürz und dem Pfeffer im Essigwasser glasig kochen. Erkalten lassen, abgießen. Von den Heringen das überflüssige Salz abstreifen. Heringsfilets und Zwiebeln in ein Glas oder einen kleinen Steinguttopf geben. Mit dem kalten Sud übergießen. Mindestens 3 Tage ziehen lassen.

Sauermilch und eigener Käse

Über Milchzubereitungen haben wir einen ebenso schönen wie treffenden Satz gelesen: »Saure Milch ist köstlich. Schlecht- und sauergewordene Milch ist fürchterlich.«

Daher ist im Umgang mit Milch Vorsicht und größte Reinlichkeit am Platz. Außerdem sollte man sich nie ärgern, wenn mit Milch etwas schief geht. Wer von uns weiß schon, was die Kuh gefressen hat.

Wir nehmen für alle Milchzubereitungen rohe Milch direkt vom Bauern, wenn wir auf dem Land sind, oder die Vorzugsmilch, die roh mit natürlichem Fettgehalt (aber verpackt) verkauft wird. Die sogenannte Frischmilch ist pasteurisiert, das heißt, sie wurde für kurze Zeit auf 71 bis 74 Grad C erhitzt und dadurch von schädlichen Keimen befreit. Sie gibt es als Vollmilch und als Magermilch. H-Milch ist durch Ultrahocherhitzung (für den Bruchteil einer Sekunde bis 150 Grad C) haltbar gemachte Milch. Sie kann zwar bis zu 6 Wochen aufbewahrt werden, hat einen leicht »gekochten« Geschmack, ist aber für unsere Zubereitungen genau wie die bis zu 1 Jahr haltbare Sterilmilch nicht brauchbar.

Auf die Herstellung eigener Butter haben wir verzichtet. Sie ist zwar möglich, aber völlig unnötig, da die angebotene Butter durch Heimwerkerei nicht besser zu machen ist.

Die hauseigene Joghurtfabrikation liefert besonders frischen Joghurt, der auch besonders preiswert ist, wenn wir viel davon essen. Außerdem können wir uns Joghurt nach Maß fabrizieren. Mit einem Joghurtbereiter kann man alle Milchsorten verwenden, am sichersten gelingt er mit fettarmer, eiweißangereicherter H-Milch (ultrahocherhitzt und homogenisiert). Diese Milch sollte man übrigens nie noch einmal aufkochen.

Im übrigen ist Magermilch ein altes Hilfsmittel, Fleisch länger frisch zu halten als es ein Kühlschrank kann, wenn man es für kurze Zeit nicht einfrieren will. Man gibt dafür das Fleischstück in eine Schüssel und gießt so viel Magermilch darüber, daß es reichlich bedeckt ist. In alten Kochbüchern wird empfohlen, die Milch jeden zweiten Tag zu wechseln, doch nach unseren Erfahrungen kann man das Fleisch unbeschadet, selbst wenn die Milch käst und ihre Oberfläche grünlich und schlierig wird, bis zu 14 Tagen darin lassen, und es ist noch ganz frisch.

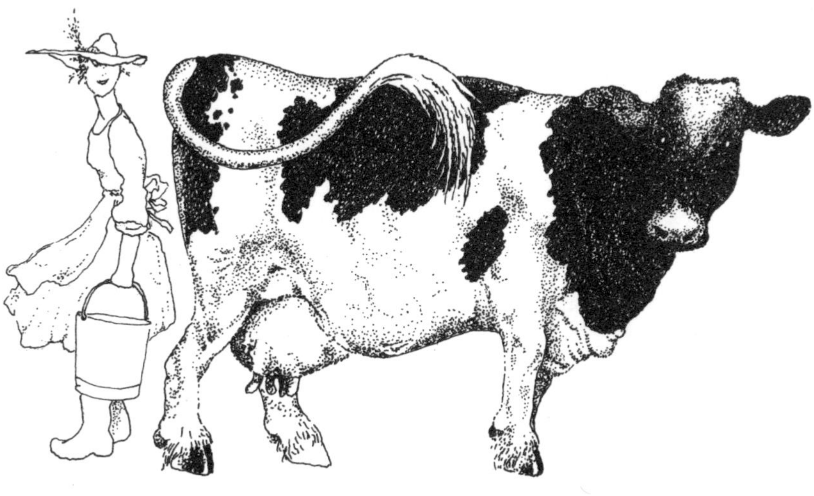

Sauermilch und eigener Käse

Vielleicht verliert das Fleisch dabei einige Mineralstoffe – obwohl das keineswegs bewiesen ist –, aber es gewinnt an Geschmack und bekommt eine ausgezeichnete, zarte Konsistenz. Das gilt vor allem, wenn man nicht lange genug abgehangenes Rindfleisch und Kalbfleisch von den heutigen Mastkälbern, die keine Milchkälber sind, so behandelt. Das Fleisch wird qualitativ ausgesprochen verbessert.

Wir benutzen Milch also nicht nur zum Frischhalten und Ablagern, sondern sie gehört direkt zu unserer Vorbereitungsmethode für große Kalbsbraten, die besonders gut gelingen sollen.

Wenn in alten Anweisungen auch von Molke oder Buttermilch geschrieben wird, wir haben unsere Erfahrungen ausschließlich mit Magermilch gemacht. Schweinefleisch kann man übrigens nicht so einlegen, mit Lamm oder Hammel haben wir es noch nicht versucht.

Unsere Hauskäserei schließlich beschränken wir auf einen rheinischen Rahmkäse nach altem Rezept, unseren eigenen Sahnequark, der wirklich hervorragend schmeckt, und auf einen einfachen Kochkäse.

Geschlagene saure Milch

Am besten eignet sich natürlich Milch direkt vom Bauern oder hochprozentige, nicht homogenisierte Vorzugsmilch. Die Milch in mittelgroßen Satten (¾-Liter-Schüsseln) geben und in der temperierten Küche aufstellen. Nach 2 Tagen ist sie genußfertig, und man stellt sie kalt, um sie mit oder ohne Zucker zu Schwarzbrot zu löffeln oder wie folgt aufzubereiten:

1 Satte gestockte Milch (¾ l) · 1 Teel. Zucker · 1 Teel. Vanillezucker · 1–2 Zwiebacke · 1 Prise Zimt

Die Milch sehr gut durchkühlen lassen, dann mit dem Schneebesen unter Zugabe des Zuckers und des Vanillezuckers schaumig schlagen. Den Zwieback reiben oder kleinbröckeln, auf die Milch streuen und mit Zimt überstäuben.

Feiner Sahnequark kann kaum besser als in Spemann's Illustrierter Zeitschrift »Vom Fels zum Meer« (1884) beschrieben werden:

Rheinischer Rahmkäse

Man nehme drei bis vier Milchtöpfe ganz steife saure Milch mit dem Rahm und noch von ein Paar Töpfen den Rahm allein und thue sie in eine hölzerne, durchlöcherte, viereckige, mit einem feinen Tuche ausgelegte Form, und zwar so, daß man zuerst Milch und Rahm eines Topfes verrührt, von dem anderen Rahm dazu gibt und eingießt und so fort, jedoch nur nach und nach, weil es sich immer setzen muß, und streut immer etwas feines Salz dazwischen, und wenn die Form nun gehörig gefüllt ist, so schlägt man das Tuch darüber zusammen und legt ein passendes Brettchen darauf, welches man mit etwa 3 kg Gewicht beschwert, bis die Molken ganz ausgelaufen sind, welches zwei Tage dauern kann, wonach der Käse gleich zu brauchen ist und an Crème carrée erinnert.

Unser Sahnequark

2 l saure Milch · Sahne

Wir nehmen hierfür 4 mal ½ l gestöckelte (saure) Milch, die bereits 4 Tage gesäuert hat, heben die Sahne von weiteren vier Satten ab, mischen und lassen alles durch einen mit Mulltuch ausgelegten Seiher ablaufen.

Cremekäse

1 l dicke saure Sahne · 1 Eßl. Zucker · 1 Eßl. Salz

Die Sahne mit dem Zucker und dem Salz mischen und 24 Stunden stehen lassen. Dann durch ein Leinentuch abtropfen lassen. Sofort verwenden oder in Stücke schneiden, in Alufolie wickeln und im Kühlschrank aufbewahren.

Sauermilch und eigener Käse

Weißer Käse

Im Gegensatz zum Rahmkäse und unserem Sahnequark eine Magerstufe, die sich aus der für die anderen Zubereitungen abgerahmten Sauermilch machen läßt.

5 l magere saure Milch • 1 l heißes Wasser

Die saure Milch mit dem heißen Wasser brühen, doch so, daß die Temperatur 28 Grad C nicht überschreitet. Nachdem Milch und Wasser richtig gemischt sind, setzt sich der Käse ab, der auf ein mit einem Tuch belegtes Sieb gegeben und zum Abtropfen beiseite gestellt wird.

Einfacher Kochkäse

500 g Quark • 100 g Butter • 1 Teel. Salz

Den Quark fest in einen sauberen Steinguttopf oder ein Glas drücken. Etwa 5 Tage warm oder auf dem Fensterbrett in der Sonne stehen lassen, bis er gärt. Die Masse mit der Butter abrühren, salzen und bei schwacher Hitze aufkochen lassen. Abgekühlt zerschneiden und austrocknen lassen. In Frischhaltefolie verpacken und kühl lagern.
Wer will, kann den Kochkäse auch mit 1 Messerspitze Kümmel zubereiten.

Liptauer Käse

125 g Butter • 250 g Quark • 1 kleine Zwiebel • 2 Sardellen • ¼ Teel. Salz • ½ Teel. Paprika • ½ Eßl. Kapern

Die Butter schaumig rühren, den Quark dazuschlagen. Die Zwiebel und die Sardellen getrennt feinwiegen und nacheinander darunterziehen. Würzen und die Kapern dazugeben. Den Käseberg hübsch anrichten, kalt stellen und mit noch etwas Paprika überpudern.

Kefir

In einem Bericht von 1904 lasen wir darüber: »In neuerer Zeit gewinnt die Sitte an Boden, vergorene Milch zu genießen. Dieser Brauch stammt von den nomadisierenden Bewohnern der großen Steppen (Tataren, südamerikanischen Indianern). Die Hefe vergärt den Milchzucker, das heißt sie spaltet ihn nach und nach in Kohlensäure und Alkohol. So entsteht ein moussierendes, mehr oder weniger wohlschmeckendes, berauschendes Getränk. Die üblichste Handelssorte ist der ›Kefir‹ aus Kuhmilch gewonnen.«
Nachdem auch wir heute wieder »gegorene Milch« bevorzugen, machen wir Kefir selbst.

1 l Milch • 20 g Kefirpilze

Die Milch abkochen, auf 20 Grad C abkühlen lassen, dann die Kefirpilze einrühren. Die Temperatur bei 20 Grad C halten, bis die Milch stark zu gären beginnt. Dabei häufig umrühren. In dickrandige kleine Gläser abfüllen und kalt stellen.

Joghurt

läßt sich sozusagen am laufenden Band produzieren, denn man hebt immer ein Glas Joghurt für die nächste Herstellung auf. Wer nicht mit fertigem Joghurt als Starter beginnen will, kauft getrocknete Joghurtfermente im Reformhaus.

1 l fettarme eiweißangereicherte homogenisierte Milch • 1 Becher frischer Natur-Joghurt oder 1 Eßl. Joghurtfermente

Die rohe Milch bei Zimmertemperatur mit dem ebenfalls temperierten Joghurt mischen. In die Gläser eines elektrischen Joghurtbereiters füllen. Die Gläser ins Gerät geben, einschalten und den Joghurt 6 Stunden reifen lassen. Herausnehmen, kalt stellen.

Anmerkung: Je hochprozentiger Milch und Joghurt sind, um so sahniger wird der Selbstgemachte.

Wildgemüse und Gartenkräuter

Da leuchten die Augen der Vegetarier und strahlen vor gesundem Verlangen. Da träumen die Städter vom Leben auf dem Lande, von blühenden Wiesen, von Löwenzahn und Sauerampfer. Ganze Bücher werden über das Sammeln, Zubereiten und Einkochen von Brunnenkresse, Löffelkraut, Löwenzahn und Spitzwegerich geschrieben und von den städtischen Träumern gekauft. Da liest man, daß Brunnenkresse in Quellen und Flüssen wächst, die auch im Winter nicht zufrieren, also von der Natur erwärmt werden; daß Löffelkraut am Meeresstrand gedeiht und in der Nähe salzhaltiger Quellen; daß man Löwenzahnwurzeln im Herbst ausgraben kann und in Kästen mit stark sandiger Erde und mit Papier bedeckt im Winter zum Treiben bringen soll und daß Spitzwegerich zwar bitter schmeckt und schleimreich ist, aber einen Widerwillen gegen Tabakgenuß hervorruft.

Das liest sich alles sehr schön, ist aber kaum praktikabel. Wer weiß schon eine leicht warme, saubere Quelle, wer kennt in seiner Nähe eine salzhaltige und wer darf ohne weiteres in Wiesen nach Löwenzahnwurzeln graben?

Wer weiß, womit Wiesen und Wald gedüngt wurden (die giftigen weißen Körnchen!) und vor allem wann? Der Regen spült so manches für uns Unbekömmliche in das Erdreich, läßt die Stauden kräftig werden und schadet uns dann meist nur bedingt, so wie wir durch Gemüse geschädigt werden. Man soll also nicht übertrieben ängstlich sein, aber auch nicht von vielen Wildgemüsemahlzeiten träumen.

Wir haben uns vor allem auf Löwenzahn und Sauerampfer spezialisiert. Wir halten im Garten eine mehrjährige Sorte davon, die wie Schnittsalat laufend nachwächst. Die jungen Blätter werden über dem Boden abgeschnitten, die Stoppeln wachsen durch, und nach einiger Zeit kann wieder geerntet werden. Unsere Vorzugssorte heißt »Sauerampfer extra breitblättrig«. Wir ernten nicht nur in unserm »Sauerampferzoo«, sondern pflücken ihn auch auf Wiesen, deren Düngung wir kennen. Für Städter wird er von April bis Juni und im Oktober/November auf Märkten oder in Delikateßhandlungen mit großer Gemüseabteilung angeboten.

Ähnlich ist es mit dem Löwenzahn, den es gebleicht (und dadurch ziemlich entbittert) von Oktober bis

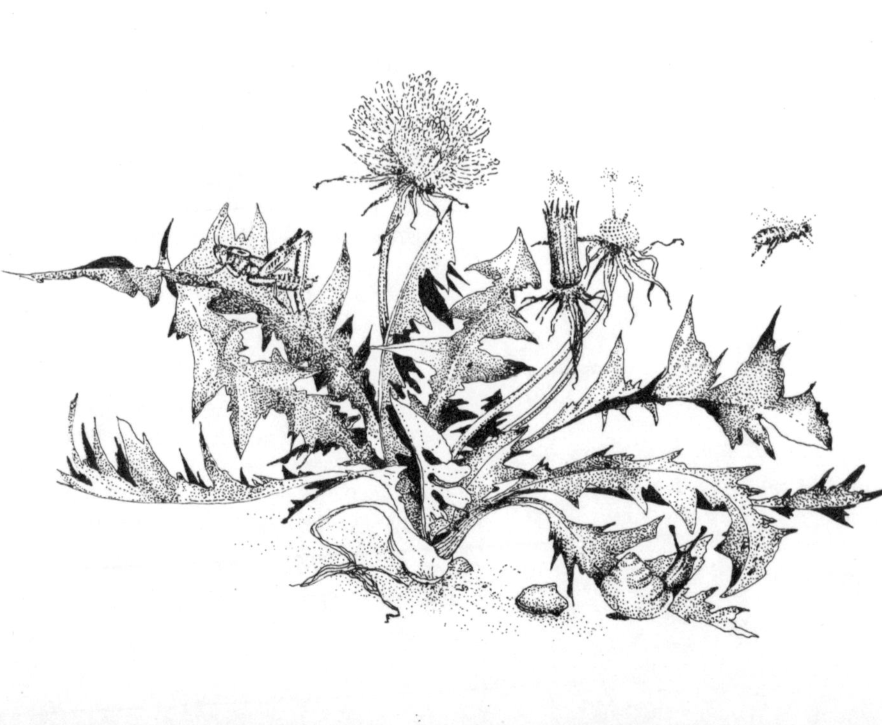

April im Handel gibt. Wir sammeln ihn zusätzlich auf unseren Wiesen und in unserem Garten, der eine Wiese und keinen Rasen hat, denn wir ziehen die grünen, bitteren Blätter den gelbweißen, bleichen Trieben vor.
Unsere Kräuterabteilung beschränkt sich auf die Petersilie, die wir in großen Mengen anbauen und auch verbrauchen. Hier lieben wir besonders die Wurzelpetersilie, deren glattes, aromatisches Laub wie Blattpetersilie verwendet wird. Die Wurzel aber ist uns ein liebes Salatgemüse. Im Oktober/November geerntet, kann sie in feuchtem Sand aufgehoben werden, oder wir schaben die Wurzeln, blanchieren sie in Zitronenwasser und frieren sie für einige Wochen ein. Wir bevorzugen die »Halblange Glatte«.
Ein uns sehr wichtiges Kraut im Garten ist die Minze, weil man sie frisch kaum zu kaufen bekommt. Wir verwenden sie häufig in der Küche – Sie finden eine Mint-Sauce auf Seite 71 und einen Mint-Sorbet auf Seite 120 –, frisch gehackt zu Salaten, Saucen und Suppen. Wer das Aroma nicht so ausgeprägt will, pflückt sie frühmorgens oder bei Tau oder Regen. Stark aromatisch sind die im prallen Sonnenschein gepflückten Blätter. Wir haben die Mentha viridis, die Grüne Minze angebaut (der unterirdische Ausläufer oder Stolone wurde aus England mitgebracht), die sehr mentholig schmeckt, und die Pfefferminze, die Mentha piperata. Beide Minzen kann man leicht im Blumentopf halten. Mehr über die Verwendung und Haltbarmachung von Kräutern finden Sie im Kapitel »Vom Trocknen und Dörren« auf Seite 59 ff.

Saure Sauce

2 kleine Zwiebeln oder 2 Frühlingszwiebeln • 6 Stengel Petersilie • 3 Stengel Estragon • 1 Handvoll Kerbel • 100 g Sauerampfer • 1 Bund Schnittlauch • 1 kleine Knoblauchzehe • ¼ l Fleischsuppe • ¼ l Weißwein • Pfeffer • 1–2 Teel. Öl • Zitronensaft nach Geschmack • 1 Eigelb

Alle Zutaten einschließlich des Knoblauchs sehr fein hacken. In einen Topf geben, mit der Fleischsuppe und dem Wein aufgießen, pfeffern und bei sanfter Hitze kochen lassen, bis die Hälfte der Flüssigkeit verdampft ist. Durchpassieren. Nochmals erhitzen, mit dem Öl abrühren, mit Zitronensaft abschmecken und mit dem Eigelb legieren.
Schmeckt köstlich zu Suppenfleisch, Roastbeef und harten Eiern.

Variante: Wenn wir die Sauce nicht passieren und nicht legieren, dafür reichlicher Öl hineinrühren, gibt es sie zu halben Tomaten. Wir tunken die restliche Sauce mit Weißbrot auf.

Sauerampfersuppe 1936

Ein magenfüllendes, wohlschmeckendes Gericht, mit dem uns unsere Haushälterin Frau Bollert bekannt machte und das wir alle Jahre einmal sehr gerne essen.

4 Eßl Butter • 6 Eßl. Mehl • 500 g Sauerampfer • Salz • 4 Eßl. Sahne • 4 hartgekochte Eier • 3 Scheiben Weißbrot • 2 Eßl. Butter

Die Butter schmelzen lassen, das Mehl einrühren, langsam mit reichlich Wasser aufgießen und sanft kochen lassen. Den Sauerampfer hacken, 3 Eßlöffel davon beiseite stellen, den Rest in die Einbrenne geben, verkochen lassen. Mit Sahne verfeinern. Die Eier hacken, einrühren. Die dicke Suppe mit dem restlichen frischen Sauerampfer dick bestreuen. Die Weißbrote würfeln, in Butter braun braten, getrennt servieren.

Unser Tip: Vom Sauerampfer pflückt man die zarten Blätter im Mai und Juni, bevor er zu blühen beginnt. Vom Löwenzahn verwenden wir in kleinen Mengen auch den Nachwuchs nach dem Mähen der Wiesen.

Sauerampfersuppe Weisham 1970

Dazu brauchen wir insgesamt 120 g Wildgemüse.

1 Handvoll Brennesselblätter • 1 Handvoll junge Löwenzahnblätter • 1 Handvoll Sauerampfer

Oben rechts Gedörrte Birnen (Kletzen) (Seite 64), Mitte links Getrocknete Kräuter (Kasten Seite 61), Mitte rechts Gedörrte Äpfel (Seite 64), ganz rechts Steinpilze getrocknet (Seite 62), unten Mitte Unser Suppengrün (Seite 60)

(Wiese, nicht Mistbeet) • 1 Handvoll Schnittlauch • 1 Handvoll Spinat • 1 kleine Handvoll Radieschenblätter • 1 Eßlöffel Butter • 1–2 Brühwürfel • 1 l Wasser

Alle Wildgemüse waschen, abtropfen lassen und feinhacken. Die Butter schmelzen lassen, die Wildgemüse hineingeben, unter Wenden und Rühren zusammenfallen lassen. Den Brühwürfel darüber zerbröseln. Mit Wasser aufgießen und sanft 30 Minuten kochen lassen.
Wir essen diese Suppe gern mit gerösteten Weißbrotwürfeln, weil wir die Wildgemüse wirklich ganz fein hacken. Wer will, kann die Gemüse gröber lassen und die Suppe passieren und mit Eierstich besetzen:

Eierstich

auch Eierkäse genannt, ist etwas in Vergessenheit geraten, dabei kann er so viele Arten von Suppen bereichern.

2 Eier • 4 Eßl. Milch • je 1 Prise Pfeffer und geriebene Muskatnuß • 1 Teel. Margarine

Die Eier, die Milch, Salz, Pfeffer und Muskatnuß gut verquirlen. 2 Tassen oder Aluförmchen ausfetten. Die Eimasse hineingießen. Mit Alufolie abdecken. Die Förmchen in einen Topf stellen, so viel kochendes Wasser angießen, daß es bis zur halben Höhe der Förmchen reicht. In diesem Wasserbad bei sanfter Hitze etwa 30 Minuten sieden, nicht sprudelnd kochen lassen, sonst gerinnen die Eier. Herausnehmen, stürzen, in Scheiben oder Würfelchen schneiden.

Gemischter Wildgemüsesalat

Eine Vorspeise, die nicht nur wir, sondern auch unsere Freunde sehr zu schätzen wissen.

100 g Löwenzahnblätter • 50 g Sauerampferblätter • 100 g Brennesselblätter • 50 g Taubnesselblätter • 4 Eßl. Öl • 2 Eßl. Essig • 2 Eßl. Weißwein • 1 Teel. Zucker • Salz • Pfeffer • 100 g Hühnerleber • 1 Eßl. Butter • 1 Prise gemahlener Rosmarin • ¼ Zwiebel

Die möglichst frisch gepflückten Blätter der Wildgemüse nochmals verlesen – nicht unbedingt waschen. Grob schneiden. Aus dem Öl, dem Essig, dem Wein, Zucker, Salz und Pfeffer eine Marinade rühren, darübergießen, kurz marinieren lassen. Inzwischen die Hühnerlebern kleinschneiden und im Fett kurz braten. Mit dem Rosmarin würzen. Die Zwiebel feinhacken. Den Salat in Portionen anrichten. Die heißen Hühnerlebern darauf anrichten, mit den Zwiebelstücken überstreuen.

Variante: Köstlich schmeckt der Salat auch mit frisch in reichlich Butter gebratenen Weißbrotwürfeln bestreut. Dann gibt man die Zwiebel schon an die Marinade.

Nützlicher Hinweis: Sauerampfer, Löwenzahn, Taubnessel oder Minze (hier ist die echte Minze, Mentha viridis, gemeint, für die es keine Samen gibt – sie pflanzt sich durch Wurzelausläufer fort) sind feingehackt gute »Kräuter« am Kartoffelsalat.

So hieß Löwenzahnsalat früher:

Milchbusch- oder Wandelionsalat

2 gehäufte Handvoll Löwenzahn • Öl • Essig • Pfeffer • Salz • oder 1 bündige Eiersauce
Dieser Salat, den man auf allen Wiesen findet, hat einen etwas bitteren Geschmack, der aber nicht abstößt, sondern reizt und dem Stoffwechsel sehr dienen soll. Man nimmt davon nur die zarten Blätter, teilt sie etwas und richtet sie einfach mit den gewöhnlichen Salatingredienzen an. Aber auch eine bündige Eiersauce gibt sich sehr gut damit.

Gekochter Löwenzahnsalat

Wer Freude an der Optik hat, gibt auf diesen Salat einige Gänseblümchenblüten. Geschmacklich bringen sie jedoch nichts.

300 g Löwenzahnblättchen • 2 Eßl. Butter • ¼ l Fleischsuppe • 2 hartgekochte Eigelbe • 2 Eßl.

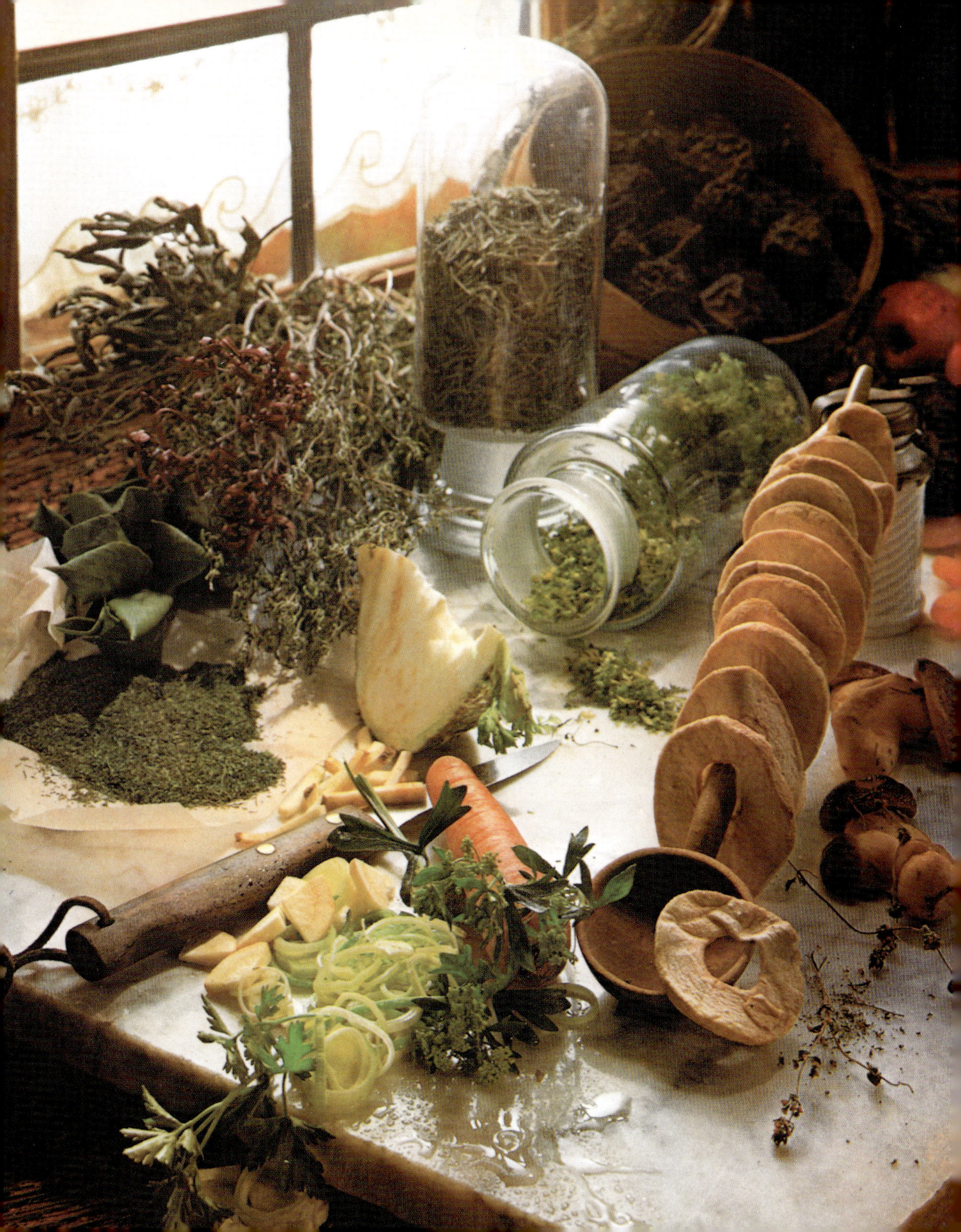

Anmerkungen zum Trocknen und Dörren

Wir haben die Erfahrung gemacht, daß Kräuter und Suppengrün, die wir erst 1–2 Tage in der Sonne vorgetrocknet haben, einen intensiveren und spezifischeren Geschmack behalten, als wenn wir sie nur im Backofen trocknen. Auf jeden Fall wird anschließend im Backofen getrocknet. Besonders geeignet sind die modernen Heißluft- oder Umluftherde, deren Backöfen durch umlaufende heiße Luft erhitzt werden. In ihnen trocknen gezupfte oder kleingeschnittene Kräuter und Grünzeug auch ohne Vorsonne in 4–6 Stunden. Je nach Gewicht der Kräuter, gibt man eine Lage Verbandmull darüber, damit die heiße Luft das Getrocknete nicht fortbläst.

Obst und Pilze werden nicht vorgetrocknet, sondern gleich in den Backofen auf den Bratrost gelegt. Sollte der Rost nicht eng genug sein und die Pilze durchfallen, konstruieren wir mit Hilfe von Verbandmull eine Darre auf dem Rost.

Hier möchten wir ein paar Worte zum Pilzesammeln sagen, das inzwischen zu einer Art Volkssport geworden ist. Es ist eine Schande, Pilze mit Stumpf und Stiel aus dem Boden zu nehmen, da dabei das Mycel, aus dem neue Pilze entstehen, mit herausgerissen wird. Man schneidet Pilze immer kurz über der Erde ab.

Die gesammelten Pilze werden in einem Korb oder luftdurchlässigen, locker gehaltenen Tuch befördert. In Plastikbeuteln oder luftundurchlässigen Gefäßen entwickeln die Pilze eine treibhausartige Wärme und beginnen zu schwitzen. Dabei können sie unbekömmliche Stoffe entwickeln und sind auf jeden Fall zu keiner Art von Konservierung mehr brauchbar.

Wir sammeln Pilze zum Dörren nur bei trockenem Wetter. Sie dürfen durch Regen nicht schwammig und aufgequollen sein. Die trockenen Pilze nur sauber putzen, nie waschen.

Da wir gerne Minze als Gewürz verwenden und ebenso gerne Pfefferminztee trinken, frieren wir die Gartenminze (Mentha viridis) ein, die Pfefferminze (Mentha piperata) aber trocknen wir. Und zwar nach einer Spezialmethode: Wir lassen sie zunächst an der Staude trocknen, nehmen sie dann ab und lassen sie im Bratofen nachtrocknen, bis alles schön raschelt. Geht man nicht so sorgfältig vor, schimmeln die Kräuter leicht. Eine noch schonendere Methode ist das Nachtrocknen in einem kühlen, trockenen Raum. Also in diesem Fall nicht im Ofen.

Getrocknetes zu verschenken, lohnt sich nur bei Pilzen oder bei Minze oder einem besonders guten Apfel. Pilze muß man wirklich im Überfluß haben (was heutzutage selten ist). Dann kann man sie in ein buntes Bauerntaschentuch binden (gibt es zumindest in Bayern auch in Läden, die Schnupftabak verkaufen). Kräuter kommen in möglichst braune Gläser und die Apfelringe kann man auf einen Stecken oder Kochlöffel ziehen. Das sieht besonders hübsch aus. Beliebt bei unseren Freunden ist ein Gläschen mit Pfarrer Kneipp's Suppenpulver aus Kräutern.

Essig • 2 Eßl. Sahne • 1 Prise gemahlener Rosmarin • 1 Prise Zucker • evtl. 1 Prise Salz • 1 Messerspitze Lemon Pepper

Die Löwenzahnblättchen in der Butter andünsten, mit der Fleischsuppe angießen und offen unter Wenden kochen, bis die Flüssigkeit verdampft ist. Die Eigelbe durchpassieren, mit dem Essig anrühren, mit dem Rosmarin und dem Zucker würzen. Unter den lauwarmen Löwenzahn heben. Eventuell mit Salz nachschmecken. Kalt stellen. Mit Lemon Pepper bestreut auftragen.
Wenn Sie sie auftreiben können, servieren Sie pro Person ein halbes, hartgekochtes Gänseei dazu.

Anmerkung: Gänseblümchen, Veilchen oder Borretschblüten eignen sich nicht nur zum Überstreuen von Salaten, sie schwimmen genauso dekorativ auf Suppen.

Roher Löwenzahnsalat

2 hartgekochte Eier • 1 rohes Eigelb • 4 Eßl. Obstessig • 5 Eßl. Öl • 1 Teel. scharfer Senf • Salz • Pfeffer • 1 Prise getrockneter Estragon • 1 Bund Petersilie • 200 g Löwenzahnblätter

Das Eigelb aus den hartgekochten Eiern herauslösen, mit der Gabel zerdrücken und mit dem rohen Eigelb, dem Essig, dem Öl, dem Senf, Salz, Pfeffer und dem zerriebenen Estragon verrühren. Die Petersilie hacken und dazugeben. Die Marinade 10 Minuten stehen lassen. In der Zwischenzeit die Löwenzahnblätter waschen, trocknen und feinschneiden. Das Eiweiß der hartgekochten Eier hacken. Die Salatzutaten mit der Marinade mischen. Den Salat 5 Minuten durchziehen lassen, dann servieren.

Anmerkung: Gebleichter Löwenzahn ist im Dunkeln gezüchtet worden, gelber Löwenzahn hat überwintert, schmeckt aber milder, grüner ist frühlingsfrisch. Sammeln wir ihn selbst, dann wählen wir zarte Blätter und schneiden sie so dicht wie möglich über der Erde ab.

Petersilie wächst in unserem Garten nicht nur um klein und feingehackt als Würze zu dienen oder im Bund mit in die Fleischsuppe zu kommen:

❁ *Petersiliengemüse 1909*

Einige Handvoll Petersilie (2 Bund à 50 g), 50 g Butter, 1 Zwiebel, 1 Löffel Mehl, 3 Löffel Wasser, Salz, Muskat.
Einige Handvoll Petersilie werden gewaschen und fein gehackt. 50 g Butter zerläßt man in einer Pfanne, röstet eine kleine, fein gehackte Zwiebel sowie einen guten Eßlöffel voll Mehl darin, gibt 2–3 Löffel Wasser dazu, nebst etwas Salz und Muskat, und läßt darin die Petersilie einmal aufkochen. Inzwischen hat man einen Teig zu Eierklößchen angefertigt.

Dieses Gericht wurde mit Eierklößchen gereicht, wir machen Grießnockerln dazu und finden unsere Kombination besser.

Grießnockerln

1 Teel. Butter • 1 Ei • 3 Eßl. Grieß • 1 Prise Backpulver • Salz • geriebene Muskatnuß

Die Butter und das Ei schaumig rühren, den Grieß, die kleinstmögliche Prise Backpulver, Salz und die geriebene Muskatnuß hinzufügen. Mit 2 Teelöffeln Klößchen abstechen und in mildem Salzwasser langsam 10–12 Minuten kochen lassen. Das Gemüse damit garnieren.

Der folgende Salat kann auch mit Pastinaken zubereitet werden.

❁ *Petersiliensalat 1900*

2 Handvoll Petersilienwurzel (150 g), Öl, Essig, oder dicke süße Sahne und Zitronensaft, oder saure Sahne. Die Wurzel wird geschabt, in kaltem Wasser mehrmals abgebürstet und dann in siedendem Wasser weichgekocht. Sie schmeckt sehr gut in der gewöhnlichen Art mit Öl und Essig angerichtet, aber auch in der Anrichtung mit dicker süßer Sahne und Zitronensaft, wie mit saurer Sahne gibt sie einen sehr guten Salat.

Anmerkung: »Petersiliensalat 1900« schreit nach Suppenfleisch und bereichert einen gebeizten Wildbraten gar köstlich.

Variante: Wir haben den Salat zu einem Püree abgewandelt und geben davon gerne teelöffelweise zu selbstgeräucherten Forellen (Rezept Seite 31). Dazu gießen wir die fast verkochten Wurzeln ab und pürieren sie, bevor wir süße geschlagene Sahne und Zitronensaft darangeben.

Petersiliensauce

Zu Hammelkoteletts eine echte Delikatesse, vor allem wenn man mit Gartenminze würzt.

1 Handvoll Petersilie · 1 Zwiebel · 2 Eßl. Butter · Pfeffer · Salz · geriebene Muskatnuß · 4 Eßl. Wasser · ¼ l saure Sahne · 2 Blättchen Grüne Minze

Die Petersilie waschen, abtropfen lassen, hacken. Die Zwiebel ganz fein hacken. Beides in der heißen Butter dünsten, würzen und mit Wasser angießen, verkochen lassen. Mit der sauren Sahne auffüllen, erhitzen, nicht mehr kochen lassen. Die Grüne Minze kleinhacken und roh darunterziehen.

Nützlicher Hinweis: Pflückt man Kräuter selbst, dann direkt über dem Boden abschneiden und Sträußchen binden. Mit fließendem kalten Wasser abbrausen, ausschütteln und die Blättchen vom Strauß abzupfen.

Klare Fenchelbutter

Eine einfache Sache, die wir gerne zu gekochtem Fisch bereiten.

1 Handvoll Fenchelblätter · 125 g Butter · 1 Eßl. Zitronensaft

Die Fenchelblätter 2 Minuten in kochendem Wasser blanchieren. Abgießen, gut abtropfen lassen und mit dem Wiegemesser fein wiegen. Die Butter in einem Töpfchen erhitzen, abschäumen. Den Fenchel dazugeben und etwa 5 Minuten bei sanfter Hitze schmurgeln lassen. Mit dem Zitronensaft abschmecken. Sofort heiß servieren.

Nützlicher Hinweis: Ein Sträußchen frischen Fenchel vor dem Braten in den Bauch eines Hähnchens geschoben, gibt dem ganzen Fleisch einen ungewohnten gar köstlichen Geschmack.

Variante – Fenchelsauce

Bereiten Sie Ihre hauseigene Dillsauce zu Fisch unbedingt einmal mit 2 Eßlöffeln frischem, feingehacktem Fenchel statt mit Dill zu.

Vom Trocknen und Dörren

Insgesamt ist das Trocknen und Dörren eher unterhaltsam als notwendig. Getrocknete Kräuter gibt es in besten Qualitäten zu kaufen, auch Pilze bekommt man angeboten, und Dörrobst ist bis hin zu den Kurqualitäten kaum zu übertreffen, wenn man es selbst macht.

Die Ausnahmen, die für das Selberdörren sprechen, sind das große Kräuterbeet, die nahen Wälder mit ihren Pilzen oder der große Obstgarten und eine solche Ernte, daß man nicht weiß, wohin mit den Früchten.

Im ländlichen Bereich war das Dörren früher einfacher, soweit es die Technik betraf, da meist ein Teil des Backhauses dafür eingerichtet war oder man auch die steinernen Backöfen dafür benutzte. Man hatte Platz genug, gleichzeitig viele Darren (rechtekkige Holzgestelle mit feinmaschigen Drahtböden) einzuschieben, machte sich aber durch das ständige Wenden der Früchte und das gleichmäßige Nachfeuern viel Arbeit. Seit der Erfindung des Sparherds, wie der Küchenherd genannt wurde, als die Glut unter die Herdplatte verschwand und man nicht mehr über dem offenen Feuer kochte, blühte die industrielle Entwicklung der kuriosesten Dörrgeräte, bis das Selberdörren zumindest im bürgerlichen und städtischen Haushalt ganz aus der Mode kam.

Wir haben im Krieg und danach alles, was wir erwischen konnten, tagelang in der Sonne und nächtelang auf und in dem mit Holz befeuerten Herd gedörrt.

Dann haben wir nur noch Suppengrün, Kräuter und natürlich Pilze beibehalten. Heute dörren wir wieder etwas mehr, seit sowohl die normalen Küchenherde mit Heißluft (Umluft) oder der Dörrex und andere Spezialgeräte das Ganze sehr vereinfachen. Wir dörren vor allem unsere Kräuter, da wir mit Sicherheit wissen, daß wir in unserem Garten weder mit Kunstdünger noch mit Spritzgiften arbeiten.

Alles Dörren beruht eigentlich auf dem gleichen Grundprinzip: dem Nahrungsmittel auf möglichst

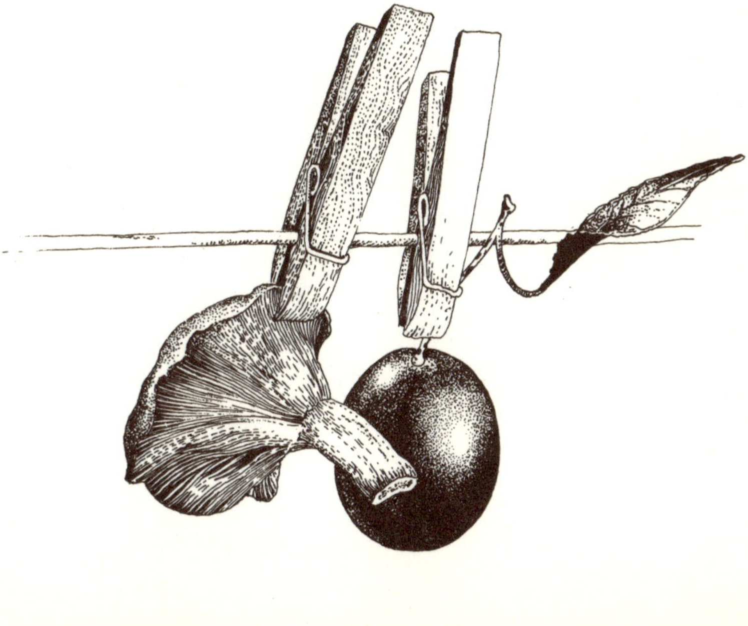

schonende Weise die Feuchtigkeit zu entziehen. Daß dabei die Vitamine verschwinden, darüber muß man sich klar sein, die Mineralstoffe bleiben aber erhalten, die Geschmacksstoffe zum Teil auch. Bei Pilzen werden sie sogar verstärkt, und bei Obst wird der natürliche Zuckergehalt konzentriert.
Wichtig sind die richtige Temperatur und die gleichzeitige Ventilation. Deshalb arbeiten wir mit dem Heißluft-Umluft-Herd. Trotzdem müssen wir mit der Hand das zu Dörrende wenden, denn die Auflagestelle einer Frucht bleibt sonst länger feucht.
Dörrtemperaturen für normalen Ofen bei geöffneter Tür 50–60 Grad C. Für den Heißluft-Umluft-Herd bei geschlossener Tür 60–80 Grad C.
Kräuter und Suppengrün trocknen wir erst 1–2 Tage an der Sonne, dann im Backofen beziehungsweise im Heißluftherd. Obst und Pilze werden gleich in den Ofen gegeben und auf dem Bratrost gedörrt. Sollte der Rost nicht fein genug sein und die Pilze durchfallen, konstruieren wir eine Darre aus dem Rost und Verbandmull.

Unser Suppengrün

Bild Seite 55

1 kg Lauch • 2 Sellerieknollen mit Grün • 1 kg Möhren • 250 g Petersilienwurzeln • 150 g Petersilie

Den Lauch in sehr feine Ringe schneiden, waschen, den Sellerie ganz sauber bürsten, nicht schälen, die Möhren schälen, beides in Stifte schneiden. Vom Selleriegrün die Blätter abzupfen, feinschneiden. Die Petersilienwurzeln waschen, bürsten, längs vierteln, kleinschneiden. Die Petersilie ohne Stiele, aber mit Ästchen grob hacken. Zunächst die einzelnen Gemüse getrennt trocknen. Sowie die Wurzeln und der Lauch anfangen spröde zu werden, alle Gemüse mischen und zu Ende trocknen.

Am 19. Februar 1897 hielt Seine Hochwürden Herr Prälat Kneipp einen Vortrag im Kursalon Hagenmiller in Wörishofen. Dort pries er selbstgemachte Suppenpulver aus Breitwegerich, Salbei, Brennessel, Waldmeister, Tausendgüldenkraut, Erdbeerblättern, Löwenzahn und Sauerampfer. Er sagte wörtlich: »Es ist entschieden ratsam, anstatt anderer schädlicher Gewürze, jeden Tag abwechselnd eine Messerspitze voll eines der erwähnten Suppenpulver zu verwenden, wodurch die Suppe nicht nur sehr schmackhaft, sondern auch sehr gesundheitsfördernd wird.«
Das Rezept, das für alle aufgeführten Kräuter gilt, ist sehr einfach und stammt aus »Die Wörishofer Küche« von 1897:

Die Kneipp'schen Suppenpulver aus Kräutern

Man nimmt Spitzwegerich, legt ihn an einen schattigen Ort, trocknet und dörrt ihn so lange, bis man ihn mit den Fingern verreiben kann, dann gibt man ihn in einen Mörser, stößt ihn zu feinem Pulver, füllt ihn in Gläser und verkorkt ihn gut. Bei Gebrauch nehme man eine Messerspitze voll.

Das Trocknen kann man heute im Heißluftherd innerhalb 4–6 Stunden erledigen, ja man kann sogar in der Apotheke getrocknete Kräuter kaufen, wenn man sich auf Wiesen und an Wegrändern nicht so auskennt.

Gewürzmischungen

Will man eher interessante Geschmackserlebnisse erzielen als gesund würzen, so empfehlen wir:

- Auf 1 Eßlöffel Tausendgüldenkrautpulver 2 Eßlöffel Salbeipulver, 1 Teelöffel feingemahlenen weißen Pfeffer und 1 Eßlöffel Monosodiumglutamat geben. Dieses Mischgewürz nur messerspitzenweise verwenden, es gibt einen Hauch Bitterkeit. Paßt an Tomatensuppe, -sauce und -gemüse sowie in Kohlsuppen.
- Auf 2 Eßlöffel Sauerampferpulver (kleinblättrige Sorte nehmen) 1 Eßlöffel Monosodiumglutamat. Kann teelöffelweise (gestrichen) verwendet werden. Gut in Kraftbrühe, in Kerbelsuppe, in Saucen zu Fisch, unter Spinat oder in Salatmarinaden.

Vom Trocknen und Dörren

• Auf 2 Eßlöffel Waldmeisterpulver (Blätter vor dem Blühen sammeln) 1 Eßlöffel Vanillezucker und ½ Teelöffel gemahlenen Ingwer geben. Die Mischung würzt, vorsichtig dosiert, Obstsalat, süße Kaltschalen, Flammeris und Cremes, sowie Birnen- und Pflaumenkompott.

Im übrigen irrt Prälat Kneipp bei den »schädlichen« Gewürzen: nur Salz und Zucker sind im Übermaß schädlich und nicht der Pfeffer, den er meinte.

Zu den Kräutern möchten wir noch ein Rezept stellen, das aus dem vorigen Jahrhundert stammt, aber noch immer praktikabel ist:

Spargelkuchen,

um Bouillons und Speisen einen Spargelgeschmack zu geben.
Man läßt den Spargel einmal ganz gelinde aufkochen und hernach rein ablaufen. Dann hackt man ihn, soweit er mürbe ist, klein, vermischt damit fein gestoßenen Zwieback, der aber keinen Anis in sich haben darf, Muskatenblumen und fein gewiegte Zitronenschale, macht aus diesem Teige kleine dünne Kuchen und läßt sie in einem verschlagenen Backofen oder in einer Ofenröhre trocknen, bis sie hart sind. Beim Gebrauch werden sie in einem Mörser zerstoßen.

Wir haben den Eindruck, als habe uns der Champignon erst in den letzten 20 Jahren überschwemmt, doch wird er bereits in der Gastronomischen Zeitung von 1843 zur Zubereitung von Würzpulver empfohlen:

Champignonspulver

Man zieht von den Champignons die äußere Haut ab und entfernt von denen, welche offen sind, das Braune, wäscht sie in reinem kalten Wasser, läßt dasselbe ganz ablaufen, trocknet sie dann auf Papier in der Ofenröhre oder auf dem heißen Ofen, stößt sie hinterher recht fein in einem Serpentinsteinmörser und vermengt das gewonnene Pulver mit Ingwer, Pfeffer und trockenem Salz. Übrigens muß dies Champignonspulver in trockenen Gläsern an trockenen Orten aufbewahrt werden.

Das Trocknen von Kräutern

Wenn sie sich zum Abzupfen eignen, wie Majoran, Thymian, Rosmarin oder Bohnenkraut, werden sie in kleinen Bündchen freihängend an der Luft getrocknet. Wenn sie dürr sind, bröselt man sie von den Stengeln und gibt sie in kleine Schraubgläser. • Die ersten Versuche, ob die Kräuter wirklich trocken sind, macht man, indem man ein Bündchen abnimmt und auf ein fettfreies Holzbrettchen schlägt. Bleibt wenig hängen, ist der Trockenprozeß beendet. • Groß- oder grobblättrige Kräuter, wie zum Beispiel Borretsch, schneiden wir grob und trocknen sie wie beschrieben. Zerbröselt werden sie erst bei Gebrauch. • Bohnenkraut sollte man selbst anpflanzen und trocknen, es behält beim Trocknen nicht nur sein Aroma, es wird sogar besser. Nicht zu stark zerkleinern. Wir haben häufig erlebt, daß man selbst in der Saison beim Einkauf von frischen Bohnen kein oder kaum Bohnenkraut dazubekommt. Hans Sachs aus Nürnberg hat zu diesem Kraut folgendes hinterlassen: »Ehrliche Leut' hacken es unter die Wurst, darvon sie anmutiger und gesünder werden.« • Petersilie, Dill und Schnittlauch eignen sich nicht zum Trocknen. Hat man aber Überfluß an zarter junger Petersilie und feinem Dill: abzupfen, feinhacken und lagenweise mit Salz in Schraubgläser füllen.

Vom Trocknen und Dörren

Wir verwenden kaum Zuchtchampignons für unser hauseigenes Pilzpulver, sondern Wiesenchampignons, Maronenröhrlinge, Täublinge und Stockschwämmchen, wenn wir sie so sauber finden, daß wir sie nicht waschen müssen, und füllen, damit es sich lohnt, manchmal mit Zuchtchampignons auf. Der Serpentinsteinmörser, heute ein gesuchtes Sammlerstück, kann durch einen Porzellan- oder Glasmörser ohne weiteres ersetzt werden.

Mischpilzpulver

Mischpilze • gemahlener Ingwer • Pfeffer

Die Pilze putzen, feinblättrig schneiden und im Heißluftofen bei niedrigster Hitzestufe in etwa 4–6 Stunden trocknen. Zwischendurch immer wieder das Gebläse einige Minuten kalt laufen lassen. Die Pilzspäne mit der Hand gelegentlich vermischen. Kalt und strohtrocken in die Moulinette geben und zu Pulver mahlen, mit etwas Ingwerpulver und frisch gemahlenem Pfeffer würzen. Kein Salz verwenden, es macht das Pulver auch im fest verschlossenen Schraubglas feucht.

Anmerkung: Steinpilze würden sich vorzüglich für Würzpulver eignen. Doch in unserer Gegend sind sie eine Rarität, und so braten wir die selbstgefundenen auf der Pfanne oder grillen sie zum sofortigen Verzehr.

Steinpilze vom Rost

So aßen wir sie im »Österreichischen Hof« in Salzburg, und sie sind uns unvergeßlich geblieben.

Zutaten für 2 Personen:
500 g schöne, frische Steinpilze • etwas Butter • 2 Eßl. Traubenkernöl • etwas Salz • ein Hauch weißer Pfeffer

Die Pilze trocken putzen. Das heißt: nur wenig unten vom Stiel wegschneiden und angefressene Stellen entfernen. In der Pfanne die Butter zerlaufen lassen. Die Pilze mit den Köpfen nach unten hineinsetzen und leicht anrösten. Herausnehmen, abtupfen, der Länge nach in Scheiben schneiden, so daß etwa 5 mm starke Pilzscheiben entstehen. Auf einen Rost legen, mit etwas Öl benetzen und gerade so lange grillen, daß sich das weiße Fleisch eben vergoldet. Sie sollen cremig zart sein. Wenig salzen, kaum pfeffern, servieren.

Steinpilze getrocknet

Bild Seite 55

Unser Freund Stefan Moses brachte sie uns aus Südtirol mit, und wir waren so begeistert, daß wir teure niederbayerische Steinpilze kaufen und wie beim Pilzpulver beschrieben vorbereiten und trocknen. Die trockenen Pilze hängen wir in einem Leinenbeutel am Vorratsregal in kühlem Raum auf. Wir geben davon in die Kartoffelsuppe, wir lassen sie in klarer Bouillon auflaufen und vor allem belegen wir jedes Wild und Wildgeflügel damit, bevor wir es mit Speck umwickeln. Das Fleisch schmeckt so viel köstlicher, und aus der Sauce fischen wir nur den Speck heraus, die Pilze lassen wir darin.

Unser Tip: Pilze zum Dörren nur bei trockenem Wetter sammeln. Sie dürfen nicht schwammig aufgequollen sein. Sauber putzen, nicht waschen.

Petersilie einfrieren

Von ganz frisch geschnittener Petersilie die Stiele abschneiden. Nicht waschen – portionsweise nebeneinander auf Alufolie legen. Die Folie eng aufrollen und rundum fest zukneifen. Die Rollen erst im Vorgefrierfach nebeneinander 1 Stunde schockfrosten, dann in der Tiefkühltruhe stapeln. Zur Verwendung gefroren hacken.

Vom Trocknen und Dörren

Pilze im Winterschlaf

Man kann aber Pilze auch durch Tiefkühlen konservieren. Am besten eignen sich festfleischige Pilze dafür. Selbstgesammelte Champignons sind meist schon zu groß und der Schirm gespannt, außerdem werden sie fast das ganze Jahr hindurch in allen Gemüseläden frisch angeboten.

Pfifferlinge, Steinpilze, Rotkappen oder Maronenröhrlinge

Die Pilze sorgfältig putzen, waschen. In Scheibchen oder Stücke schneiden, kleine Pilze ganz lassen. Nochmals mit kaltem Wasser abbrausen. Nur wenig abtropfen lassen, und möglichst ohne weitere Wasserzugabe bei starker Hitze andünsten. Dabei vorsichtig, aber ständig rühren, bis sie selbst Saft ziehen. Abkühlen lassen, in Plastikdosen oder Schraubgläser füllen und schockfrosten. Nach 3–4 Stunden das Gerät wieder auf »normal« stellen.
Haltbarkeit 4 Monate.

Nützlicher Hinweis: Pilze und Pilzgerichte müssen angetaut, niemals aufgetaut verwendet werden.

Ragout mit Pilzen

Dieses Gericht kann man sowohl einfrieren wie aus eingefrorenen Pilzen bereiten.

1 kg Putermägen • Salz • 2 Zwiebeln • 2 Nelken • 1 Lorbeerblatt • 10 Wacholderbeeren • 1 kg frische oder eingefrorene Pilze • 2 Eßl. Öl • 1/8 l Rotwein • Pfeffer • 1–2 Teel. Speisestärke • Saft von 1 Zitrone • 1 Eßl. Johannisbeergelee

Die Putermägen von allen Häuten befreien. Kalt in Wasser aufsetzen, salzen, 1 Zwiebel und die Gewürze zufügen. 1–1½ Stunden kochen lassen, bis sie weich sind, abgießen. Die Pilze putzen, halbieren und im Öl dünsten, mit Rotwein angießen, salzen und pfeffern. Die Putermägen halbieren oder kleinschneiden, dazugeben. Sanft kochen lassen, bis die Pilze gar sind. Die Sauce mit der Speisestärke binden, mit dem Zitronensaft und dem Johannisbeergelee abschmecken.
Nimmt man tiefgekühlte Pilze dazu, darf das Gericht natürlich nicht mehr eingefroren werden.

Gedörrtes Obst

Am besten eignen sich Äpfel, Aprikosen, Pflaumen und Birnen, also das, was man auch in den Geschäften als Trockenobst angeboten bekommt.
Beeren kann man zwar trocknen, aber sie erreichen nie wieder ihren vollen Geschmack und verlieren vor allem ihr Aroma.
Wir haben es einmal mit Johannisbeeren versucht, weil wir jedes Jahr so viele an den Büschen hängen

Praktische Anmerkung zum Dörren von Obst

Beste Erfahrungen haben wir gemacht, wenn wir den Rost fest mit einem feinen, porösen, trockenen Baumwoll-Batisttuch bespannten. Das Tuch muß in klarem Wasser ausgekocht werden, denn alle Waschmittel übertragen einen intensiven Geschmack auf das Obst, selbst wenn man anschließend klar spült. Das Tuch verhindert, daß Obststücke durch den Rost fallen, und außerdem bekommen die Früchte keine Druckstellen durch die Stäbe des Rostes. Die Ventilation (oder der Luftumlauf im Heißluftherd) wird durch das Tuch nicht gehemmt. • Wir kochen das Tuch auch aus, wenn wir es neu gekauft haben. Es ist sogar empfehlenswert, ein neues Tuch zu kaufen, da man nur so sicher sein kann, daß weder Weißmacher noch andere Waschmittelreste in dem Gewebe hängen.

haben, daß Tiefkühltruhe, Geleegläser und Saftflaschen voll sind und Freunde und Nachbarn schon nicht mehr pflücken mögen. Es werden sehr schrumpelige »Wacholderbeeren« daraus, mit denen wir Würzversuche in Apfelkompott, an Sauerkraut und Rotkohl gemacht haben. Das Ergebnis war allenfalls interessant, aber nicht kulinarisch überzeugend. Aus schwarzen Johannisbeeren kann man eine Art Korinthenersatz für Obstkuchen und Saucen machen. Sie schmecken sogar recht gut, das Trocknen ist allerdings zeitraubend. Trauben und kleine wilde Zwetschgen (Kriecherl) kann man natürlich dörren. Sie brauchen lange und eignen sich zum Backen sowie als interessante Zugabe zu Früchtekuchen und Früchtebrot.

Äpfel Bild Seite 55
Die Äpfel schälen, das Kernhaus ausstechen, in ½ cm dicke Scheiben schneiden und in Salzwasser (50 g auf 4 l) legen, bis alle geschnitten sind. Herausnehmen, gründlich abtrocknen – ein langwieriges Geschäft, da die Ringe gerne brechen – und nebeneinander auf den mit einem Musselintuch bedeckten Rost legen. Bei 50 Grad 10–12 Stunden dörren. Trockenprobe: 2 Ringe gegeneinander drücken. Wenn sie nicht mehr die Form verlieren, sind sie fertig. 12 Stunden auskühlen lassen, dann in Folienbeutel verpacken.

Birnen (Kletzen) Bild Seite 55
Hierfür eignen sich einfache Birnen, vor allem sogenannte Wasserbirnen, die allerdings sehr saftig sind und lange Zeit zum Trocknen brauchen. Wenn man die Zeit nicht scheut, werden die Früchte mit oder ohne Stiel nur blank gerieben und kommen ganz auf den Rost. Schneller trocknen geschälte, halbierte oder geviertelte Birnen, die in Salzwasser gelegt werden, bis alle geschält sind. Aus Dörrbirnen macht man unter anderem das berühmte Kletzenbrot.

Pflaumen und Zwetschgen
werden blank gerieben und ohne Stiel ganz auf dem Rost erst bei 50 Grad C, und wenn sie zu schrumpeln beginnen, bei 70 Grad C gedörrt.

Aprikosen
dörrt man entweder halbiert und legt sie mit der Schnittfläche nach oben auf, oder man entkernt die Früchte, ohne sie zu spalten, und trocknet die ganze Frucht wie die Pflaumen.

Nützlicher Hinweis: Beim Dörren immer die Backofentür spaltbreit, weit oder ganz geöffnet halten, je nachdem wie saftig die Früchte sind. Sie dürfen nicht schwitzen.

Zum Abschluß schnell noch ein Rezept.

Aprikosenkugeln

200 g Dörraprikosen • 100 g Mandeln • 100 g Zucker • 1 Eßl. Arrak oder Rum • Hagelzucker

Die Aprikosen mit den Mandeln und dem Zucker zweimal durch den Fleischwolf drehen, mit Arrak verkneten. Kügelchen drehen, in Hagelzucker wälzen. In Pralinenkapseln setzen und kühl aufbewahren.

Aromatische Essige und Öle

Ein Versandhaus für nostalgische Küchengeräte bietet eine »Essigmutter« an: ein Standgefäß aus glasierter Keramik mit einem hölzernen Zapfhahn. In ihr kann man fertigen Weinessig ansetzen, den man mit Kräutern und Gewürzen aromatisiert.
Essig ist Alkohol, der durch Essigsäurebakterien in Essigsäure verwandelt wurde. Dazu braucht man viel Sauerstoff: Verkorkter Wein bleibt Wein, offener Wein wird Essig. Bei der industriellen Herstellung von Essig siedelt man die Essigbakterien auf gerollten Rotbuchenspänen an. So ist die Luftoberfläche besonders groß, denn Essigbakterien haben eine hohe Atmungsintensität.
Früher waren die Übergangsstadien von Wein oder Bier zu Essig fließend, deshalb war Essig immer schon ein Erfrischungsgetränk. Römische Legionäre tranken Posca (der Essigschwamm, der Christus am Kreuz gereicht wurde), die Landbevölkerung nahm als Limonade bis nach dem Ersten Weltkrieg verdünnten Essig mit aufs Feld. Die Autorin erinnert sich aus ihrer Kindheit, daß auf ihrem Hof Wasser mit etwas Zucker und einem Spritzer Essig-Essenz als Durstlöscher für Fieberkranke diente.
Neben dem Gärungsessig (aus Wein, Malz, Obst oder Sprit), der verschiedene Säurekonzentrationen zwischen 5 und 15 Prozent besitzt, gibt es die Essig-Essenz, reine, neutrale Essigsäure mit konstant 25prozentiger Säurekonzentration. Aus ihr lassen sich am leichtesten verschiedene Spezialessige mischen, wie wir Ihnen in einigen Rezepten zeigen werden.
Zum Ansetzen der verschiedenen Würzessige besorgt man sich eine »Essigmutter« (man findet sie auch auf Flohmärkten), wenn man viel Sinn für Dekoratives hat. Es genügen aber ein großes Einmachglas oder eine große, weithalsige Flasche. Es macht nichts, wenn diese »Zwischenstation« nur zur Hälfte gefüllt ist. Eine große Oberfläche sorgt für guten Kontakt mit dem Luftsauerstoff.
Der fertige neue Essig wird in normale Flaschen mit Kork- oder Schraubverschluß gefüllt und sofort mit einem Etikett versehen, das möglichst das Datum der Abfüllung tragen soll. Das gilt im Prinzip auch für gewürztes Öl.
Gekräuterte und gewürzte Öle werden oft zusammen mit Essigen verwendet und gehören zu den häuslichen Vorräten der Leute, die viel Salat essen

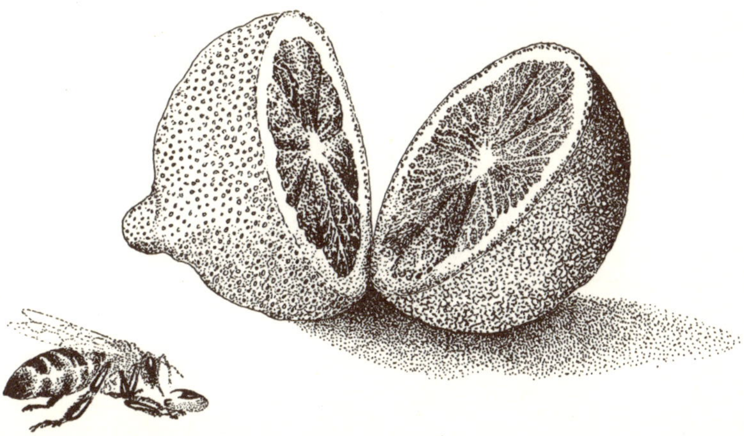

und diesen so phantasievoll und abwechslungsreich wie möglich würzen wollen. Ihre Herstellungsmethode ähnelt der von angesetzten Würzessigen. Wir nehmen als Basis bestes Pflanzenöl (Salatöl) ohne Eigengeschmack. Allerdings eignet sich bestes Olivenöl, auf jeden Fall kaltgepreßt, besser noch aus der jungfräulichen ersten Pressung (Olio vèrgine oder Huile vierge), zu einem Ansatz mit Würzpilzen, mit Knoblauch oder »italienischen« Kräutern wie Oregano oder Salbei.
Wenn die angesetzten Kräuteröle auch in hellen durchsichtigen Flaschen attraktiver aussehen, sind sie in braunen oder grünen Flaschen haltbarer aufgehoben.

Orléans-Essig

Wenn man selber aus Wein Essig herstellen möchte, macht man es nach einer alten, heute noch in Orléans für besonders hochwertige Essige verwendete Methode am besten.

½ l guter Weinessig · Salz · Pfeffer · 1 walnußgroßes Stück Sauerteig (Rezept Seite 95) · Rot- oder Weißwein nach gewünschter Menge

In eine Essigmutter (oder sonstiges Steingutgefäß) gießt man den Weinessig, möglichst einen aus Orléans, hängt das walnußgroße, mit Salz und Pfeffer verknetete und in Mull gebundene Stückchen Sauerteig hinein und gießt ½ l leicht erwärmten Wein dazu. Dieser Wein, entweder weiß oder rot, sollte von guter Qualität sein. Denn je mehr Aroma der Wein hat, um so geschmackvoller wird der Essig. So fährt man alle 2 Tage fort, bis das Gefäß voll ist oder man ausreichend Essig hat. Man nimmt den Sauerteigbeutel heraus, und nach weiteren 10 Tagen ist der Essig gut. Er wird immer wieder durch Wein ergänzt, bis sich unten so viel Hefe (die von manchen Leuten auch »Essigmutter« genannt wird, weil sie viele Essigbakterien enthält) angesetzt hat, daß der ausfließende Essig trübe ist.
In Orléans benutzt man die »Mutterfässer« 10 Jahre, ohne sie zu reinigen.

Anmerkung: Der verwendete Wein muß frei von chemischen Konservierungsstoffen sein, sonst kann die ganze »Essigfabrikation« mißlingen.
Ich empfehle allerdings, aus guten Essigen verschiedene Würzessige herzustellen. Das kann man in kleineren Mengen und je nach Bedarf. Allerdings ist hochwertiger Orléans-Essig für einen Käufer von deutschem Normalessig schon sehr, sehr teuer.

Früher hat man vor allem Essig hergestellt (es gab ein Faß, in das man Obstreste, Saftreste, Weinneigen und Bier goß), weil Essig viel verfälscht wurde. Man setzte ihm Schwefelsäure oder spanischen Pfeffer zu, um ihn schärfer zu machen. Das merkwürdigste Rezept, das ich entdeckte, ein Vorläufer der heutigen Essig-Essenz, ist das Essigpulver »um auf dem Lande immer guten Essig zur Hand zu haben.«

❀ *Essigpulver*

250 Gramm Cremor tartari (Weinstein) werden auf einen tiefen Teller geschüttet, den man mit starkem Weinessig vollgießt und auf dem Ofen oder an der Sonne eintrocknen läßt. Wieder frischen Essig zugießen, eintrocknen lassen und etwa zehnmal wiederholen. Das trockene Pulver bewahrt man in einem gut verschlossenen Glas auf und löst bei Bedarf einen Kaffeelöffel in einem halben Liter Wasser.

Knoblauch-Rotwein-Essig

Aus der heutigen Essig-Essenz kann man sehr leicht Spezialessige machen, die auch gut schmecken.

Zutaten für 1 Flasche:
je 1 Zweig Basilikum, Estragon und Zitronenmelisse · 1 Lorbeerblatt · 6 Knoblauchzehen · 1 Eßl. grobgestoßene schwarze Pfefferkörner · 100 g Essig-Essenz · ½ l Beaujolais

Die Kräuter 1 oder 2 Tage leicht antrocknen lassen. Die Knoblauchzehen schälen und halbieren. Mit den Kräutern und Gewürzen in eine weithalsige Flasche

geben. Mit dem Essig und dem Wein auffüllen. Verkorken und 3 Wochen ziehen lassen. Durch ein Sieb in eine andere Flasche gießen. Mit Korken luftdicht verschließen.
Ein Essig für alle grünen Salate und für Fleischmarinaden (Lamm und Rind).

Veilchenessig

15 g Veilchenblüten • 0,7 l bester Weinessig

Die Veilchenblüten etwa 1 Woche im Essig ziehen lassen, dann den Essig in eine gut verschließbare Flasche seihen. Die Veilchen entwickeln ihren Wohlgeschmack nur in Weinessig, mit Obstessig schmecken sie nicht. Der violette Essig ist ein Blickfang in der Tischessigflasche oder in einer Salatbar, wenn man sich seinen Salat selber würzt. Im übrigen kann man ihn für Salate aus Blumen verwenden oder zu blaugesottenem Fisch (bitte nur tropfenweise) servieren.

Himbeeressig

Ein Rezept, das sich wirklich lohnt. Zahlt man doch für eine 0,3-Liter-Flasche guten französischen Himbeeressig etwa DM 8,–.

100 g frischgepflückte Himbeeren • 3/10 l guter Weinessig oder 1/4 l Weißwein wie Elsässer Pinot blanc oder Pfälzer Ruländer • 50 g Essigessenz

Die geputzten, nicht gewaschenen Himbeeren mit dem Essig oder der Wein-Essig-Essenz-Mischung verkorkt so lange stehen lassen, bis der Essig rosafarben und die Himbeeren unansehnlich geworden sind. Schmeckt köstlich auf frische Erdbeeren oder Obstsalat getropft, zu Fischsaucen oder zu einer Spargel-Vinaigrette.

Varianten: Auf die gleiche Weise mit Weinessig oder Wein plus Essig-Essenz im Verhältnis 1/2 l Wein; 100 g Essigessenz kann man Thymianessig, Salbeiessig, Majoranessig, Dillessig machen.

Ein Blättchen frische Minze gibt jedem Essig eine feine Frische. Man kann gestoßenen Pfeffer bis zu 1 Eßlöffel zugeben, dann braucht man den Salat nicht mehr zu pfeffern.
Mit Essig-Essenz können Sie weitere Experimente machen. Zum Beispiel statt Weiß- oder Rotwein einen trockenen Sherry nehmen (1/4 l plus 50 g Essig-Essenz): Dann haben Sie den in der Neuen Küche so beliebten Xeres-Essig.

Hier noch ein praktikables Rezept aus der Gastronomischen Zeitung von 1843 für die Verwendung von Berberitzen und unreifen oder unedlen Trauben, unreifen Johannis- und Stachelbeeren. Holzkohle haben wir durch den Grill, Weinstein bekommt man beim Apotheker.

Citronensaftsurrogate

Das beste von allen Surrogaten des Citronensaftes ist der Saft der Berbisbeeren (alter Name für Berberitzen). Diese werden, wenn sie reif sind, zerquetscht, ausgepreßt, und der Saft auf folgende Weise geläutert: Man vermischt jedes Pfund des ausgepreßten Saftes mit 1 Loth (16 1/2 g) völlig ausgeglühter und gepulverter Holzkohle und 1/2 Loth (8 1/4 g) Weinsteinrahm (Cremor tartari), läßt das Gemisch 12 Stunden ruhig stehen und filtriert es dann durch Löschpapier. Den filtrierten Saft füllt man in kleine gläserne Flaschen, verschließt diese mit Korkstöpseln, die keine Risse und Brüche haben, versiegelt oder verpicht sie und setzt sie in einen Keller oder an einen andern kühlen Ort. So kann man diesen Saft mehrere Jahre unverändert aufbewahren.

Aromatische Essige und Öle

Auch Kräuter- und gewürzte Öle gehören zu den häuslichen Vorräten und werden oft zusammen mit Essig verwendet. Außerdem ist ihre Herstellungsmethode ähnlich. Grundsätzlich nehmen wir für unsere gewürzten Öle bestes Pflanzenöl (Salatöl) ohne Eigengeschmack.

Rosmarinöl

1 frischer Rosmarinzweig • ½ l Pflanzenöl

Den Zweig in eine Flasche geben, mit Öl aufgießen und 14 Tage ziehen lassen. Nun kann man das Öl abgießen, dann hält es sich länger. Wir machen lieber kleine Mengen und lassen das Gewürz darin. Das sieht dekorativer aus.
Zum Braten von Koteletts, zum Einreiben in Steaks, für Tomatensalat, für grüne Salate.

Salbeiöl

1 frischer Salbeizweig • dünn abgeschnittene Schale von 1 ungespritzten Zitrone • 1 Knoblauchzehe • ½ l Öl

Die Zutaten in eine Flasche füllen, mit Öl übergießen, 10 Tage ziehen lassen, dann die Zitronenschale herausnehmen.
Für Gemüsesalate von Möhren bis Bohnen, für Radicchio- und Eisbergsalat. Zum Braten von Kalbsschnitzeln, Bries oder Rühreiern.

Pilzöl

100 g Stockschwämmchen oder 20 g getrocknete Herbsttrompeten (Totentrompeten) • ½ l Öl

Hüte und Stiele der geputzten Stockschwämmchen in eine Flasche geben, mit Öl übergießen und 14 Tage ziehen lassen. Das Öl von den Pilzen abgießen und auf eine Flasche füllen. Die Herbsttrompeten dagegen pulverisieren und mit dem Öl in der Flasche lassen.

Zum Parfümieren von allen Pilzgerichten und von Salaten, in denen Pilze wie rohe Champignons verwendet werden. Nimmt man hier ausnahmsweise ein gutes Olivenöl, kann man dieses Öl als Imbiß mit Weißbrot auftunken.

Varianten: Knoblauchöl schmeckt am besten, wenn man die Zehen einmal anquetscht und Olivenöl verwendet. Einige kleine Stücke frische Ingwerwurzel und 1 Eßlöffel grob geraspelter Rettich gehören mit Rosmarin- und/oder Thymianzweigen in ein Grillöl für Schwein und Lamm.
Einige kleine scharfe Pfefferschoten, aufgeschlitzt und entkernt, in ¼ l Salatöl ergeben eine gut dosierbare scharfe Würze für jede Gelegenheit.

Würzig-scharfe Spezialitäten

In diesem Kapitel geht es zum Teil um alte Rezepte. Rezepte aber, die nicht in der deutschen Küche heimisch waren und die wir erst verwirklichen können, seit uns die ganze Welt mit ihren fremden Früchten und seltenen Gewürzen zur Verfügung steht.
Gewiß, man kann inzwischen auch Ketchups, Chutneys und Relishes kaufen. Alles das, was die Engländer aus ihrer Weltherrschaftszeit in ihre Küchen mitbrachten, ist bei uns so richtig modern geworden. Diese Modernität hat aber auch einen Nachteil. Da das Angebot groß ist und viele Firmen das gleiche produzieren, um auch auf dem Markt zu sein, kauft man leicht etwas, wovon man dann enttäuscht ist, die Gläser stehen herum und trocknen langsam aus. Auch herrscht ein gewisser »Einheitsgeschmack der Vielfalt« vor, und manche Chutneys sind mir zu kratzig, zu säuerlich oder zu scharf – zu grob.
Wir haben Kombinationen ausprobiert, die es entweder nicht zu kaufen gibt oder deren hausgemachter Geschmack eben doch besser ist. Noch dazu sind unsere Produkte in der Herstellung nicht so teuer wie die guten von kleinen Spezialfirmen. Der eigene Senf mag ein kleiner Küchensnobismus sein, ähnlich wie das hausgemachte Tomatenketchup. Doch auch Senf und Senf ist nicht das gleiche und man gibt sich bei uns in Bayern als Geheimtips die Adressen, wo Gastwirte und Metzger ihren eigenen süßen Senf machen, den man auf jeden Fall probieren, vielleicht aber sogar in ein Marmeladenglas abgefüllt mit nach Hause nehmen kann.
Bevor wir mit den Rezepten beginnen, eine kleine Begriffserklärung der Spezialitäten:
Ketchup ist eine Würzsauce von dickflüssiger Konsistenz, die ursprünglich aus Ostasien stammt und über England zu uns kam. Heute noch heißt die dickflüssigere Sojasauce Indonesiens Ketjap. Hauptbestandteil des hiesigen Ketchups ist süßsäuerlich abgeschmecktes Tomatenmark. Viele Leute verstehen unter Ketchup diese so beliebte Tomatensauce, mit der man allen Gerichten einen Einheitsgeschmack verleihen kann. Verschiedene Zugaben von Gewürzen ergeben Curry-Ketchup oder Hot Ketchup (mit rotem Pfeffer). Aus letzterem sind wiederum die verschiedenen Schaschliksaucen entwickelt worden.

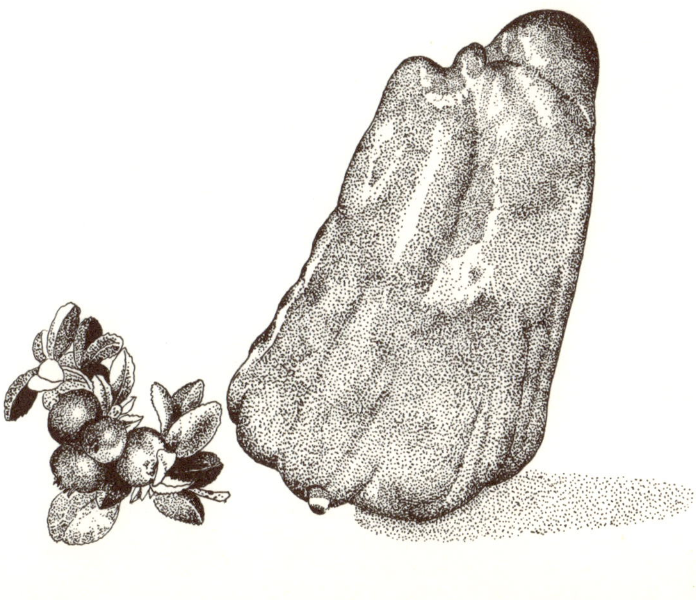

Würzig-scharfe Spezialitäten

Chutneys sind Würzmarmeladen von Süß bis Scharf, musige Vettern der Ketchups. Sie stammen aus Indien und wurden von den Engländern vervollkommnet. Sie werden in breiter Gewürzpalette in den verschiedensten Zusammenstellungen angeboten. Ihre Grundlage ist meist unpassiertes Tomaten- oder Mangomark, die Würze Ingwer unter Zusatz von Rosinen.
Relish ist ein Würzkompott, eine kompaktere Form des Chutneys, in dem man noch Stücke der Zutaten sieht oder schmeckt. Doch die Übergänge sind fließend. Ihre Herkunft ist die gleiche wie bei Chutney, das Wort bedeutet Erfrischung. Eine Beilage zum Fleisch, die anregen soll.
Selbstgemachte Chutneys und Relishes soll man mindestens 1 Woche lang stehen und ziehen lassen, bis man sie gebraucht.
Senf, präziser ausgedrückt Speisesenf, in meiner (Ulrichs) Heimat Mostert genannt, ist eine breiartige Zubereitung aus braunen oder gelben oder gemischten Senfkörnern mit Essig und/oder Wein, Traubenmost, Salz, Zucker und anderen Würzen. Scharfer Senf ist meist an seiner gelben, süßer an seiner braunen Färbung erkennbar. Auch ist süßer Senf in seiner Konsistenz immer gröber.
Beginnen wir die Rezepte mit »der Deutschen liebsten Sauce«, dem Tomatenketchup.

Ketchup ist im Grunde nichts Neues aus der Neuen Welt – nur unsere Neigung zu Amerikanismen hat dies etwas vergessen lassen.

Tomatenmark, feines 1884

Die Tomaten werden gewaschen, zerbrochen, mit der Fleischhackmaschine zerkleinert und durch ein sehr feines Sieb gestrichen. Auf 1 Kilogramm Mark verwendet man sodann ³/₄ l feinen Essig, etwas Gewürzpfeffer, einige Gewürznelken, etwas Salz und Muskatnuß. Diese Masse kocht man wie Marmelade eine Stunde und füllt in Gläser oder Flaschen. Sterilisation: 30 Minuten bei 90 Grad.

Tomatenketchup 1978

So mögen wir es gerne.

2 Zwiebeln • 2 Eßl. Öl • 1 kg reife Tomaten • ¼ l Weinessig • 2 Eßl. Zucker • 10 Pfefferkörner • 3 Nelken • 4 Pimentkörner • 1 Prise getrocknetes Basilikum • ½ Teel. Salz • Öl zum Bedecken

Die Zwiebel feinhacken. Im heißen Öl glasig dünsten. Die Tomaten waschen, vierteln und dazugeben. Den Essig, den Zucker, die Gewürze und das Salz einrühren und das Ganze zu dickem Brei kochen. Durch ein feines Sieb passieren. Nochmals erhitzen und heiß in kleine, gut gesäuberte Verschlußflaschen füllen. Mit etwas Öl bedecken, sofort verschließen. Oder das Tomatenmark erkalten lassen und in Joghurtbechern oder ähnlichen kleinen Gefäßen einfrieren. 2 Stunden vor Gebrauch zum Auftauen herausnehmen.

Pilzsauce

Köstlich zu Nudelgerichten, zu Steaks, zu kaltem Braten oder als Würze an Bratensaucen.

1 kg frische Mischpilze, Röhrlinge oder Champignons • 5 Eßl. Salz • 1 kleines Glas Perlzwiebeln (100 g) • 2 Eßl. Öl • 2 Knoblauchzehen • 1 Teel. Beizgewürz • ½ l Essig • 1 Teel. brauner Zucker

Die Pilze putzen, kleinschneiden, einsalzen und über Nacht stehen lassen. Abgießen und unter fließendem Wasser abspülen. Die Perlzwiebeln abgießen, im heißen Öl anschmoren, den Knoblauch daranpressen. Die Pilze, das Beizgewürz, ⅛ l Essig und den Zucker dazugeben und 30 Minuten zugedeckt sanft köcheln lassen. Eventuell umrühren, damit nichts anbrennt. Den restlichen Essig dazugeben, nochmals 10 Minuten kochen. Durch ein besonders feines Sieb passieren. In kleine kochfeste Verschlußflaschen oder Flaschen mit Gummikappen bis zwei Finger breit unter dem Rand füllen, verschließen. In einen Topf mit Wasser stellen und 20 Minuten sterilisieren.

Cumberland-Sauce

2 ungespritzte Orangen • 4 Stück Würfelzucker • $^1/_8$ l Rotwein • 250 g rotes Johannisbeergelee • 2 Teel. scharfer Senf • 1 Prise Rosenpaprika

1 Orange mit Würfelzucker abreiben, dann dünn schälen und die Schalenstücke in hauchfeine Stifte schneiden. Beide Orangen auspressen, mit dem Rotwein und dem Würfelzucker erwärmen, bis sich der Zucker gelöst hat. Das Johannisbeergelee, den Senf und den Rosenpaprika mit dem Schneebesen fast schaumig schlagen, mit dem Orangen-Rotwein mischen und die Schalenstiftchen unterziehen.

Schnelle Cumberland-Sauce

6 Eßl. rotes Johannisbeergelee • 6 Eßl. Rotwein • 2 Teel. Senf • 1 Eßl. Preiselbeerkompott • Schale von $^1/_2$ bitteren Orange (Pomeranze)

Alle Zutaten außer der Pomeranzenschale miteinander gut verrühren. Die Pomeranzenschale feinwiegen und unterziehen.

Mint-Sauce

Eine Sauce, die wir zu allen Arten von Lamm gerne noch wie unten beschrieben aufbereiten.

$^1/_4$ l Essig • 100 g Zucker • 150 g frische Minzeblätter (Mentha viridis)

Den Essig mit dem Zucker kochen, bis der Zucker sich ganz gelöst hat. Inzwischen die Minze waschen, abzupfen, mit Küchenkrepp trocknen und feinwiegen. In den Sud geben und einmal aufkochen lassen. In heiße Gläschen füllen, sofort verschließen und in Wasser gestellt 5 Minuten sterilisieren.
Wir entnehmen für 4 Personen 8 Teelöffel Mint-Sauce, mischen mit 1 feingewiegten Schalotte und 2 feingeschnittenen Kopfsalat- oder Endivienblättern und schmecken noch mit Salz und Pfeffer ab.

Preiselbeer-Pomeranzen-Mark

Noch eine schnelle herb-süße Beilage zu Fleisch.

500 g Preiselbeeren • 2 bittere Orangen (Pomeranzen) • 500 g Gelierzucker • Puderzucker oder Rum zum Abdecken

Die Preiselbeeren verlesen, die Pomeranzenschale abreiben, dann die Früchte auspressen. Diese Zutaten mit dem Gelierzucker im Mixaufsatz einer Küchenmaschine 10 Minuten schlagen. In Gläser abfüllen, mit Puderzucker oder mit durch Rum gezogenem Cellophan bedecken und verschließen.

Zwiebelkompott

Durch ein französisches Rezept angeregt, hat sich dieses »Kompott« auf unserem Küchenzettel eingenistet.

$1^1/_2$ kg große Zwiebeln • 100 g Schweinebauch • 2 Eßl. brauner Zucker • 5 Eßl. Weinessig • 2 Nelken • Pfeffer • Salz • 50 g Butter • 250 g Kastanien

Die Zwiebeln schälen und in Scheiben schneiden. Den Schweinebauch würfeln. In eine schwere Kasserolle geben, die Zwiebeln darüberschichten. Den Zucker und den Essig mit den Nelken aufkochen lassen, angießen, pfeffern und salzen. Bei sanfter Hitze 2 Stunden köcheln lassen, ab und zu umrühren und jeweils 1 Stich Butter dazugeben. Gleichzeitig die Kastanien weichkochen, schälen, grobhacken und kurz vor Kochende in das sämige Zwiebelkompott geben. Sofort verzehren oder heiß in kleine Gläser füllen. Kalt mit etwas Öl bedecken. Beschränkt haltbar.

Rote-Rüben-Kren

Für Preußen: Kren = Meerrettich ist eine so scharfe Sache, daß einem der Duft beim Schnuppern in den Bauch beißt. Und rote Rüben sind rote Beten.

3 Stangen Meerrettich • 6 Scheiben rote Rüben (Glas) oder 1 frischgekochte rote Rübe • 2–4 Eßl. Zucker • ¹/₈–¹/₄ l Weinessig

Den Meerrettich sorgfältig putzen, kleinwürfeln und zusammen mit den roten Rüben, 2 Eßlöffeln Zucker und ¹/₈ l Essig im Mixer pürieren. Mit weiterem Essig und Zucker abschmecken. Den dicken roh bereiteten Brei in einem Schraubglas kühl aufbewahren. Rote-Rüben-Kren hält sich ziemlich unbegrenzt und wird nur teelöffelweise zu Steak, Schinken, Würstchen und Fisch gereicht.

Dattelchutney

Beginnen wir mit einem schnellen kaltgerührten Dörrfruchtchutney.

200 g Datteln • 1 Knoblauchzehe • ¹/₈ l Wein • 1 Teel. Essig-Essenz (25%) • 1 Teel. süßer Senf • ¹/₂ Teel. gemahlener Ingwer oder 1 Messerspitze Nelkenpfeffer

Die Datteln entkernen, durch den Fleischwolf drehen, die Knoblauchzehe daranpressen. Den Wein erhitzen, die Essig-Essenz zufügen und heiß langsam unter Rühren zu den durchgedrehten Datteln geben. Sie müssen dickbreiig werden. Mit den Gewürzen aromatisieren. Kalt rühren, kalt stellen, schnell verbrauchen.

Quittenchutney

Quitten und Rhabarber werden von der normalen Küche etwas stiefmütterlich behandelt, die Hausmacherküche hat viel für sie übrig. Hier zwei Chutneyrezepte.

1 kg Quitten • ¹/₂ l Wasser • Zucker nach Gewicht des Marks • 1 Prise Zimt • ¹/₄ l Weißwein • 3 Eßl. Essig-Essenz (25%) • 1 Teel. Salz • 2 Zwiebeln • 1 Ingwerpflaume

Die Quitten waschen, kleinschneiden und im Wasser weichkochen. Durchpassieren und das Mark wiegen. Mit ebensoviel Zucker, dem Zimt, dem Weißwein und der Essig-Essenz verrühren, salzen. Die Zwiebeln und die Ingwerpflaume kleinhacken, dazugeben und bei kleinster Hitze in etwa 1 Stunde zu einem dikken, dunkelgelben Brei kochen. Öfter umrühren, Quitten brennen leicht an. Heiß in Gläser abfüllen und sofort verschließen.

Rhabarberchutney

1 kg Rhabarber • 1 kg Zucker • 2 Zwiebeln • ¹/₂ l Obstessig • 250 g Rübensirup • 1 Eßl. gemahlener Ingwer • ¹/₂ Teel. gemahlener weißer Pfeffer • ¹/₄ Teel. Nelkenpfeffer • 1 Teel. Salz • 1 Messerspitze gemahlene Nelken • 1 Teel. Turmeric (Gelbwurz)

Den Rhabarber schälen, kleinschneiden, mit dem Zucker mischen, die Zwiebeln feinhacken, dazugeben. Den Obstessig angießen und bei kleinster Hitze kochen. Immer leicht sieden lassen, dabei umrühren und abschäumen. Erst wenn sich kein Schaum mehr bildet, den Sirup und die Gewürze einrühren. Zu dickem Brei einkochen lassen. Heiß in Schraubdekkelgläser abfüllen.

Variante – Rhabarberchutney mit Minze
Pfeffer, Nelkenpfeffer, Nelken und Turmeric weglassen, sonst wie obiges Rezept zubereiten und vor dem Abfüllen 1 Eßlöffel feingehackte frische oder 1 Teelöffel getrocknete Minze unterrühren.

Apfel-Orangen-Chutney
Bild gegenüber

Der Clou an diesem Chutney ist die frische Minze! Wer sie nicht mag, kann sie aber getrost weglassen.

600 g Äpfel • 600 g Orangen • 400 g Zwiebeln • ¹/₄ l Weinessig • 100 g Sultaninen • 1 Teel. Salz •

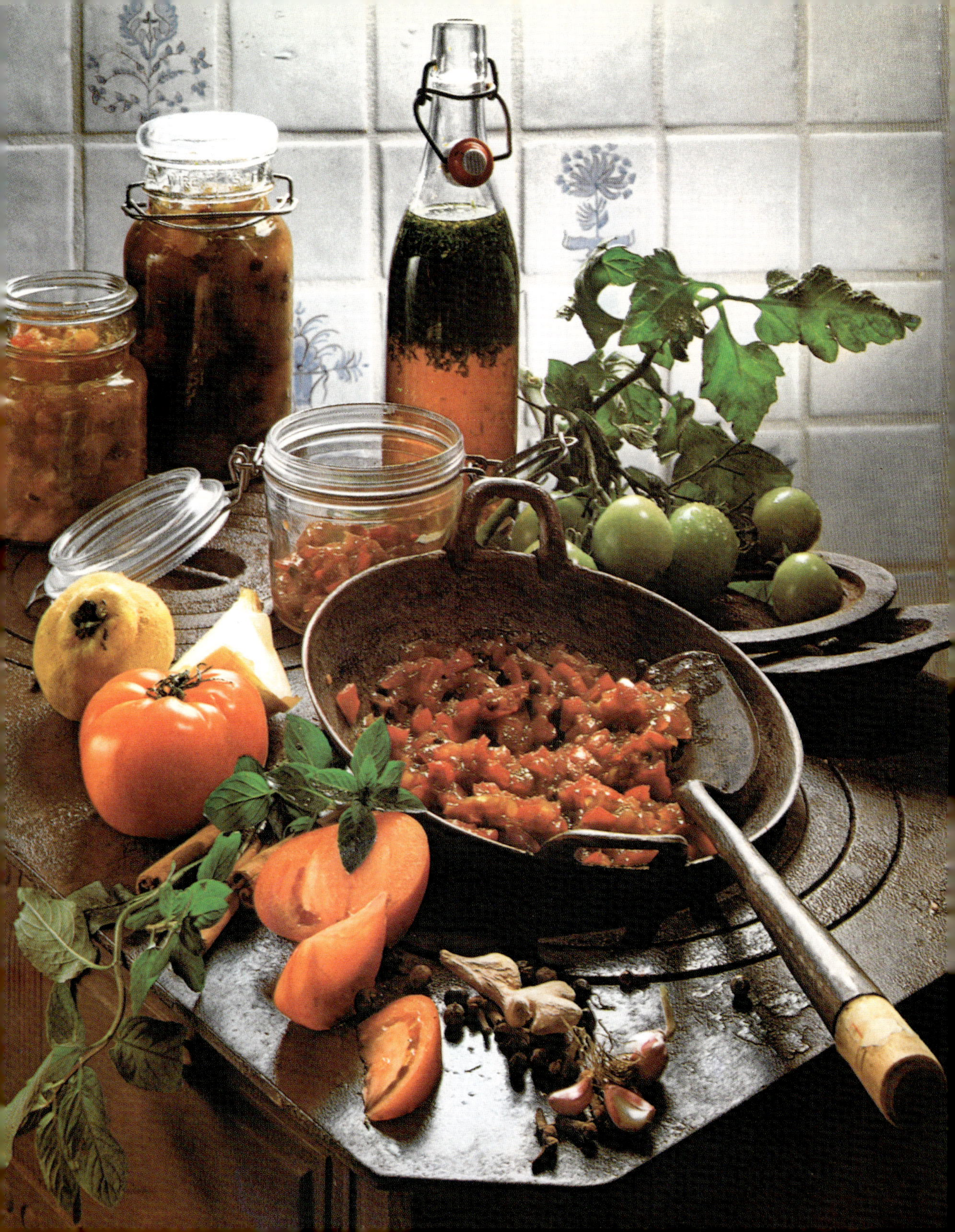

Würzig-scharfe Geschenke

Ob Preiselbeer-Pomeranzen-Mark, ein Quittenchutney oder Maisrelish – bei uns werden sie in gleicher Menge den Gästen serviert wie ihnen mitgegeben. Das berechnen wir immer schon bei der Herstellung mit ein und füllen einen Teil in kleine Gläser ab. Auch vom wenig haltbaren Zwiebelkompott machen wir immer etwas mehr: einige nehmen gerne noch eine Portion mit nach Hause, um sie sich auf ein Schmalzbrot zu streichen oder zu einem Steak oder Kotelett zu essen.

Die Anweisung, was zu was am besten schmeckt, schreiben wir mit auf die Glasetiketten. So steht auf dem Preiselbeer-Pomeranzen-Mark in Stichworten: Lamm • Schweinenacken • Porterhouse Steak • Puter • in Entensauce. Das Quittenchutney trägt den Hinweis: Alles dunkle Fleisch • Hackbraten und Buletten. Beim Maisrelish steht auf dem Etikett: Siedfleisch • Schulternaht • Schweinebauch. Und beim Birnen-Orangen-Relish: Alles, was mit Curry gewürzt ist. Das soll keine Schulmeisterei den Beschenkten gegenüber sein, sondern eine kleine Hilfe, die ganz unverbindlich ist. Das Preiselbeer-Pomeranzen-Mark wird von einem unserer Freunde sowieso still, schnell und solo ausgelöffelt.

Sehr gut als Geschenke eignen sich Würzessige und gewürzte Öle. Man bekommt sie nur schwer zu kaufen, obwohl die Essigbrauer hierzulande durchwegs einen guten Essig machen. Doch keiner bietet einen Himbeer-, Veilchen- oder Knoblauchessig an. Und einem Fan der Neuen Küche einen Sherry-Essig zu verehren, trifft genau ins Schwarze. Für unsere Verschenk-Essige verwenden wir allerdings als Grundstoff keine Essig-Essenz: Diese chemisch reine Essigsäure ist ein synthetisches Produkt. Doch das sind eher weltanschauliche als geschmackliche Gesichtspunkte. Wir nehmen als Grundstoff reinen Weinessig (Rotweinessig) oder aber aus Apfelwein hergestellten Obstessig. Sie werden mit den Zutaten, wie in den Rezepten beschrieben, angesetzt.

Hübsch macht sich so ein Hausmacher-Essig in einer alten Bierflasche mit Bügelverschluß, wie sie inzwischen fast zur Antiquität geworden sind und die das Geschenk noch wertvoller machen. Oder aber in einer bauchigen Armagnac-Flasche.

Verschenken wir gewürztes Öl, wirken sie in Flaschen mit Kräuterzweigen darin am attraktivsten. Ein Gemisch aus gehackten Kräutern, Knoblauchzehen und Pfefferschoten am Boden der Flasche sieht weniger gut aus. Man kann das kaschieren, indem man entweder eine dunkle Flasche nimmt oder aber die Flasche zu zwei Dritteln mit Alufolie/Silberpapier umkleidet: dabei sollte man sauber und möglichst knitterfrei arbeiten.

Auf dem Etikett sollten der Inhalt und das Datum der Herstellung genau verzeichnet sein. Ölflaschen müssen so verschlossen sein, daß sie dem Beschenkten auf dem Heimtransport auf keinen Fall Fettflecke bescheren können.

1 Teel. gemahlener Ingwer • 300 g Zucker • 1 Teel. feingehackte frische Grüne Minze

Die Äpfel schälen und entkernen. Die Orangen schälen, in Schnitze teilen und filetieren (von allen Häuten befreien). Die Zwiebeln ganz fein hacken und in der Hälfte des Essigs glasig kochen. Dann die Früchte, die Sultaninen und die Gewürze einrühren und bei schwacher Hitze unter Umrühren kochen, bis die frischen Früchte ganz zerfallen sind. Den restlichen Essig und den Zucker zufügen und zu dickem Mus einkochen. Die Minze einrühren und das Ganze sofort heiß abfüllen.

Querbeet-Chutney

Bild Seite 73

Gut geeignet für alles, was im Spätherbst noch im Garten zu finden ist, vor allem auch nicht mehr ganz reif gewordene Tomaten und Trauben.

500 g Zwetschgen oder Pflaumen • 600 g Äpfel • 500 g Tomaten • 500 g Trauben • 750 g Zwiebeln • 2 Knoblauchzehen • 1 Eßl. Salz • ½ Teel. Pfeffer • ½ Teel. Muskatblüte • 1 Lorbeerblatt • 5 Wacholderbeeren • 3 Nelken • 1 Teel. Senfkörner im Mullbeutel • 1 Ingwerwurzel • 200 g Rosinen • ½–¾ l Weinessig • 250 g brauner Zucker

Die Zwetschgen entsteinen, die Äpfel schälen und entkernen. Alle Früchte und Gemüse waschen und kleinschneiden. Zusammen mit allen anderen Zutaten außer dem Zucker kochen, bis auch die Zwiebeln weich und musig sind. Den Mullbeutel entfernen. Den Zucker einrühren und das Ganze zu dikkem Brei einkochen lassen. Heiß abfüllen.

Anmerkung: Wollen Sie aus 3–4 kg Früchten Chutney zubereiten, drehen Sie alles durch den Fleischwolf, würzen, rühren auf 1½ kg Früchte 400 g Gelierzucker ein und kochen den dicken Brei wie Pflaumenmus (Rezept Seite 81)

Auberginen-Paprika-Chutney

500 g rote Paprikaschoten • 500 g Äpfel • 500 g Auberginen • 500 g Zwiebeln • ½ l Essig • 1 Eßl. Salz • 4–6 scharfe getrocknete Pfefferschoten • 1 Teel. Pfefferkörner im Mullbeutel • 1 Teel. Senfkörner im Mullbeutel • 150 g Zucker

Die Schoten entkernen, die Äpfel schälen und entkernen. Beides und die Auberginen kleinschneiden. Die Zwiebeln schälen und hacken und in der Hälfte des Essigs glasig kochen. Alle restlichen Zutaten zufügen und zu einem dicken Brei kochen. Die Mullbeutel mit den Gewürzen entfernen. Das Chutney heiß abfüllen.

Variante – Grünes Tomatenchutney
Wird genauso gewürzt wie das Auberginen-Paprika-Chutney, nur nimmt man statt Paprika, Auberginen und Äpfeln 1½ kg Tomaten. Die Tomaten kleinschneiden, mit dem Salz bestreuen und 2 Stunden Saft ziehen lassen, abgießen und zubereiten wie oben beschrieben.

Birnen-Orangen-Relish

Bild Seite 73

Ein Rezept, das ich mir aus Madras mitbrachte. Die Birnen können noch hart und nicht ganz reif sein.

2 kg grüne Birnen • 5 dünnschalige ungespritzte Orangen • 350 g Zwiebeln (scharf) • 2 kleine scharfe Pfefferschoten • 450 g kernlose Rosinen • ½ l Weinessig • 700 g brauner Zucker • 2 Teel. Salz

Die Birnen schälen, das Kernhaus entfernen, in Stücke schneiden. Die ungespritzten Orangen mit der Schale kleinschneiden, die Zwiebeln schälen und grobhacken. Die Pfefferschoten entkernen, in feine Streifen schneiden und mit den übrigen Zutaten in eine Kasserolle geben. Etwa 1 Stunde lang sanft köcheln lassen, dabei häufig umrühren. Dann in kleine Gläser füllen und zubinden. Kühl aufbewahren. Hält sich etwa 4 Wochen.

Maisrelish

Es zeigt am klarsten den Unterschied zwischen Chutney und Relish.

2 Dosen Maiskörner (à 425 ml) • 1 kleiner Weißkohl (500 g) • 1 Tomatenpaprikaschote • 1/4 l Weinessig • 100 g Zucker • 1 Teel. Senfkörner im Mullbeutel • 1 Teel. Selleriesamen im Mullbeutel • 1 Eßl. Salz • 1 Teel. Senfmehl

Den Mais abgießen. Den Weißkohl feinraspeln, die Schote entkernen und kleinwürfeln. Beides mit kochendem Wasser überbrühen, 10 Minuten ziehen lassen, abgießen. Alle Zutaten zusammen aufkochen, dann 20 Minuten kochen lassen. Die Gewürzbeutel entfernen. Den Relish heiß in Gläser füllen und verschließen.

Grüner Mangorelish

Ebenfalls ein Originalrezept aus Indien. Man braucht eine unreife Mangofrucht dazu. Sie soll etwa 600 g wiegen, um 450 g Fruchtfleisch zu ergeben.

450 g Mangofruchtfleisch • Salz • 25 g getrocknete Chillies • 25 g gehackter Knoblauch • 1/4 l Weinessig • 450 g brauner Zucker • 25 g gehackte frische Ingwerwurzel • 25 g Senfkörner • 100 g Sultaninen

Das geschälte Mangofleisch in Scheiben schneiden. Mit Salz bestreuen und an einem warmen, trockenen Platz 24 Stunden stehen lassen. Chillies und Knoblauch mit etwas Essig im Mörser zerstoßen. Dann in einen Topf geben und mit dem restlichen Essig, dem Zucker, der Ingwerwurzel, den Senfkörnern und den Sultaninen köcheln lassen, bis ein dicklicher Sirup entsteht. Die Mangos dazugeben und köcheln lassen, bis sie weich sind. Das dauert 30–45 Minuten. In heiß ausgespülte und wieder getrocknete Gefäße füllen. Erkalten lassen und zubinden.

»Wenn man mit einem Drittel des Preises einen ebenso guten, ja besseren Senf auf leichte Weise haben kann, so wird die Mitteilung zweier erprobter Rezepte gerechtfertigt sein« – so 1895 zu lesen. Wir bereiten das eine davon gerne zu.

Französischer Senf

Ein Pfund gelbes Senfmehl, frisches Kraut von Petersilie, Estragon, Kerbel und Sellerie, von jedem 2 Gramm, werden mit sechs eingemachten Anchovis oder Sardellen aufs feinste zusammengerieben, dann gibt man 40 Gramm reinen Honig und 20 Gramm Salz zu und verrührt es mit soviel gekochtem Weinessig, wie zum Zusammenhalt nötig ist. Aufbewahrt wird dieser Senf in gut verschlossenen Büchsen. Er wird gewöhnlich erst in 4–6 Wochen gebraucht, weil er sich, wie jede andere Sorte, nach und nach sehr wesentlich verbessert.

Süßer Senf

Mit diesem Rezept rückte auf unser Drängen vor Jahren unsere Freundin Emmi Gonetz heraus.

1/2 l Weinessig • knapp 1/4 l Wasser • 1 kleine Zwiebel • 2 Nelken • 140 g gelbes Senfmehl • 70 g grünes Senfmehl • 140 g Farinzucker

Den Weinessig mit dem Wasser, der ganzen Zwiebel und den Nelken 10 Minuten kochen lassen. Die Zwiebel und die Nelken herausnehmen. Die Senfmehle und den Zucker mischen und im Essigsud glattrühren. Ein Eisenstück im Holzkohlengrill zum Glühen bringen, den Senf vier- bis fünfmal damit umrühren. In Gläser abfüllen und luftdicht verschließen.

Gelees, die man nicht kaufen kann

Bei Gelees, Marmeladen und Konfitüren bevorzugen wir die althergebrachten, mit einem kleinen Pfiff, der sie von den käuflichen unterscheidet. Wir haben Fruchtmark- und Latwergenrezepte ausgegraben, die es uns wert schienen, wieder ins Einmachrepertoire aufgenommen zu werden.

Wir stellen Ihnen natürlich auch die gelungenen Versuche mit den neuen, den exotischen Früchten vor. Dank großer Nachfrage haben sich die Exoten preislich so eingependelt, daß man ans »Verkochen« denken kann. Man muß nicht mehr das Fluggepäck mit Papayamarmelade oder Limonengelee belasten oder Delikateßläden nach solchen Abwechslungen für den Frühstückstisch durchforsten.

Grundlegend sei bemerkt, daß wir »Pfund auf Pfund«–Kocher sind (500 g Frucht auf 500 g Zukker), und selbst nicht mit Einmach- und Konservierungsmitteln arbeiten. Wer sie allerdings bevorzugt, kennt sich aus und kann leicht umdenken.

Hier eine knappe Erklärung der Begriffe:

Gelees werden aus Fruchtsaft und Zucker bereitet. Sie sollen so fest werden, daß man sie mit einem Löffel abstechen kann.

Marmeladen werden aus zerteilten oder passierten Früchten mit Zucker hergestellt. Sie sind nicht durchscheinend wie Gelee und auch nicht so fest, sondern von musartiger Konsistenz. Sogenannte Einfruchtmarmeladen werden nach der Frucht benannt, wie zum Beispiel Erdbeermarmelade. Mehrfruchtmarmeladen bestehen aus Mischungen verschiedener Früchte, im Handel verkaufte dürfen nicht mehr als vier Fruchtsorten enthalten. Auf englisch wird die Marmelade als Jam angeboten.

Konfitüre besteht aus ganzen oder in Stücke zerteilten Früchten, die so mit Zucker eingekocht werden, daß man die Fruchtstücke sieht und schmeckt.

Fruchtmark wird aus passierten Früchten hergestellt und braucht nur etwa 10 Prozent Zucker zu enthalten, da es wie Kompott sterilisiert wird. Nach Geschmack kann der Zuckeranteil auch höher sein.

Latwerge, ein Ausdruck der mittelalterlichen Heilkunde, bezeichnete in der Küche einen durch Einkochen dick gewordenen Saft, der aus Birnen, später auch aus Tannenspitzen, versetzt mit Honig und Gewürzen gekocht wurde.

Bei den roh gerührten Marmeladen stellen wir nur das Grundprinzip vor, wie Sie überhaupt die Früchte in einigen Rezepten durch andere ersetzen können.

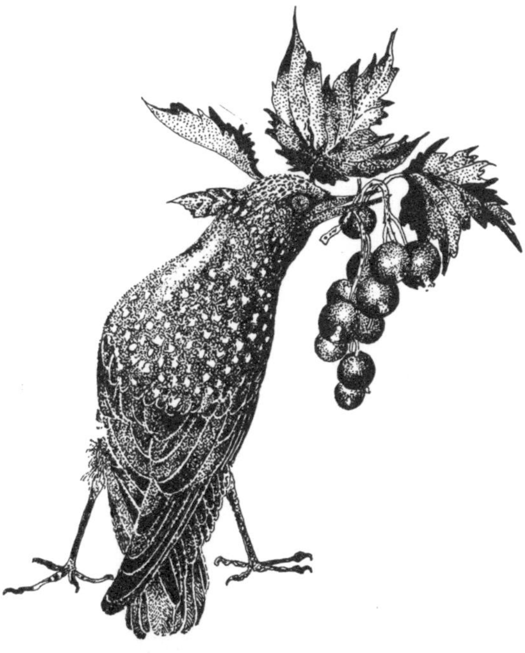

Gelees, die man nicht kaufen kann

Aus dem letzten Werk »Le Grand Dictionnaire de Cuisine«, erschienen 1873, des Theaterschriftstellers und Romanciers Alexandre Dumas:

Johannisbeer-Gelee von Alexandre Dumas

Man nehme 2 kg Hutzucker und zerkleinere ihn in einem kräftigen Kochtopf. Man stelle 5 kg Johannisbeeren bereit, davon 1 kg weiße, damit das Gelee schöner wird, beere sie miteinander ab, gebe sie mit einem knappen halben Liter Wasser in einen anderen Topf, setze sie aufs Feuer und rühre von Zeit zu Zeit um, damit sie nicht anbrennen. Um den Geschmack zu verbessern, füge man ein Körbchen sorgfältig verlesene Himbeeren hinzu. Man lasse die Masse aufkochen und gebe sie anschließend durch ein Sieb, um den Saft zu bekommen, den man über den Zucker gießt, mit diesem erneut aufs Feuer stellt und etwa zwölfmal aufkochen läßt. Ob das Gelee fertig und richtig ist, stellt man fest, indem man einen Eßlöffel voll davon auf einen Teller füllt und abkühlen läßt: wenn es Gelee bildet, kann man den Topf vom Feuer nehmen, im anderen Falle lasse man noch ein- oder zweimal aufkochen. Die Gefäße bedecke man zunächst mit einem rund geschnittenen, in Branntwein getränkten weißen Papier. Darüber kommt dann ein weiteres doppelt gefaltetes Papier, das man über die Gefäßwand herunterzieht und mit einer dünnen Schnur festbindet.

Heute gewinnt man den Johannisbeersaft mit einer Fruchtpresse, im Entsafter oder Dampfentsafter.

Gelee Apfel-Cidre

Eine einfache Art, das übliche, in seiner industriellen Verarbeitung immer seltener und blasser werdende Apfelgelee zu einem besonderen zu machen.

2 kg saftige, säuerliche, unreife Äpfel • 1 Flasche Cidre (1 l) • 1 Stück ungespritzte Zitronenschale • Zucker nach Saftgewicht

Die Äpfel vierteln. Knapp mit Cidre bedeckt zusammen mit der Zitronenschale weichkochen. Über Nacht durch ein Mulltuch abtropfen lassen. Den so gewonnenen Saft wiegen, mit ebensoviel Zucker verrühren und unter Rühren kochen, bis der Zucker sich gelöst hat. Etwa 5 Minuten sprudelnd kochen, Gelierprobe machen. Heiß in Gläser füllen und sofort mit Einmach-Cellophan verschließen.

Schlehengelee

1 kg Schlehen • 500 g Kochäpfel (Boskop!) • 3 Eßl. Zitronensaft • Zucker nach Saftgewicht

Die Schlehen rundum mit einer dicken Nadel einstechen, die Äpfel schälen und vierteln. Zusammen mit so viel Wasser aufsetzen, daß die Früchte bedeckt sind, mit Zitronensaft schärfen. Aufkochen und etwa 1 Stunde sanft köcheln lassen. Bereits im Topf zu dickem Mus schlagen und dann über Nacht durch ein Mulltuch abtropfen lassen. Den Fruchtsaft wiegen und ebensoviel Zucker einrühren. Unter Rühren zum Kochen bringen, etwa 10 Minuten sprudelnd kochen lassen. Heiß in Gläser füllen und sofort verschließen.

Minzegelee

Bild Seite 83

Hier ist die Grüne Minze (botanisch Mentha viridis) gemeint, die wir uns selbst im Garten ziehen. Minzegelee ist der I-Punkt zu einem Braten, aber auch auf frischen Brötchen zum Tee.

70 g Minzeblätter • ⅛ l kochendes Wasser • ¾ l Apfelsaft • 700 g Zucker • einige Tropfen grüne Speisefarbe

Die Minzeblätter mit dem kochenden Wasser überbrühen, 1 Stunde ziehen lassen. Abgießen, Blätter wegwerfen. Die würzige Essenz mit dem Apfelsaft und dem Zucker mischen. Unter Rühren etwa 10 Minuten kochen. Gelierprobe machen. Mit der Speisefarbe nachgrünen und heiß in kleine saubere Gläser füllen. Sofort verschließen.

Gelees, die man nicht kaufen kann

Tannenlatwerge

Diese Art »Honig« ist mir zuerst in der Schweiz begegnet, inzwischen habe ich erfahren, daß er auch bei unseren Nachbarn als Heilmittel gegen Husten und Erkältungen in kleinen Mengen hergestellt wird.

1 kg lichtgrüne Tannen- oder Fichtenspitzen • Zucker nach Saftgewicht

Die Tannenspitzen mit heißem Wasser einmal abbrausen, dann kalt abschrecken. Knapp mit Wasser bedeckt aufsetzen (das ist nicht einfach, denn das Grün steigt im Wasser hoch). So lange kochen, bis die Spitzen fast farblos sind. Über Nacht durch ein Mulltuch ablaufen lassen. Den so gewonnenen Saft wiegen und mit ebensoviel Zucker verrühren. Aufkochen, dann sprudelnd kochen lassen. Immer wieder die Gelierprobe (siehe unten) machen. Sowie der »Honig« anzieht, vom Herd nehmen und in Schraubdeckelgläser füllen. Kühl gestellt aufbewahren, denn die Spitzen mit Zucker Pfund auf Pfund werden kein Gelee, sondern bleiben honigflüssig.

Aprikosenkonfitüre

Bild Seite 83

Ein Rezept, bei dem sich die schwierige Suche nach geschmacklich richtigem Frischobst erübrigt.

500 g Dörraprikosen • knapp 2 l Wasser • 3 Eßl. Zitronensaft • 1½ kg Zucker • 50 g gestiftelte Mandeln

Die Dörrfrüchte unter fließendem Wasser waschen, dann mit dem Wasser bedeckt 24 Stunden quellen lassen. Mit dem Einweichwasser und dem Zitronensaft ganz weich kochen. Den Zucker dazugeben und rühren, bis dieser sich gelöst hat. 10–15 Minuten kräftig kochen lassen. Die Mandelstifte dazugeben. In saubere Gläser füllen, mit Einmach-Cellophan oder Schraubdeckel verschließen.

Variante – Aprikosenmarmelade
Hierfür drehen wir die gequollenen Dörrfrüchte durch den Fleischwolf und lassen die Mandelstifte weg.

Papayamarmelade

Die auf dem Markt gekauften Früchte noch 3–4 Tage in Alufolie gewickelt nachreifen lassen. Unreife Früchte schmecken herb und bleiben hart.

1 kg Papayas • Saft von 3–4 Zitronen • Zucker nach Gewicht des Fruchtmuses • 2 Gläschen Rum (4 cl)

Die Papayas halbieren, entkernen, das weiche, reife Fruchtfleisch aus den Schalen löffeln und durchpassieren. Das Mus mit dem Zitronensaft abrühren, wiegen und mit der gleichen Menge Zucker mischen. Etwa 10 Minuten sprudelnd kochen lassen. Dann Gelierprobe (siehe unten) machen. Fällt sie gut aus, die Marmelade mit Rum würzen. Heiß in Gläser füllen, fest verschließen.

Geliertest

1 Teelöffel heiße Masse in eine kalte Untertasse geben und abkühlen lassen. Schneller geht es, wenn Sie die Untertasse kurz in das Gefrierfach vom Kühlschrank stellen. Erkaltet muß sich die Masse beim Antippen mit dem Finger kräuselnd winden. Dann ist das Gelee fertig. Ist die Masse noch flüssig, muß man noch weiterkochen. Den Test schnell und häufig wiederholen. Der richtige Geliergrad kann in Sekunden überschritten werden. Deshalb nimmt man während des Tests die kochende Masse jeweils kurz vom Feuer.

Variante – Mangomarmelade
Man bereitet sie genauso, würzt aber statt mit Rum mit gemahlenem Ingwer oder 1 kräftigen Prise Zimt. Den Nachreifeprozeß nicht vergessen, auch Mangos müssen ganz reif sein.

Limonengelee mit Rosinen

125 g Sultaninen · 3 Gläschen Rum (6 cl) · 3/8 l frischgepreßter Limonensaft · 1/8 l Wasser · 500 g Zucker · 1 Limone · 375 g Gelierzucker

Die Sultaninen über Nacht im Rum quellen lassen, abgießen. Mit dem Limonensaft, dem Wasser und dem Zucker aufkochen, bis dieser sich ganz gelöst hat. Inzwischen die Limone unter heißem Wasser bürsten, abtrocknen, in hauchdünne Scheiben schneiden. In den brausend kochenden Saft den Gelierzucker einrühren, 2 Minuten kochen lassen, die Limonenscheiben dazugeben und nochmals 2 Minuten kochen lassen. Sofort in Gläser füllen und verschließen.

Variante – Pomeranzengelee
Wir bereiten ihn genauso, verdünnen jedoch den Saft mit der gleichen Menge Wasser. Allerdings sind diese bitteren Orangen sehr selten aufzutreiben. Daher immer zugreifen!

Hagebuttenmark

Die Weiblein, die einst mit einem Kübel rohem Hagebuttenmark an die Haustüren kamen und uns mit einer Holzkelle die gewünschte Menge abfüllten, sind leider ausgestorben. So ist Hagebutten- oder Hiffenmark eine der wenigen Marmeladen, die heute mehr Arbeit machen als früher.

1 kg Hagebutten · Zucker nach Fruchtgewicht · 1 Stück Schale von einer ungespritzten Zitrone · 1 Vanilleschote · 1 Teel. gemahlener Ingwer · Saft von 2 Zitronen

Von den Hagebutten Blüten und Stiele entfernen. Trocken abreiben. Aufschlitzen und die Kerne sorgsam herauskratzen. Im Seiher unter fließendem warmem Wasser gründlich spülen. Abtropfen und leicht trocknen lassen. Wiegen und mit derselben Menge Zucker 1 Stunde Saft ziehen lassen. Zitronenschale und Vanilleschote zufügen. Bei starker Hitze aufkochen, dann sanft 1 Stunde unter öfterem Umrühren kochen lassen. Die Gewürze entfernen. Durchpassieren. Ingwer und Zitronensaft einrühren und heiß in Gläser füllen. Gut verschließen.
Läßt man den Zitronensaft weg und kocht ein wenig länger, wird dieses Mark so fest, daß es wie Quittenbrot (Rezept Seite 114) weiterbehandelt werden kann.

Da meint der eine oder andere, Powidl und Pflaumenmus müßten dasselbe sein! Gleich ist nur, daß man für beides sehr reife Spätzwetschgen benötigt. Powidl läßt sich kaum an einem Tag kochen, bis er richtig dick und braun ist.

❀ *Powidl* Bild Seite 83

5 kg reife Zwetschgen
Die sehr reifen Zwetschgen waschen, entkernen und in einen großen Topf geben. Ohne jegliche Zugabe bei sanfter Hitze kochen lassen. Häufig umrühren, damit das Mus nicht anbrennt. Beim Umrühren aufpassen, denn es spritzt stark. Wenn der Löffel darin stecken bleibt, ist der Powidl fertig. Erkaltet in kleine Steinguttöpfe oder Gläser füllen, glattstreichen. Einmach-Cellophan durch Rum ziehen, direkt darauflegen, mit weiterem Cellophan zubinden.

Den häufigen Rat, den Powidl im Glas oder im Topf noch in den lauwarmen Backofen zu stellen, bis sich oben eine feste Kruste bildet, schätzen wir gar nicht. Wir arbeiten nach obigem alten Rezept.

Nützlicher Hinweis: Vorsicht vor frühen Zwetschgen, Pflaumen, Mirabellen und halbwilden Mitgliedern (Kriecherl, Bauernzwetschgen) dieser Familie. Sie schmecken süß, werden aber durch das Erhitzen entsetzlich sauer, und da hilft dann kein Zucker mehr. Alle Arbeit wäre umsonst. Daher nur späte Sorten verwenden.

Gelees, die man nicht kaufen kann

Pflaumenmus

wie wir es am liebsten, da so bequem, zubereiten.
Bild Seite 83

3 kg Pflaumen oder Zwetschgen • 600 g Gelierzucker • 1 gestrichener Eßl. gemahlener Zimt • 1 gestrichener Teel. gemahlener Nelkenpfeffer

Die Früchte waschen, entsteinen und durch den Fleischwolf drehen. Mit dem Gelierzucker und den Gewürzen verrühren. Die Fettpfanne vom Backofen sorgfältig reinigen; sie muß wirklich fettfrei sein. Das Mus hineingeben. Im auf 175 Grad C (Gas Stufe 1–2) vorgeheizten Backofen 1½ Stunden ohne Umrühren eindünsten lassen. Sind die Früchte sehr saftig, dauert es etwas länger. Fertig ist das Pflaumenmus, wenn das schöne Blaurot sich in Bräunlich färbt. Heiß in Gläser füllen und verschließen.

Roh gerührte Marmeladen hießen einst »kaltgerührte, passierte Fruchtbreis«. Man mußte sie 3–4 Stunden (bei größeren Quanten noch länger) mit der Hand rühren, heute geht das schneller. Gut dafür eignen sich Erdbeeren, Heidelbeeren, Himbeeren und Aprikosen. Alle werden auf die gleiche Weise zubereitet.

Pulpe de fraises

1 kg passierte Erdbeeren (2½ kg unpassiert) • 1 kg Zucker

Die Erdbeeren werden passiert, gewogen, mit der gleichen Gewichtsmenge Staubzucker 3 Stunden lang gerührt, in Flaschen gefüllt und mit einer Schicht Staubzucker bedeckt. Die Flaschen werden verkorkt, versiegelt und im Sand liegend aufbewahrt.

Erdbeermarmelade

Pulpe de fraises (Erdbeermarmelade) machen wir heute so:

1 kg Erdbeeren • 1 kg Gelierzucker

Die Erdbeeren waschen, abtropfen lassen, verlesen, Blättchen und Stiele entfernen.
1. Methode: Die Früchte mit einem Holzstampfer zerdrücken und durch ein fettfreies Haarsieb streichen. Den Gelierzucker zufügen und die Masse 30 Minuten mit dem Handrührgerät rühren, bis sich aller Zucker gelöst hat. In Gläser füllen, verschließen.
2. Methode: Zu gleichen Teilen ganze Erdbeeren und Zucker in den fettfreien Mixaufsatz einer Küchenmaschine geben. Die Maschine 10 Minuten laufen lassen, das Mus in Gläser füllen und verschließen.

Unser Tip: Sauerkirschen lassen wir eine Nacht mit Zucker bestreut stehen, bevor wir sie passieren und kalt rühren, da sie sich sonst viel schwerer mit dem Zucker verbinden.

Von Gläsern und Flaschen

Gläser und Flaschen für Marmeladen und Säfte zu kaufen, ist gar nicht einfach. Aber es ist einfach, die leeren Gläser und Flaschen – vor allem mit »Twist-off«-Deckeln – aufzuheben, in denen man andere Lebensmittel im Laufe des Jahres gekauft hat. Wichtig ist dann nur die sorgfältige Reinigung, da sonst die Haltbarkeit des Inhalts gefährdet ist. Praktisch sind vor allem kleine Gläser und Flaschen: Dann muß kein großes Glas bis zum bitteren Ende ausgegessen werden! Es sind auch hübsche kleine Mitbringsel!

Obstsäfte und Eingemachtes

Wenn wir mit der Küchenmaschine einen Saft roh zubereiten, wenn wir Orangen oder Grapefruits auspressen, dann ist dieser Saft naturtrüb und sollte so schnell wie möglich getrunken werden. Der Vitaminabbau geht wegen des Luftsauerstoffes sehr schnell vor sich. Säfte von mit Wasser aufgekochten Früchten, die man nach jahrhundertealter Methode durch ein Mulltuch ablaufen läßt, werden leicht sämig und bleiben auch nach der Weiterverarbeitung und Haltbarmachung etwas trübe. Nur dampfentsaftete Früchte ergeben einen reinen klaren Saft.

Wir stellen Ihnen in diesem Kapitel verschiedene Methoden vor, selbst Säfte herzustellen. Das Prinzip ist auf jede Art von Früchten anwendbar.

Saftflaschen zum Einmachen gibt es kaum noch zu kaufen, da die Nachfrage zu gering ist. Auch wir verwenden die Flaschen, die in unserem Haushalt anfallen, wobei wir Freunde kleinerer Flaschen sind. Man muß dann nicht in kurzer Zeit 0,7 l Saft trinken. Käuflich sind noch Flaschen und vor allem Süßmostkappen der Firma WECK, die es in zwei Größen gibt: die Nummer 1 für kleine Flaschen von 0,3 und 0,5 l Inhalt, die Nummer 2 für 0,7- und 1-Liter-Flaschen. Man verschließt die Saftflaschen sofort nach dem Einfüllen, wobei man die gut gereinigten Gummikappen vorher umstülpt und dann über die Flaschenöffnung zieht. Wichtig ist, daß jede Flasche ganz gefüllt ist.

Beim Einkochen beschränken wir uns auf Obst und zeigen Ihnen verschiedene Arten von Einlegen in Sirup und das Herstellen von Siruplösungen verschiedener Stärkegrade. Wobei wir überzeugt davon sind, daß dieses Einkochen und Sterilisieren keinerlei Konkurrenz zum Gefriergerät darstellt. Sein Raum ist wertvoll und den Dingen vorbehalten, die sich nach althergebrachten Methoden nicht gleichwertig konservieren lassen. Bei Kompotten ist das jedoch nicht der Fall, sie schmecken aus dem Glas besser und sind länger haltbar als in der Truhe.

Bei Gemüsen ist das anders. Hier ist in den meisten Fällen das Einfrieren besser: Man vergleiche grüne Bohnen aus der Dose oder dem Glas mit tiefgekühlten. Wo ist die Knackigkeit beim Einkochen geblieben? Andererseits gibt es Gemüse, die man nicht befriedigend einfrieren kann. Für uns ist Spargel ein Beispiel: Er wird uns in der Truhe immer zu zäh.

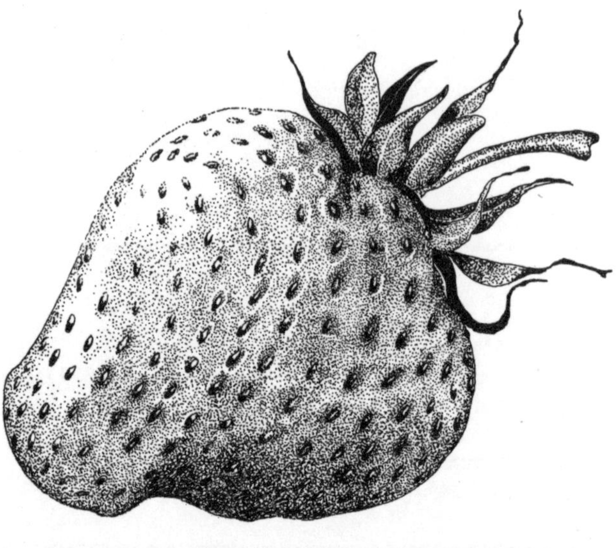

Oben Mitte und Mitte links Powidl und Pflaumenmus ▷ (Seite 80/81), Mitte Aprikosenkonfitüre (Seite 79), unten Mitte Minzegelee (Seite 78)

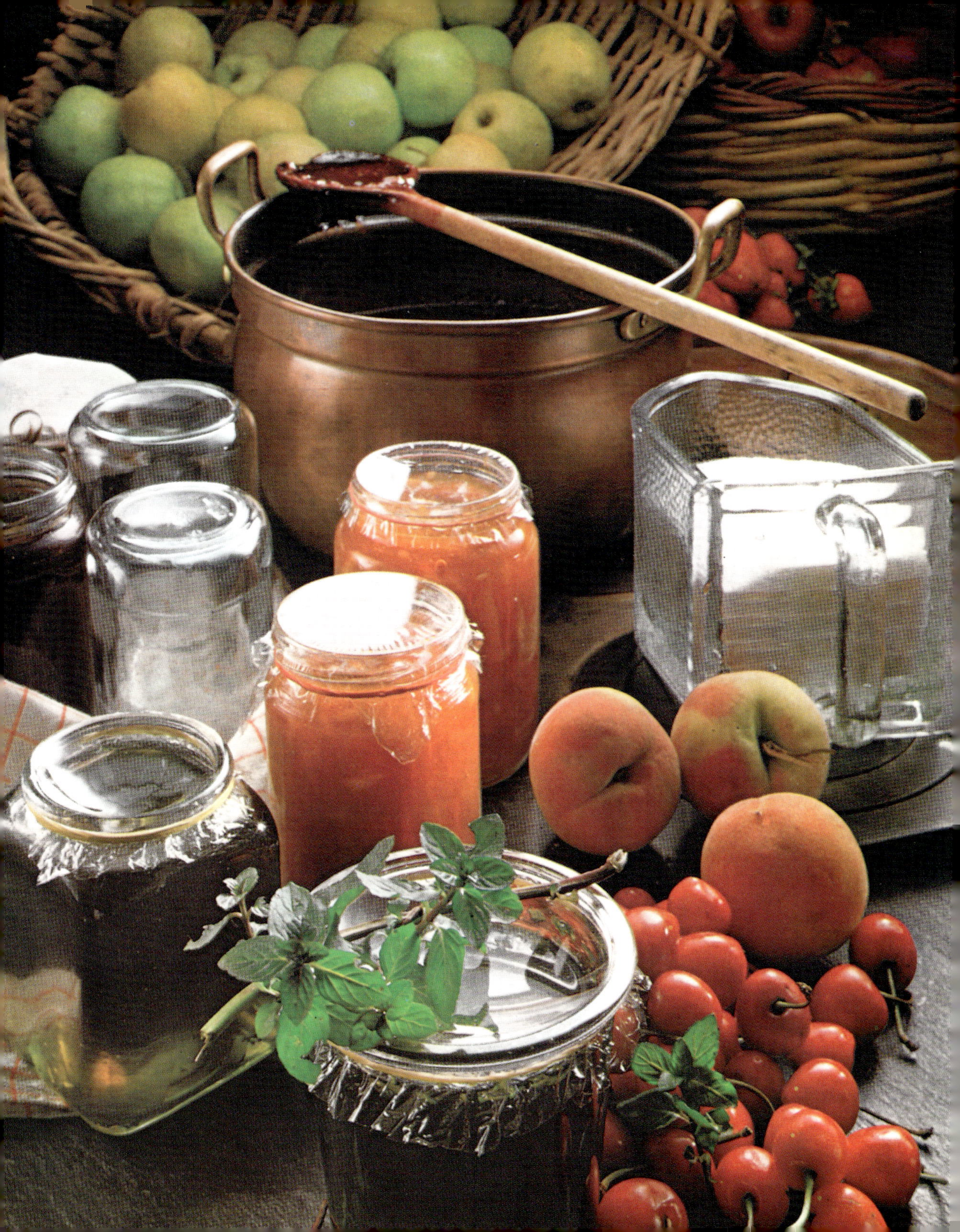

Gelees lassen sich leicht verschenken

Einen Teil unserer hausgemachten Gelees, Konfitüren oder Marmeladen füllen wir gleich in kleine Gläser ab. Geben Sie sie einem Gast, der des Lobes besonders voll war, mit auf den Heimweg: ein Gastgeschenk umgekehrter Art. Wir – inzwischen Großeltern – sammeln dafür Gläser von Babynahrung (Twist-Off-Verschluß) und die hübschen Joghurtgläser von Chambourcy.

Außerdem sind wir immer auf der Suche nach dekorativen Aufklebern. Das hört sich gewichtig an, aber es ist nicht einfach, welche zu bekommen. Bei uns gibt es sie manchmal in Party-Shops, im Ausland, vor allem in England, in Schreibwarengeschäften und in Kaufhäusern, in Paris im »Le Printemps«, in den »Galéries Lafayette« oder in der Papeterie »Galérie de Varenne«, 61, rue de Varenne.

Wenn wir etwas Zusagendes, Ausgefallenes, Altmodisches finden, kaufen wir gleich einen größeren Posten, damit wir für eine Jahresproduktion die gleichen Schildchen haben. Wir beschriften sie mit der Hand, sachlich und persönlich zugleich: zum Beispiel »Weishamer Himbeermarmelade 1978« oder »Tannenlatwerge der Frau von Schumacher 1978«. Das Herstellungsjahr sollte niemals fehlen.

Neben den dekorativen Schildchen gibt man über den Schraubdeckel oder die Folie (bei Marmeladen von fester Konsistenz) ein buntes Papier oder kleine farbige Tücher, die man entweder mit einem Band oder einem einfachen Gummiring befestigt. Daß sich Farbe und Art von Stoff oder Papier nicht mit dem Aufklebeschildchen beißen, versteht sich von selbst.

Kandierte Früchte verschenken wir in Klarsichttüten, die mit weihnachtlichen oder anderen Motiven bedruckt sind, wobei uns und den Beschenkten ein Tannenzweig in Silberdruck auch im Hochsommer nicht stört.

Ausgestochene Fruchtpasten müssen immer durch Klarsichtfolie getrennt bleiben und halten sich am besten in Blechschachteln.

Eine Reihe von Keksfirmen scheint ein Herz für uns Selbermacher zu haben und überzieht Weißblechkästen nur mit Papier, das sich ablösen läßt, statt sie farbig zu bedrucken. Wir füllen diese Kästchen und umhüllen sie mit neuem Buntpapier. Hier ist das Angebot inzwischen nicht nur zur Weihnachtszeit sehr groß. Trotzdem ein Rat: Gefällt Ihnen ein Papier besonders gut, kaufen Sie ruhig mehrere Rollen auf Vorrat. Es ist typisch für unsere schnellebige, konsumfrohe Zeit, daß Motive, Farben oder Muster nicht lange auf dem Markt bleiben, sondern immer wieder durch neue ersetzt werden. Eine gute Verpackung sind auch Konservendosen mit einem zusätzlichen Verschlußdeckel aus Plastik (zum Beispiel Brotkonserven, die man nach dem Öffnen des Ziehverschlusses wieder verschließen muß). Sie kann man rundum mit Klebefolie verkleiden und mit dem Deckel verschlossen verschenken. Der Beschenkte kann sie dann seinerseits später wieder benutzen – eine neue, sehr menschenfreundliche Art des Recycling, wie man heute die Wiederverwendung von Abfall nennt.

Unser Spargeldosenrezept dagegen ist optimal. Ebenfalls sterilisieren wir Tomaten, die im Glas besser werden, sich für manche Gerichte sogar besser eignen als frische.
Ein Problem sollten wir allerdings gelöst haben, bevor wir mit dem Einkochen anfangen: den Platz, um die Vorräte richtig zu lagern. Der ideale Raum sollte nicht kälter als 4 und nicht wärmer als 12 Grad C sein. Dazu dunkel und luftig, aber keineswegs feucht.
Wer hat schon einen solchen Raum? Deshalb wählen wir den kühlsten Raum unserer Wohnung und schaffen uns nie solche Mengen an Saftvorräten und Eingemachtem an, daß wir die Gläser länger als 6–8 Monate aufheben müssen.

Himbeer- oder Erdbeersaft

Unserer Erfahrung nach eignen sich für roh gerührten Saft (Sirup) nur Himbeeren und Erdbeeren.

1½ kg Himbeeren oder Erdbeeren • ½ l Wasser • 15 g Zitronensäure • Zucker nach Saftgewicht

Die Himbeeren oder Erdbeeren säubern, zerstampfen. Im Wasser die Zitronensäure lösen, unter die Früchte rühren und 24 Stunden Saft ziehen lassen. Den Saft abfiltern, wiegen und mit der gleichen Menge Zucker mischen. Im Mixaufsatz der Küchenmaschine rühren, bis sich der Zucker ganz gelöst hat. In kleine Flaschen füllen, mit Mulltuch verschließen, zubinden. Kühl aufbewahren. Verdünnt trinken.

Goldmelissensirup ungekocht

aber auch nicht roh zubereitet, denn die Blüten werden heiß gebrüht, geben nur den Geschmack und werden dann entfernt.

1 Tasse Melissenblüten • 2 kg Zucker • 2 l heißes Wasser • 40 g Zitronensäure

Die Melissenblüten verlesen, in einen großen Krug geben. Den Zucker im Wasser lösen und heiß über die Blüten gießen. Ziehen lassen, bis die Melissenblüten farblos sind. Die Zitronensäure einrühren, abseihen, in Fläschchen füllen und verkorken.

Nehmen wir hier schnell noch eine alte Form der Saftherstellung dazwischen, wie sie Elek Magyar in seinem Kochbuch für Feinschmecker aus der ungarischen Küche berichtet.

Obstsaft

Das Obst wird gewaschen, durch das Sieb gedrückt und in einem Topf aufgekocht. Wenn der Saft stark kocht, wird er sofort in vorgewärmte und auf eine Metallplatte gestellte Gläser gegossen. Sobald ein Glas voll ist, wird es sofort luftdicht verschlossen. Unterdessen läßt man den übrigen Saft weiterkochen. Sind alle Gläser oder Flaschen gefüllt, legt man sie zwischen Kissen und läßt sie dort bis zum völligen Auskühlen, das erst nach 2–3 Tagen erfolgt. Der Obstsaft wird an einem dunklen und trockenen Ort aufbewahrt. Vor Gebrauch nach Geschmack süßen, eventuell mit kaltem Sodawasser mischen. Er kann auch ohne Zucker genossen werden.

Drei-Beeren-Saft

Ein Beispiel für Saft aus gekochten Früchten.

1 kg Johannisbeeren • 500 g Stachelbeeren • 500 g Himbeeren • 1 l Wasser • 500 g Zucker pro Liter Saft

Die Johannisbeeren abzupfen, mit den Stachelbeeren waschen, gut abtropfen lassen, die Himbeeren dazugeben, etwas zerstampfen. Mit dem Wasser aufsetzen, aufkochen und zu Brei rühren. Durch ein Mulltuch über Nacht ablaufen lassen. Den Saft wiegen und mit 500 g Zucker pro Liter etwa 15 Minuten kochen lassen. Heiß in Flaschen füllen und sofort verschließen. Verdünnt trinken.

Hagebuttensirup

Man füllt ihn in kleine Flaschen. Er hält sich nach dem Öffnen nur etwa 2 Wochen, da er relativ zuckerarm ist.

2 kg reife Hagebutten • 5 l Wasser • 1 kg Zucker

Die Hagebutten waschen, grob hacken und in 3 l kochendes Wasser geben, aufkochen, beiseite stellen und 20 Minuten ziehen lassen. Den abgekühlten Sud durch ein Mulltuch abgießen. Wenn der Saft durchgelaufen ist, den Fruchtbrei in die Pfanne zurückgeben, mit dem restlichen Wasser 5 Minuten kochen lassen und in das Mulltuch zurückgießen. Gut abtropfen lassen. Den Fruchtsaft neuerlich zum Kochen bringen und auf etwa 3 l einkochen. Die Hitze herunterschalten und den Zucker einrühren. 5 Minuten sprudelnd kochen lassen. Den Sirup in kleine, heiße Flaschen abfüllen und sofort verschließen.

Variante – Hagebuttenmarmelade
Das zurückgebliebene Fruchtmark kann man Pfund auf Pfund mit Zucker unter Zugabe von 1/2 l Wasser dick einkochen und durch ein Sieb passieren. So ergeben die Rückstände noch eine gute Marmelade.

Aprikosensaft dampfentsaftet

Kann sofort aus dem Entsafter in Flaschen gefüllt werden. Er steht hier als Zubereitungsbeispiel für alle trinkfertigen Säfte.

3 kg Aprikosen • 150 g Zucker • 15 g Zitronensäure

Die Aprikosen waschen, abtrocknen, entkernen, vierteln. Den Zucker gemischt mit der Zitronensäure einrühren und einige Stunden Saft ziehen lassen. In den Entsafter geben, dann auf den Herd setzen. Nach etwa 1 Stunde kann mit dem Abfüllen in heiße Flaschen begonnen werden, die man am besten in eine Schüssel neben den Herd setzt, so daß der Ablaufschlauch in den Flaschenhals reicht. Füllen, bis der Saft etwas überläuft. Sofort verschließen.

Varianten – Trinkfertig dampfentsaftet
Äpfel, Birnen, Erdbeeren, Himbeeren, Kirschen und Zwetschgen brauchen pro Kilogramm Frucht 50 g Zucker. Brombeeren, Holunderbeeren, Sauerkirschen, Pflaumen, Preiselbeeren, Quitten und Stachelbeeren schmecken mit 100 g Zucker pro Kilogramm Frucht. Johannisbeeren und Rhabarber brauchen 150 g Zucker pro Kilogramm.

Unser Tip: Süßen oder weniger ausdrucksvollen Früchten immer Zitronensäure zusetzen, das hebt den Fruchtgeschmack.

Variante – Saftsirup dampfentsaftet
Ist zum Verdünnen gedacht. Wir bereiten ihn genauso wie den Aprikosensaft zu, doch verdoppeln wir die Zuckermenge. Das gilt jeweils entsprechend auch für die oben aufgeführten Früchte.

Unser Tip: Für dickflüssigen Sirup, der nur löffelweise verwendet wird, bei süßen Früchten bis 250 g, bei sauren bis 350 g Zucker pro Kilogramm nehmen. Aber nicht mehr, sonst wird es ein Gelee.

Da schreibt Frau A. Homburg-Sydath aus Friedenau im Jahr 1917: »Das Sterilisieren von Erdbeeren ist einer der kritischsten Punkte in der ganzen Sterilisierkunst, denn welche Mühe man auch sich geben mag, die saftigen, empfindlichen Früchte werden selten ein wirklich schönes Aussehen bekommen«, und gibt folgendes Rezept für die Sorte »Ruhm von Cöthen« an, die sich noch am besten eignet.
(Heute sind die Senga-Sorten die Erdbeeren, die am besten Farbe halten, nach der Sterilisierung nicht grau werden und im Glas nicht hochsteigen.)

Erdbeer-Compott

Die Erdbeeren waschen, dann mit spitzem scharfem Messer von den Kelchblättern befreien, indem man den Fruchtboden nicht herauszieht, sondern nur oben die Kelchblätter abschneidet. 10 Pfund Erdbeeren mit 4 Pfund feinstem Zucker bestreuen, über Nacht stehen lassen. Am anderen Morgen füllt man die Früchte in Gläser und gibt den Saft darüber. Vorsichtig bei 70 Grad 10 Minuten sterilisieren.

Obstsäfte und Eingemachtes

Ein Rezept, das ein köstliches Erdbeerkompott ergibt, sowohl zur Füllung von Mürbeteig-Tortenböden (Oblaten unterlegen) wie zu Grießflammeri oder einer mit Vanille parfümierten Crème bavaroise.
Im übrigen haben wir von Frau Homburg-Sydath ihre Methode der Entfernung der Kelchblätter übernommen und zupfen die Erdbeeren nicht einfach ab. So behalten sie auch beim Tiefkühlen mehr Form.

Aus unserer Erfahrung: Wenn konservierte Erdbeeren dumpf schmecken, wäßrig oder schwammig werden, so liegt das an der Sorte. Sie wird im Handel leider nur selten angegeben. Wir frieren mit gutem Ergebnis ein: Senga Senga, Senga Precosa, Hansa und Macheraus Späternte direkt aus dem Garten und ohne Zucker. So haben wir dann auch im Winter Früchte von kräftiger Farbe zum Frischessen oder auch für Kompott, das nur wenige Minuten mit Zucker je nach Geschmack gedünstet werden muß.

Erdbeeren tiefgekühlt

Wer Erdbeeren süß einfrieren will, macht es so:

2½ kg Erdbeeren · 500 g Zucker

Früchte aus dem eigenen Garten möglichst nicht waschen. Fremde Früchte waschen, gut abtropfen lassen. Mit dem Messer von den Kelchblättern befreien. Vorsichtig mit Küchenkrepp abtrocknen, dabei jede schadhafte Frucht entfernen. In Beutel oder Plastikgefäße füllen. Den Zucker anteilmäßig darüberstreuen. Luftdicht verschließen und sofort in das vorgekühlte Schockgefrierfach geben. Je nach Größe der Behälter nach 2–4 Stunden in der Tiefkühltruhe stapeln. Haltbarkeit: 10 Monate.

Unser Tip: Für Garnierungen 4–6 Kirschen mit Stielen bündeln. Johannisbeeren nicht abzupfen, in Träubchen belassen. Zitronen in feine Scheiben

Zuckerlösungen für Kompotte

Rechtzeitig vorbereiten, damit leicht verfärbende Früchte wie Äpfel, Birnen und Pfirsiche sofort damit übergossen werden können. Die Früchte nur notfalls in leicht gesalzenes oder mit viel Zitronensaft versetztes Wasser legen.

1. 1 l Wasser · 250 g Zucker für Birnen, Kirschen, Äpfel, Pflaumen, Erdbeeren
2. 1 l Wasser · 500 g Zucker für Aprikosen, Erdbeeren, Kirschen, Johannisbeeren, Brombeeren
3. 1 l Wasser · 1 kg Zucker für Weichseln, Sauerkirschen, Pfirsiche, Johannisbeeren, Stachelbeeren

Wasser und Zucker aufkochen, bis der Zucker gelöst ist, abschäumen, erkalten lassen.
¼ l Zuckerlösung genügt für ein 1-Liter-Weckglas.
Vielleicht wundert es Sie, daß wir die Pfirsiche unter all den sauren Früchten stehen haben. Aber der Pfirsich ist gekocht wenig ausdrucksvoll und verlangt für unseren Geschmack nach einer sirupartigen Zuckerlösung, der man den Saft von 1–2 Zitronen zusetzen kann. Natürlich steht es jedem frei zu variieren: reife, mehlige Aprikosen nach 2, säuerliche, weniger reife Aprikosen nach 3 zu süßen und einzukochen.
Die Amerikaner unterscheiden ebenfalls drei Stärken Zuckerlösung: *thin, medium* und *heavy.* So zeichnen sie auch ihre Obstkonserven aus.
thin = 300 g Zucker auf 1 l Wasser oder Saft · *medium* = 450 g Zucker auf 1 l Wasser oder Saft · *heavy* = 720 g Zucker auf 1 l Wasser oder Saft

schnciden. Schlagsahnereste als Rosetten oder Spiralen aufspritzen. Einzeln nebeneinander auf Tabletts oder Alufolie vorfrosten, erst steinhart in Behälter geben.

Obst für Kuchenbelag

soll man nur trocken gezuckert sterilisieren.

1 kg süße Früchte und 150 g Zucker • 1 kg saure Früchte und 300 g Zucker

Die Früchte waschen, trocknen und fest in Gläser bis 2 cm unter den Rand schichten. Mit dem Zucker überstreuen, verschließen und etwa 20–30 Minuten sterilisieren.

Anmerkung: In den Kochbüchern des vorigen Jahrhunderts steht, man solle Zwetschgen, Pflaumen, Mirabellen und Stachelbeeren mit einem Holzspießchen anstechen, dann könnten sie im Glas nicht steigen, »noch platze die Haut«. Dem können wir nicht zustimmen!

Obst unter der Haube

Schnell ein leckeres Rezept für trocken gezuckertes Obst.

1 Teel. Butter • 1 Glas Obst für Kuchenbelag (1 l; Rezept siehe oben) • 50–100 g Zucker • 1–2 Eßl. Wasser • 100 g Mehl • 1 Prise Salz • 50 g brauner Zucker • 75 g kalte Butter

Eine feuerfeste Backform ausfetten. Die Früchte abgießen und in die Form geben, süße Früchte mit 50 g Zucker überstreuen und mit 1 Eßlöffel Wasser betropfen, saure mit 100 g Zucker und mit 2 Eßlöffeln Wasser zubereiten. Das Mehl salzen, den braunen Zucker dazumischen. Die kalte Butter in Stückchen daraufsetzen und alles mit den Fingern abbröseln. Den bröckeligen Teig auf die Früchte geben und im auf 200 Grad C (Gas Stufe 3) vorgeheizten Backofen 35 Minuten backen. Warm mit kalter Vanillesauce oder kalt mit heißer Vanillesauce auftragen.

Spargel in Dosen

Es gibt angeblich viele Leute, die ihn tiefkühlen. Entweder gelingt uns das nicht, oder die vielen anderen wissen nicht, wie Spargel wirklich schmekken muß. Ich (Ulrich) bin aus meiner niederrheinischen Heimat natürlich vorbelastet. Recht gibt uns wohl auch die Tatsache, daß die Tiefkühlindustrie Spargel noch nicht groß vermarktet hat und die Ergebnisse alles andere als befriedigend sind.

2 kg Spargel • 1 l Salzlösung (siehe unten)

Die gewaschenen Spargelstangen sorgfältig schälen, eventuell holzige entfernen. Dann so zurechtschneiden, daß sie möglichst gleich lang sind und 1 cm unter dem Dosenrand enden. Dicht nebeneinander mit den Köpfen nach oben in die Dosen stellen, mit kalter Salzlösung auffüllen. Dosen verschließen und 60 Minuten vom Kochen an sterilisieren.
Aus den Spargelresten ein Süppchen kochen oder mit Bruchspargel zum Surrogat (Rezept Seite 61) verwenden.

Anmerkung: Natürlich kann Spargel auch in Gläsern sterilisiert werden, doch nur in Dosen bleibt er wirklich weiß. Die Dosen bekommt man übrigens im Haushaltswarengeschäft.

Salzlösung für Gemüse

1 l Wasser • 15–20 g Salz

Wasser und Salz aufkochen. Erkalten lassen, dann über die rohen Gemüse geben.

Sterilisierte Tomaten

Tomaten bilden die zweite Gemüse-Ausnahme. Und zwar sind sie wieder interessant geworden, seitdem über lange Strecken des Jahres nur völlig geschmacklose Tomaten angeboten werden. Wir sterilisieren nach folgendem Rezept deutsche, bulgarische oder sizilianische Tomaten, wenn sie uns so schmecken, wie Tomaten schmecken sollen: aromatisch und fein säuerlich.

5 kg kleine Tomaten • 1¼ l Salzlösung (siehe linke Seite)

Die Tomaten über Kreuz leicht anritzen, mit kochendem Wasser überbrühen und sofort die Haut abziehen, kalt abschrecken. Portionsweise arbeiten, die Tomaten dürfen nur 2 Minuten im Wasser liegen, sonst kochen sie beim Sterilisieren ab. In Gläser geben, mit Salzlösung auffüllen und 30 Minuten sterilisieren.
Die so eingemachten Tomaten brauchen wir für alle Gerichte, in die gedünstete Tomaten gehören. Für Salattomaten gibt es keine Konservierungsmöglichkeit, da tiefgekühlte Tomaten für Salat genauso wenig geeignet sind wie Gurkenscheiben. Auch wenn es anders in den Tiefkühlbüchern steht.
Man kann allerdings Salatmarinaden eine Tomatenkomponente verleihen, wenn man Tomaten abzieht, im Mixer roh püriert und dieses Mark in kleinen Portionen (Größe eines 50-ccm-Eisbechers) einfriert. Auftauen lassen und zur Salatsauce geben.

Aus unserer Erfahrung: Alle Gemüse können bereits im Rohzustand säuern, daher beim Einmachen nur ganz frische Gemüse (am besten aus dem eigenen Garten oder vom Gärtner) schnell verarbeiten.

Bohnen im Winterschlaf

Zum Abschluß an Hand der Bohnen – die wir als Vergleich Tiefkühlen – Einkochen zitiert haben – noch das Grundprinzip vom Tiefkühlen von Gemüsen.

5 kg frische, feste, fadenfreie grüne Bohnen • 6 l kochendes Wasser • Eiswasser

Die Bohnen waschen, nur abspitzen (das heißt: Spitze und Stielansatz entfernen). In einem großen Topf das Wasser zum Kochen bringen. Gleichzeitig einen Topf mit Eiswasser bereitstellen. Jeweils 500 g Bohnen in einen Drahtkorb geben und in das kochende Wasser hängen. Vom neuerlichen Kochen an mit Hilfe der Stoppuhr exakt 3 Minuten kochen lassen. Das Sieb herausnehmen und sofort für 3 Minuten in das Eiswasser hängen. Dann die Bohnen abtropfen, ganz erkalten lassen und sorgfältig so in Gefrierbeutel packen, daß rechteckige Pakete entstehen. Nebeneinander vorfrosten, dann im Gerät stapeln. Haltbarkeit: 9–12 Monate.

Nützlicher Hinweis: Das Einhalten der Kochzeit ist beim Blanchieren so wichtig, da die Bohnen oder auch andere Gemüse sonst bereits angekocht sind, und das läßt sie Farbe und Form verlieren. Außerdem beeinträchtigt es die Haltbarkeit. Durch das Blanchieren sollen im wesentlichen nur alle Bakterien abgetötet werden. Außerdem schließt es bei allen grünen Gemüsen wie Bohnen, Erbsen, Spinat und Broccoli das Chlorophyll auf, und durch das Bad im Eiswasser behalten sie das schöne frische Grün bei. Ein Prinzip, das die Neue Küche auch bei frisch zubereiteten grünen Gemüsen praktiziert.
Zur Verwendung werden tiefgefrorene Gemüse in Fett und so viel Flüssigkeit, daß der Topfboden bedeckt ist, bei mäßiger Hitze in 10–15 Minuten aufgetaut und dann weiter bereitet.

Brot aus dem eigenen Ofen

»Kein Ding ist positiver als Brot«, sagte der Dichter Dostojewskij. Und Deutschland ist mit seinem Sortenreichtum das Brotparadies der Welt: das galt bis vor ein paar Jahren noch, ist heute aber fast ein Werbemärchen. Denn das deutsche Brot wird immer schlechter. Das ist das Urteil von Adolf Schulz, Brot-Oberrichter bei den Qualitätsprüfungen der Deutschen Landwirtschaftsgesellschaft und wissenschaftlicher Brotfachmann. Er fordert für Brot ein Reinheitsgebot, wie es beim Bier seit Jahrhunderten besteht: »Gutes Brot besteht aus biologisch reinen Zutaten wie Sauerteig, Hefe, Mehl, Wasser und Salz!« Und nicht aus chemischen Zusätzen, fertigen Backmischungen und Zugabe von Altbrot, die das Industriebrot unelastisch und schwammig machen und ihm einen schlechten Geschmack geben. Eine besondere Tragödie ist das deutsche Durchschnittsweißbrot: Es ist pappig, klitschig, von fadem Geschmack, bei fehlender Knusprigkeit.

Nicht umsonst werden als Geheimtips die Adressen von Bäckern gehandelt, die gutes Brot backen, und Brotfans studieren die Listen mit den Preisträgern der DLG. Durch deren Qualitätsprüfungen ausgezeichnete Brote sind gut, denn die Kontrollen, denen sich einige wenige Bäcker und Brothersteller freiwillig unterwerfen, sind streng und so kurzfristig angesetzt, daß nicht gemogelt werden kann.

Nicht umsonst wird mehr und mehr eigenes Brot gebacken. Es gibt nachahmenswerte Beispiele: In der rheinischen Gemeinde Stommeln wurde das alte Gemeinschaftsbackhaus von der Freiwilligen Feuerwehr wieder renoviert und wird umschichtig benutzt. Das Dorf Dattenberg am Rhein gründete den Verein »Backesbürger« und ließ sich für 5000 Mark von einem der letzten Ofenbauer einen Steinbackofen errichten. In Endersbach, in der Nähe von Stuttgart, kann man für einige Stunden das Gemeindebackhaus mieten – Listen liegen im Rathaus aus.

Die herzhafteste und leckerste aller Brotsorten ist das echte Holzofenbrot. Unter den vielen Angeboten gibt es Namen wie »Bauernbrot nach Holzofen Art«, »Holzlucken-Brot«, »Brot nach Backhäusle Art« und andere Phantasiebezeichnungen, die den Einruck erwecken sollen, das Brot sei im Holzofen mit Holz gebacken. Es gibt knapp eine Handvoll Bäcker in Deutschland, die mit gemauerten, mit

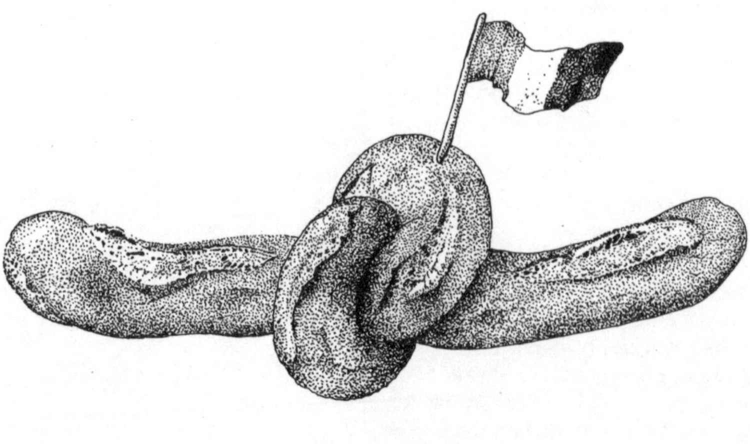

Brot aus dem eigenen Ofen

Holzscheiten oder Reben aufgeheizten Öfen arbeiten, die verglommene Glut ausfegen und in der langsam fallenden Hitze das Brot knusprig braun backen. Wobei die Aromastoffe des Holzes sich mit den Aromastoffen des Brotes zu einem unvergleichlichen Geschmack vereinigen. Weder in elektrisch beheizten Industrieöfen noch in Haushaltsöfen irgendeiner Art ist dieser Geschmack zu erzielen. Wenn Sie also das Glück haben, daß in Ihrer Nachbarschaft, in der Verwandtschaft oder bei Bauern noch im Holzofen gebacken wird – machen Sie mit.
Sich einen Ofen nach rheinischer Art bauen zu lassen, ist inzwischen so gut wie unmöglich geworden. Die letzten Ofenbauer aus Bell am Laacher See und aus Dattenberg bei Linz am Rhein sind inzwischen über siebzig Jahre alt. Der Backofentuff, ein weiches vulkanisches Gestein, das die Hitze schnell aufnimmt und langsam abgibt, wird nicht mehr abgebaut, die schon erwähnten »Backesbürger« sind nur ein traditionsbewußter Heimatverein.
Es gibt zwar fertige, flache Industrieöfen, die mit Stein ausgekleidet sind und die man sich einbauen lassen und dann mit Holz beheizen kann, aber sie haben nicht den Vorteil der alten Ofenhäuschen, in denen auch ein Spanferkel oder ein in Brotteig gehüllter Schinken gelang: Die heutigen Öfen sind dafür zu flach. Das Amt für Rheinische Landeskunde hat im übrigen den Backofenbau in einem Dokumentarfilm festgehalten.
Wie wir bei einem Nachbarn Holzofenbrot backen, wollen wir hier beschreiben. Die Arbeit des Teigknetens ist schwer, doch die Mühe lohnt sich.

Schwarzbrot für Wochen

Bild Seite 93

Dieses und das folgende Rezept bereiten wir zu dritt an einem Vormittag: Wir beginnen um 8 Uhr mit dem Anheizen und Vorteig ansetzen und schieben zur Mittagsstunde die Weiß- und die Schwarzbrotlaibe in den mit etwa acht dicken, 1,50 m langen Holzscheiten beheizten Ofen. Vor dem Einschub muß blitzschnell gearbeitet werden: Die Asche muß herausgeschoben und der Ofen mit nassen Lumpen an einem Stiel zwei- bis dreimal ausgewischt werden.

17½ kg Roggenmehl (Type 1150) • 4 Würfel Bäkkerhefe zu je 40 g • 2 Eßl. Zucker • 10–12 l warme Milch oder warmes Wasser • 500 g Salz • 140 g Fertigsauer aufgelöst • 2 Handvoll Fenchelsamen oder Anis • 2 Eier • ½ l kalte Milch

Das Mehl im Backtrog über Nacht warm stehen lassen. Am nächsten Morgen die Hefe zerbröckeln, mit Zucker vermischen, ¼ l warme Milch einrühren und das Ganze gehen lassen. Eine Mulde ins Mehl drücken, die Hefemischung hineingießen, rühren und dabei soviel Mehl mit aufrühren, daß ein dickflüssiger Teig in der Mulde steht. Wieder gehen lassen. 1–2 l warme Milch in den Vorteig geben und weiteres Mehl dazurühren, nochmals gehen lassen. Diesen Vorgang wiederholen, bis 5 l Milch verbraucht sind. Den Vorteig unter das Mehl rühren. Das Salz, den Fertigsauer, das Gewürz und weitere 5 l warme Milch dazumischen und mit dem Verkneten beginnen. Diesen schweren Teig knetet man, indem man mit beiden Händen Teig packt, ihn hochzieht und bevor er von der Masse abreißt, mit den Fäusten wieder hineinstößt. So nimmt der feuchte Teil nach und nach das gesamte Mehl auf. Wird der Teig zu fest, weitere Milch zugeben. Beginnt der Teig sich vom Trog zu lösen, gehen lassen, bis er sich verdoppelt hat. Inzwischen die Brotbretter bemehlen und warm stellen. Nun Teigstücke entnehmen, durchkneten und zu runden, glatten etwa 4 Pfund schweren Laiben formen. Auf die Backbretter legen. Im warmen Raum nochmals gehen lassen. Die Eier in der kalten Milch verquirlen, die Brote damit bestreichen. Mit einer Stricknadel Luftlöcher hineinstechen (Sternmuster).
Nun wird der Backofen ausgeräumt, die Glut gelöscht und der Ofen zweimal naß ausgewischt. Sofort die schön gegangenen Laibe hineingeben. Den Ofen fest verschließen, nach 1 Minute 15 Sekunden lang Dampf entweichen lassen. Diesen Vorgang dreimal wiederholen, damit nach dem ersten Anschwellen der Brote schon Dampf entweichen kann, wodurch die Kruste nicht so leicht reißt. Nun langsam den restlichen Dampf ablassen. (Klappe etwa 5 cm herausziehen.) Nach 30 Minuten Backzeit werden die Brote innerhalb des Ofens in ihrer Lage vertauscht, damit alle gleichmäßig Hitze bekommen. Nach insgesamt 1 Stunde Backzeit sind die Brotlaibe fertig.

Oben links Einfaches Schwarzbrot (Seite 95), oben rechts ▷
Sankt Galler Landbrot (auf dieser Seite), Mitte rechts
Bauernbrot (Seite 96), unten Mitte Schwarzbrot für
Wochen (Seite 91), Mitte links Baguettes (Seite 96),
darunter Hausmacher-Knäcke (Seite 100)

Von der Tatsache, daß in diesen heißen Öfen 7–10 Laibe hintereinander liegen, kommt der Ausdruck: das Brot hineinschießen, denn man braucht dazu einen Schieber oder Schießel, den man mit so viel Schwung hineinschiebt, daß das Brot von der Platte auf den für ihn bestimmten Platz schießt.

Anmerkung: Unser Schwarzbrot ist mit einem Fertigsauer (pulverisiert) zubereitet, das sehr sorgfältig abgewogen werden muß, da es eine enorme Triebkraft hat. Um es mit selbstbereitetem Sauerteig zu machen, brauchen wir für 17½ kg Roggenmehl 1¼ kg Sauerteig als Starter, den wir zunächst mit 1 kg vom Roggenmehl und 2 l von der lauwarmen Milch zum Vorteig verarbeiten und gehen lassen. Wir arbeiten ihn dann statt Fertigsauer unter den Teig.

Weißbrot für Wochen

Dieses Brot trifft etwa den Typ der sogenannten Brote »Schweizer Art«. Wir backen es zusammen mit dem Schwarzbrot und schießen es als erstes in die obere Etage des zweistöckigen Ofens.

10 kg Weizenmehl (Type 550) • 8 l warme Milch • 3 Würfel Bäckerhefe zu je 40 g • 350 g Salz • 2 Eier • ½ l kalte Milch

Den Teig genauso zubereiten, wie im vorherigen Rezept beschrieben. Angenehm ist, daß sich dieser Teig wesentlich leichter und etwa in der gewohnten Art kneten läßt. Eier und kalte Milch verquirlen und die Brotlaibe vor dem Einschießen damit bestreichen. Einige Male einstechen.

Anmerkung: Beide Brotsorten lassen sich gut einfrieren.

Nützlicher Hinweis: Unsere 32 schwarzen und 24 weißen Holzofenbrote werden zusammen in einem eingemauerten Trischler-Backofen mit 2 Ebenen aus dem Jahre 1935 gebacken. Die untere Ebene ist erst Heizraum, dann Backfläche. Jeder Holzofen hat seine kleinen Eigenheiten, daher bitte Gebrauchsanweisungen der Öfen oder mündliche Überlieferungen für Backhäuser beachten.

Maier's weiße Stangerl

Hierfür zweigen wir vom Weißbrotteig nach dem vorigen Rezept immer etwas ab und essen von den frischen Stangen, während die Brote backen müssen.

2–3 kg Weißbrotteig (Rezept auf dieser Seite) • 500 g Schweineschmalz • ¼ l saure Sahne • Salz • Kümmel • Paprika

Unter den Weißbrotteig das weiche Schweineschmalz kneten. 2 lange, dicke Rechtecke ausrollen, mit der sauren Sahne bestreichen, mit Salz, Kümmel und/oder Paprika bestreuen, wenden und den Vorgang wiederholen. Fingerdicke Streifen abschneiden. Ein- oder zweimal drehen und auf ein Backblech setzen. Im Holzofen backen, bis sie schön lichtbraun sind.

Sankt Galler Landbrot

Bild gegenüber

Nach dem Brotbacken für Wochen noch einige Spezialbrote und -bäckereien, die wir in kleinen Quanten in unserem Elektroherd backen.

1 Würfel Bäckerhefe (40 g) • 1 Teel. Zucker • 500 g Weizenmehl (Type 405) • 500 g Roggenmehl (Type 997) • 1 Eßl. und 1 Teel. Salz • 0,6 l Wasser

Die Hefe und den Zucker in etwas lauwarmem Wasser lösen. Die beiden Mehlsorten mit dem Salz mischen. Eine Mulde ins Mehl drücken, die Hefelösung und das Wasser hineingießen, unterrühren, mit dem Kneten beginnen. Den Teigballen auf einem bemehlten Brett 10–15 Minuten kneten, dann in ausgemehlter Schüssel an warmem Ort 50 Minuten gehen lassen. Durchkneten, in 2 Stücke teilen. Jedes Stück zu einem Strang von 40–50 cm Länge rollen. Mit einem Küchentuch bedeckt ruhen lassen, und wenn der Teig zu gehen beginnt, die Stränge auf 70–80 cm Länge ziehen. Nochmals 30 Minuten gehen lassen. Aus jedem Strang ein Schneckenhaus

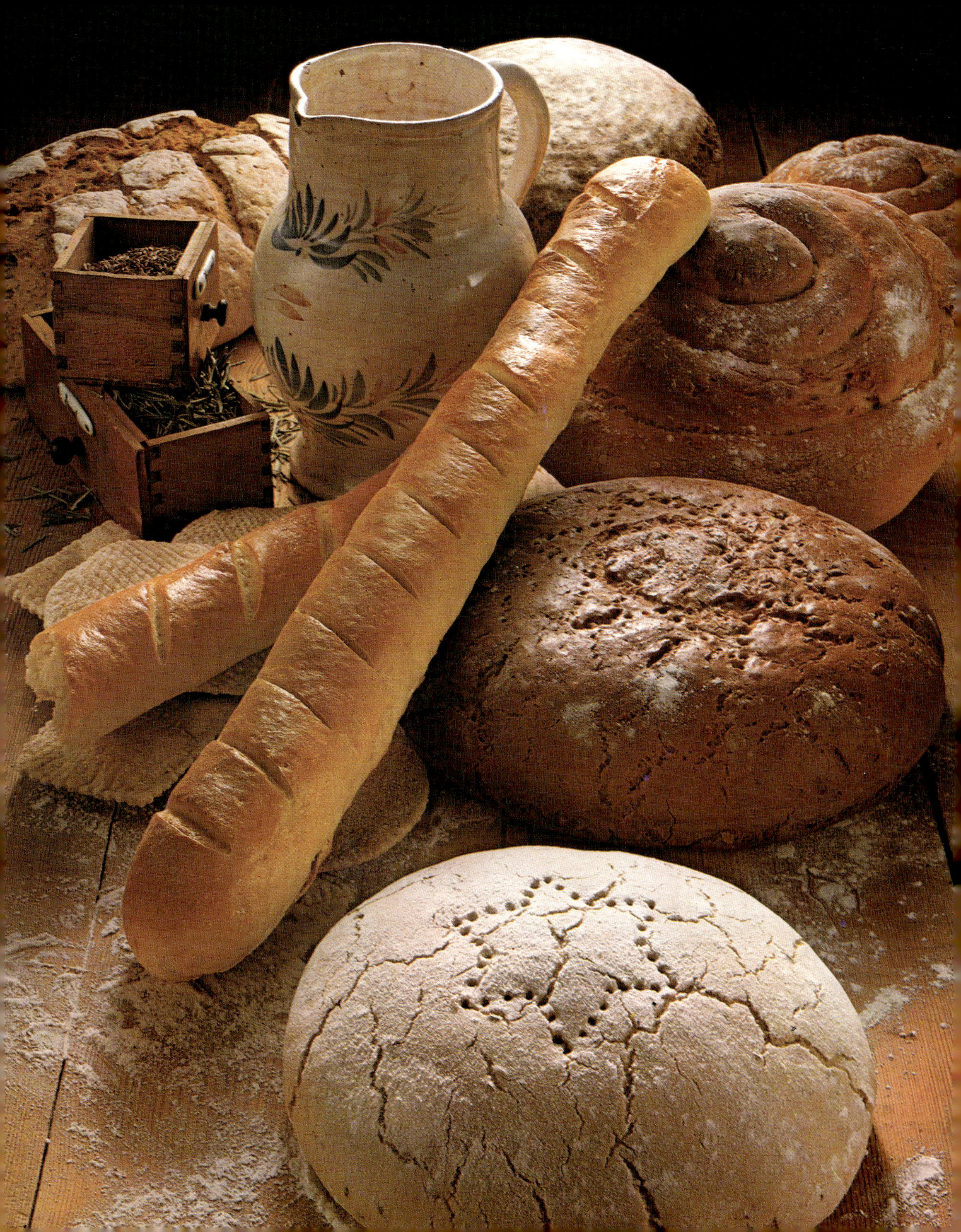

Begriffe und Kniffe zum Thema Brotbacken

Abschlagen: Der noch weiche Teig wird mit einem Holzlöffel kräftig von unten her gegen eine Wand der Schüssel geschlagen. Dabei verbinden sich alle Zutaten. Das Mehl beginnt etwas anzuziehen, der Teig löst sich von der Schüssel und schlägt Blasen.

Anziehen lassen: Ist ein Teig nach dem Abschlagen noch sehr weich, läßt man ihn 10 Minuten stehen. Das Mehl quillt auf und zieht an. Nur notfalls ein wenig Mehl nachgeben.

Aufbewahrung: Hefe- und Sauerteigbrote werden nicht luftdicht verschlossen. Sie brauchen Luftzufuhr, sonst wird die Kruste ledrig und zäh.

Bestreichen: • Mit Wasser vor und sofort nach dem Backen, gibt sanften Glanz, nimmt aber den Landbrotcharakter. • Mit Kartoffelstärkelösung (etwas in kaltem Wasser gelöste Speisestärke in ¼ l Wasser aufkochen lassen und das heiße Brot bestreichen), gibt kräftigen Glanz und eine feste Kruste. • Mit Eidotter in etwas Wasser verquirlt, bräunt goldbraun und schnell. • Mit Zucker in Milch oder Wasser gelöst, gibt satten Glanz. • Mit Mehl bestäuben, gibt dem Brot den matten, pudrigen Landbrotcharakter.

Gabelstiche: Verschiedene Teige brauchen beim Backen die Möglichkeit, sich zu dehnen, ohne daß die Oberfläche reißt. Dies wird durch mehrfaches Einstechen mit einer Gabel erreicht.

Korbbrote: Brotteig in einem Brotkorb gehen lassen, der mit einem möglichst dünnen, stark bemehlten Tuch ausgelegt ist. Teig hineingeben, andrücken, zudecken. Körbe aus kräftigem Geflecht ergeben ein starkes Muster. Das gegangene Brot auf das Blech stürzen und backen.

Küchenmaschinen: Alle Rezepte wurden von und mit Hand gearbeitet. Anweisungen für Entlastung durch Maschinenkraft finden sich in den Gebrauchsanweisungen der einzelnen Geräte.

Ruhen lassen: Wenn im Rezept eine Ruhezeit vorgeschrieben ist, muß man sie unbedingt einhalten.

Teigprobe: Der Teig ist genug gegangen, wenn Sie zwei Finger etwa 2 cm tief hineinstoßen und der Teig sich dennoch wieder schließt.

Verschenken: Brot verschenkt man im Bschoad-Tüchel (bayrisch), in einer bunten Serviette oder Schnupftuch (hochdeutsch) oder in farbigen, kleinen Tischtüchern. Wir schreiben absichtlich nicht bäuerliche Tücher, sie passen nicht in jeden Haushalt: hier sucht und nimmt man ein Tuch, das zu den Beschenkten paßt, so daß es auch wirklich benutzt werden kann. Zur Haus- oder Wohnungseinweihung packt man nach altem Brauch ein Näpfchen mit Salz dazu.

Am hübschesten verschenken sich Korbbrote in dem Korb, in dem man sie hat gehen lassen. Noch dazu haben sie das ländlichste und rustikalste Aussehen: sie wirken so richtig »hausgemacht«!

formen. Dabei das eine Teigende knapp eindrehen, den restlichen langen Strang in immer weiteren Kreisen halb darunterlegen und das Endstück unter das hohe Schneckenhaus drücken. Beide Brote auf bemehltem Backblech auf die Mittelschiene des auf 250 Grad C (Gas Stufe 5–6) vorgeheizten Backofens schieben, eine Tasse kaltes Wasser auf den heißen Boden gießen und blitzschnell die Ofentür schließen. Nach 5 Minuten eventuell noch vorhandenen Wasserdampf durch kurzes Öffnen der Tür entweichen lassen. Backofen auf 200 Grad C (Gas Stufe 3) herunterschalten und das Brot etwa 40 Minuten backen lassen.

Nützlicher Hinweis: Brot ist gut ausgebacken, wenn es beim Klopfen mit dem Fingerknöchel auf den Boden hohl klingt. Notfalls noch einige Minuten Unterhitze nachgeben.

Einfaches Schwarzbrot

Bild Seite 93

200 g Weizenmehl (Type 405) • 300 g Roggenmehl (Type 1150) • 2 Teel. Salz • 1 Würfel Bäckerhefe (40 g) • 2 Teel. Zucker • 1/4 l lauwarme Milch • 100 g Rübensirup oder Biomalz • 1 Eßl. Butter

Die beiden Mehlsorten mischen, salzen, eine Mulde hineindrücken, die Hefe hineinbröckeln und den Zucker darüberstreuen. Mit 4 Eßlöffeln von der Milch anrühren, gehen lassen. In der restlichen Milch den Sirup und die Butter bei schwacher Hitze lösen. Den Hefevorteig unter das Mehl rühren, langsam die lauwarme Milch-Sirup-Mischung darangeben. Den Teig abschlagen und mit dem Kneten beginnen. Den Teig glattkneten und gehen lassen, bis er sich verdoppelt hat. Einen runden Brotkorb

Sauerteig

Abgesehen davon, daß wir meist einen Vorrat davon im Hause haben, schließt nun in diesem Jahr unser Dorfbäcker, bei dem wir uns in Notfällen Ansatz oder Vorteig holen konnten. Mit beiden backen wir Einzelbrote im Elektroherd, für Vorratsbrot aus dem Holzofen kaufen wir »Fertigsauer« ein Pulver, das ähnlich wie Trockenhefe aussieht. • Wir müssen hier zunächst die Warnung aus unserem Buch »Selber Brot backen« wiederholen. Großmutters Rezepte für Sauerteig mit Milch werden nichts, da sich unsere heutige Milch nicht mehr dafür eignet. • Da häufig Brot mit Hefe und Sauerteig zubereitet wird, setzen wir unseren Sauerteig gleich mit Hefe an. Das fördert die Gärung und beeinträchtigt den kräftigen Geschmack des Sauerteiges nicht.
1 Würfel Bäckerhefe mit 1 l lauwarmem Wasser anrühren, 2 Eßlöffel Zucker dazugeben und nach und nach 500 g Weizenmehl (Type 405) einrühren. Möglichst klumpenfrei rühren. Zugedeckt an einem warmen Ort 24–48 Stunden stehen lassen. Nach 24 Stunden einmal durchrühren – wenn es vergessen wird, macht es auch nichts. Bereits nach 24 Stunden kann der Sauerteig verwendet werden. Das kräftige Aroma hat er erst nach 48 Stunden und später. Das Rezept ergibt einen fast flüssigen, hellen Sauerteig, mit dem wir gerne und viel in Verbindung mit Hefe oder Backpulver arbeiten. Der Sauerteig kann gut 10 Tage im Kühlschrank aufbewahrt werden. Ist die Hälfte vom Sauerteig verbraucht und Sie benötigen bald wieder größere Quanten, so rühren Sie 1/2 l lauwarmes Wasser und 250 g Mehl ein.

Variante – Sauerteig ohne Vorratshaltung: Erfordert ein Rezept 500 g Sauerteig, so werden 3 Tage vor dem Backen 15 g Bäckerhefe mit 0,3 l lauwarmem Wasser, 2 Teelöffeln Zucker und 200 g Mehl angesetzt und wie oben beschrieben zubereitet.

mit kräftigem Korbmuster mit einem dünnen, bemehlten Tuch auslegen. Den Teig nochmals durchkneten, zu einem runden Laib formen, in den Brotkorb legen und gleichmäßig fest andrücken. 30 Minuten gehen lassen, dann auf ein bemehltes Backblech stürzen und 1 Stunde im vorgeheizten Backofen bei 180 Grad C (Gas Stufe 2) backen.

Anmerkung: Gehen lassen • Durch die Gärung von Hefe und/oder Sauerteig »geht« = vergrößert sich das Teigvolumen.
Zusammenschlagen • Aus dem Teig alle überflüssige Luft herauskneten.

Bauernbrot

Bild Seite 93

1¹/₄ kg Roggenmehl (Type 1150) • 250 g Weizenmehl (Type 405) • 800 g Sauerteig • ¹/₂ l–³/₄ l lauwarmes Wasser • 50 g Salz • 1 Eßl. Zucker

Die beiden Mehlsorten miteinander vermischen, eine große Mulde hineindrücken und den Sauerteig eingießen. Durchmischen. Je nach Konsistenz des Sauerteiges, das lauwarme Wasser zugeben, salzen und zuckern. Zum Teigballen abschlagen, dann auf dem Backbrett kräftig kneten und einige Stunden zugedeckt gehen lassen. Nochmals durchkneten und zu einem länglichen, hohen Laib formen. Zugedeckt eine weitere Stunde gehen lassen. Auf ein eingefettetes Backblech legen, mehrmals mit einer Stricknadel einstechen. In den auf 225 Grad C (Gas Stufe 4) vorgeheizten Backofen schieben. Einen kleinen flachen Topf mit heißem Wasser auf den Backofenboden stellen und die Tür schließen. 1¹/₂ Stunden bakken lassen.

Baguette

Bild Seite 93

Pariser Stangenweißbrot ist, in Stücke gebrochen, die Delikatesse zu Wein.

500 g Weizenmehl (Type 405) • 1 Würfel Bäckerhefe (40 g) • 1 Eßl. Zucker • ³/₈ l Milch • 1 gestrichener Eßl. Salz

In das Mehl eine Mulde drücken, die Hefe hineinbröckeln, mit dem Zucker und etwas Milch anrühren und etwas gehen lassen. Den Vorteig unter das Mehl mischen, das Salz und weitere Milch dazugeben und den Teig abschlagen, bis er sich von der Schüssel löst. Zugedeckt etwa 30 Minuten gehen lassen. Den Teig zusammenschlagen, halbieren und 2 Stränge von je etwa 50 cm Länge daraus formen. Auf einem gefetteten Backblech zugedeckt nochmals 15 Minuten gehen lassen. Mit einem scharfen Messer einige Male schräg einschneiden. Dann mit kaltem Wasser bestreichen. In den auf 220 Grad C (Gas Stufe 4) vorgeheizten Backofen geben. Eine Tasse kochendes Wasser auf den Ofenboden stellen. Den Backofen schließen und die Stangenbrote in 25 Minuten goldbraun backen. Herausnehmen und sofort nochmals mit kaltem Wasser bestreichen.

Spezialbrote und Brotsuppen

Da es nur wenigen unserer Leser möglich sein wird, ihr Brot in einem Holzofen zu backen, haben wir die Rezepte dieses Kapitels auf den normalen Backofen abgestellt, und es ist uns nach häufigem Probieren auch gelungen, eine Reihe von Spezialbroten selber zu backen.

Wir möchten an dieser Stelle noch einmal grundsätzlich darauf hinweisen, daß beim Brotbacken im Elektro- oder Gasherd eine Tasse oder mehr Wasser in den Ofen gehört. So kann das Brot in der feuchten Luft schnell anschwellen und reißt nicht durch die normalerweise herrschende trockene Hitze auf.

Der perfektionistische wie der gesundheitsbewußte Brotbäcker möchte sich natürlich sein Mehl selber mahlen. Denn die Beschaffung von Mehl verschiedener Getreidearten und Mahlgrade ist mit Schwierigkeiten verbunden, die oft unüberwindlich sind. Und wer wirklich alle Aroma- und Vitalstoffe seines Vollkornmehls für Brot oder Müsli nutzen will, *muß* selber mahlen, da diese Stoffe sich nach wenigen Stunden bereits verflüchtigt haben oder durch den Luftsauerstoff oxydiert sind.

Mehl mahlen kann man nur mit Mahlsteinen: Das Zerreiben von Getreidekörnern zwischen zwei Steinen ist eine der ältesten Nahrungsmittelzubereitungsverfahren der Menschheit. Man brauchte dieses »Mehl« zuerst für einen Brei (unser heutiges Vollkornmüsli), dann wurde (einige tausend Jahre später) dieser Brei auf heißen Steinen zu Fladen (so einer Art von Knäckebrot) gebacken.

Als es später Mühlen gab und den Beruf des Müllers, gab es auch bald Gesetze, die das Mahlen von Mehl zu einer Art Monopol machten. Das ist bis heute so geblieben: Mühlenbetriebe nehmen in der Getreideweiterverarbeitung eine so beherrschende Position ein, daß von allen Grundnahrungsmitteln nur das Getreide als Vorstufe zu Mehl nicht überall und leicht zu kaufen ist. In der Zwischenzeit gibt es hier Abhilfe: Doktor Schnitzer in 7742 Sankt Georgen im Schwarzwald stellt nicht nur sechs verschiedene Getreidemühlenmodelle her, er verkauft auch mahlfertig gereinigten und voll keimfähigen Weizen und Roggen aus biologischem Anbau.

Getreidemühlen sind nicht billig, da sie echte Mahlsteine haben müssen, die man nach gewünschtem Mahl-Feinheitsgrad einstellen kann. Es gibt zwei

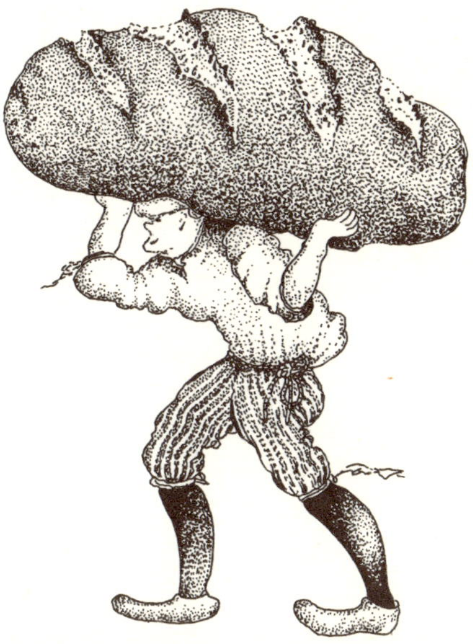

Spezialbrote und Brotsuppen

Mühlen für den Handbetrieb, doch die sind mehr für Müslifreunde gedacht. Mit ihnen ausreichend Mehl für Brot zu mahlen, ist schon sehr anstrengend und zeitraubend. Der Brotbäcker braucht eine elektrisch getriebene Mühle, die auch ein absolut staubfreies Mahlen garantiert. Je nach Größe der Mühle muß man mit Preisen ab DM 450,– (Lüder-Vollwert-Getreide-Mühle, in Reformhäusern) oder ab DM 600,– bei einer Mahlleistung von 80 g Mehl in der Minute oder knapp DM 900,– bei einer Mahlleistung von 200 g Mehl in der Minute rechnen: man braucht für ein 2-Kilo-Vollkornbrot eine Mahl-Zeit von 8 Minuten (beide Dr. Schnitzer).
Anmerkung: Man muß Dauerbäcker sein oder recht gesundheitsbewußt, wenn sich so eine Mühle auch amortisieren soll. Allerdings schmeckt selbstgebakkenes Brot aus selbstgemahlenem Roggen ausgezeichnet.
Wir beginnen unsere Rezepte mit Pumpernickel und Leinsamenbrot, die sich beide in der Gefriertruhe gut bevorraten lassen. Neben einigen Diätbroten haben wir auf Wunsch auch ein Knäckebrot-Rezept ausprobiert, obwohl das käufliche Knäckebrot dem geforderten Brot-Reinheitsgebot entspricht: Es enthält ausschließlich natürliche Bestandteile.
Unseren backenden Vorfahren haben wir voraus, daß wir das Brot nicht mehr trocknen müssen, um es zu bevorraten, sondern daß wir es einfrieren können. Trotzdem bringen wir Ihnen einige Brotsuppenrezepte, so wie man sie früher aus getrocknetem Brot machte. Die Armen holten sich in unserer engeren Heimat die von den Bauern im Pfarrhaus abgelieferten »Altarlaibe« ab, die in der Wasserburger Gegend auch »Seelenwecken« genannt wurden (sie wurden am Allerseelentag in Erinnerung an die Toten gebacken), um davon bis in den Winter hinein ihre Brotsuppen zu bestücken.

Pumpernickel

Um ihn herzustellen, haben wir viel probiert. Am besten gelungen ist er uns schließlich mit den Zutaten von Bäckermeister W. Fahrenkamp. Da dieses Brot endlos backen muß, geben wir es abends in den Ofen, bevor wir ins Bett gehen.

1 kg Roggenschrot fein • 500 g Roggenschrot mittel • 500 g Sauerteig (Rezept Seite 95) • ½–¾ l lauwarmes Wasser • 2 Eßl. Salz • 150 g Rübenkraut (Rübensirup) • Öl zum Bestreichen

Die beiden Schrotsorten mischen, eine Mulde hineindrücken und den Sauerteig hineingießen. Mit dem Schrot vermischen. Nach und nach ½ Liter lauwarmes Wasser dazumengen, salzen und das Rübenkraut einarbeiten, eventuell noch weiteres Wasser nachgeben. Kräftig kneten, bis der Teig glatt und geschmeidig ist. Den Teigballen dünn mit Öl bestreichen und zugedeckt 4 Stunden gehen lassen. Wieder durchkneten und zu einem kastenformlangen Laib formen. In eine ausgefettete Form geben und nochmals 30 Minuten gehen lassen. Mit kaltem Wasser bestreichen, mit Alufolie dicht abschließen. Im vorgeheizten Backofen bei 120 Grad C (niedrigste Gasstufe) 12 Stunden backen. Folie abnehmen, Herd abdrehen und das Brot noch 1 Stunde im Ofen belassen.

Anmerkung: Schmeckt am besten in ganz dünnen Scheiben. Zum Einfrieren schneiden wir den Pumpernickel auf, geben zwischen die Scheiben Frischhaltefolie und wickeln Portionspakete von 6 Scheiben fest in Alufolie.

Leinsamenbrot

Ein Brot, das sich sowohl in Folie wie in der Tiefkühlung besonders gut bevorraten läßt.

125 g Leinsamen • ¼ l kochendes Wasser • 500 g Roggenmehl (Type 1370, notfalls 997) • 300 g Weizenmehl (Type 550) • 1 Würfel Bäckerhefe (40 g) • 1 Teel. Zucker • ¼ l lauwarmes Wasser • 200 g Sauerteig (Rezept Seite 95) • ¼ l Kefir • 1 Eßl. Salz • Öl zum Bepinseln

Den Leinsamen mit dem kochenden Wasser übergießen, 2 Stunden quellen lassen, abgießen. Die Mehlsorten mischen, eine Mulde hineindrücken. Die Hefe hineinbröckeln, zuckern, das lauwarme Wasser mit etwas Mehl vom Muldenrand dazurühren. Zugedeckt 10 Minuten gehen lassen. Den Hefevorteig untermischen, den Sauerteig, den Leinsamen, den Kefir und das Salz darunterarbeiten. Kräftig und lange kneten – etwa 15 Minuten. Den glatten Teigballen zugedeckt 3–4 Stunden gehen lassen. Nochmals kräftig durchkneten, zu einem kastenformartigen Laib formen. Dünn mit Öl bepinseln, abdecken und weitere 2 Stunden gehen lassen. In den auf 250 Grad C (Gas Stufe 5–6) vorgeheizten Backofen geben, 1 Tasse heißes Wasser dazugießen, nach 5 Minuten den Restdampf entweichen lassen. Bei 200 Grad C (Gas Stufe 3) 1½ Stunden backen. Kurz vor Backende mit Wasser bestreichen.

Eiweißangereichertes Brot

Dieses Diätbrot, das durch den Zusatz von Sojamehl und spezieller Trockenmagermilch zusätzliches Eiweiß enthält, ist besonders für ältere Leute geeignet, die meist zuwenig Eiweiß zu sich nehmen. Außerdem deckt es den Eiweißbedarf bei Menschen, die einen zu hohen Harnsäurespiegel haben, da Pflanzeneiweiß purinfrei ist. Schließlich ist es ein Brot, das sich bei Schlankheitskuren einsetzen läßt. Sein Vorteil gegenüber fertigen eiweißangereicherten Broten besteht darin, daß es preisgünstiger und jederzeit verfügbar ist.

1 Päckchen Trockenhefe (7 g) • 1/10 l lauwarmes Wasser • 250 g Weizenmehl (Type 405) • 1½ Teel. Salz • 2 Teel. Zucker • 60 g vollfettes Sojamehl • 3 Eßl. Trockenmagermilch • 1 Eßl. Margarine

Die Hefe im lauwarmen Wasser lösen und etwas anziehen lassen. Inzwischen das Mehl, das Salz, den Zucker, das Sojamehl und die Trockenmilch in eine Schüssel sieben. Die Hefelösung angießen und untermischen und den Teig gut abschlagen, bis er sich von der Schüssel löst. In einer mit etwas Margarine ausgefetteten Schüssel zugedeckt etwa 1½ Stunden gehen lassen. Den Teig zusammenschlagen und nochmals 20 Minuten gehen lassen. Nochmals zusammenschlagen. Statt Mehl Margarine auf das Backbrett geben und einkneten, damit sich der strenge Teig zu einem länglichen Laib mit glatter Oberfläche formen läßt. In eine gefettete oder teflonbeschichtete Kastenform (20 × 7,5 × 11,5 cm) legen. Nochmals gehen lassen, bis sich der Teig verdoppelt hat – insgesamt etwa 1 Stunde. In den auf 200 Grad C (Gas Stufe 3) vorgeheizten Backofen geben und 50 Minuten backen lassen.
Dünn mit Margarine bestreichen und mit Lachsschinken oder Puterbrust belegen.

Unser Tip: Brote mit Trockenmilch bräunen schneller, deshalb auf der untersten Schiene backen und eventuell mit Alufolie abdecken.

Glutenfreies Brot

Dieses und das folgende Brot sind reine Diätbrote. Das erste ist für Menschen, die kein Kleber-Eiweiß vertragen. Medizinisch wird ihre Krankheit Zöliakie oder einheimische Sprue genannt. Für sie sind Kartoffel-, Reis- und Maisstärkemehl unschädlich. Hier ein Rezept, wie man ein glutenfreies Brot backen kann. Die Brote werden ziemlich fest und trocknen leicht aus, daher empfiehlt es sich, sie frisch aufzuschneiden und einzufrieren.

1 kg glutenfreies Maismehl Hammermühle • 1–2 Teel. Salz • 2½ Würfel Bäckerhefe zu je 40 g • ½ l lauwarme Milch • 3/8 l lauwarmes Wasser • Keimöl

Das Maismehl und das Salz mischen. Die Hefe in die lauwarme Milch-Wasser-Mischung bröckeln und einige Male umrühren. Die Mischung an das Mehl gießen und langsam alles gut miteinander verarbeiten. In zwei ausgefettete Kastenformen von je 30 cm Länge füllen und 1 Stunde ruhen lassen. Den Backofen auf 250 Grad C (Gas Stufe 5–6) vorheizen. Den Brotteig der Länge nach mit einem Messer einmal tief einschneiden. In den Ofen geben und insgesamt 60–70 Minuten backen lassen. Dabei nach 5 Minuten Backzeit auf 225 Grad C (Gas Stufe 4), nach weiteren 10 Minuten auf 220 Grad C (Gas Stufe 3) und nach nochmals 10 Minuten auf 180 Grad C (Gas Stufe 2) herunterschalten und zu Ende backen. Die Brotoberfläche mit Keimöl bestreichen und 5 Minuten nachbacken.

Spezialbrote und Brotsuppen

Eiweißfreies Brot

Es gibt Leute mit einer speziellen Eiweißallergie (medizinisch Phenylketonurie), die kein gewöhnliches Mehl vertragen. Auch für jede eiweißarme Diät (Nierenschwäche) ist dieses salzfreie und natriumarme Brot geeignet.

1 Paket Wiechert eiweißfreies Fertigmehl (1 kg) · ¾ Würfel Bäckerhefe (30 g) · 0,4 l lauwarmes Wasser · 50 g Margarine

Das Mehl erwärmen. Die Hefe im lauwarmen Wasser auflösen. Das Fertigmehl und die Margarine dazugeben und etwa 5 Minuten kräftig rühren. Den Teig in zwei langen, ausgefetteten Formen (Inhalt je 1¼ l) 30 Minuten gehen lassen. Bei etwa 225 Grad C (Gas Stufe 4) 20 Minuten auf der Mittelschiene backen. Sofort mit warmem Wasser bepinseln.

Wichtige Anmerkung: Das Fertigmehl muß vor der Teigbereitung auf 30 Grad C erwärmt werden.

Varianten: Den Teig kann man auch mit ½ Teelöffel Anis, Fenchel, Kümmel oder Kardamom würzen. Ersetzt man im obigen Rezept das eiweißfreie Fertigmehl durch glutenfreies, bekommt man ein Brot für Kleber-Eiweiß-Überempfindliche.

Berliner Salzkuchen

Meine Frau hat sie aus ihrer Berliner Schulzeit mit in die Ehe gebracht.

600 g Roggenmehl (Type 1150) · 2 Päckchen Backpulver · 2 Teel. Salz · 1 Teel. gemahlener Kümmel · ½ l Weißbier · 2 Teel. Margarine · 1 Teel. Kümmel

Das Mehl mit dem Backpulver, 1 Teelöffel Salz und dem gemahlenen Kümmel mischen, unter Rühren das Bier dazugeben und zu glattem Teig abschlagen. Brötchengroße Teigstücke zu Kugeln rollen, in Mehl drehen, auf ein gefettetes Backblech geben. Etwas flachdrücken, so daß die Standfläche größer wird. Mit Salz und Kümmel bestreuen und in etwa 30 Minuten im vorgeheizten Backofen bei 200 Grad C (Gas Stufe 3) backen.

Hausmacher-Knäcke

Bild Seite 93

Man muß Geduld haben, beim Formen wie beim Backen. Bis alle Fladen gebacken sind, heißt es 1 Stunde beim normalen Backofen stehen. Günstig ist, wenn man sie am Großbacktag zum Abschluß in den Holzofen geben kann.

600 g Weizenmehl (Type 405) · 1 Eßl. Salz · 200 g Grahammehl (Type 1700) · 30 g Margarine · 3/10–½ l Wasser

Das Weizenmehl mit dem Salz und dem Grahammehl mischen, die kalte Margarine in Flocken daraufsetzen und mit dem Mehl verreiben. Nach und nach nur so viel kochendes Wasser angießen und gründlich vermengen, daß ein fester Teig entsteht. Den Teigballen im Kühlschrank kühlen lassen. Dann auf mit Grahammehl bestreutem Brett kräftig kneten. Den Teig in Stückchen teilen, jedes Stück zu einer dünnen Platte von 8–10 cm Durchmesser ausrollen. Die Fladen auf ein Backblech legen. Im vorgeheizten Ofen bei 170 Grad C (Gas Stufe 2) backen, bis sie weiß und hart sind, etwa 15 Minuten. Sie dürfen nicht braun werden.

Salzbrezeln

Richtige Laugenbrezeln darf nur der Fachmann machen, denn das Kochen der Brezeln in Lauge kann bei falscher Dosierung zu Gesundheitsschäden führen.

500 g Weizenmehl (Type 405) · 2 Teel. und 3 Eßl. Salz · ¼ Würfel Bäckerhefe (10 g) · 1 Prise Zucker · ⅛ l lauwarmes Wasser · 20 g Butter · ⅛ l lauwarme Milch · 3 l Wasser · 2 Eßl. Salz · 3 Eßl. grobes Salz

Das Mehl sieben, mit 2 Teelöffeln Salz mischen. In die Mitte eine Mulde drücken, die Hefe hineinbröckeln, den Zucker darüberstreuen. Mit 4 Eßlöffeln lauwarmem Wasser und etwas Mehl vom Muldenrand anrühren und zugedeckt 10 Minuten gehen lassen. Die Butter in der lauwarmen Milch schmelzen lassen. Den Vorteig unterrühren, die Milch und das restliche Wasser zugießen. Den Teig abschlagen, bis er sich von der Schüssel löst. Auf dick bemehltem Brett glattkneten. Zugedeckt 30 Minuten gehen lassen. Nochmals kräftig kneten und in 15 Stücke teilen. Jedes Teil zu einem Strang mit dickem Mittelstück und dünnen Enden von 30 cm Länge rollen. Das Brett immer wieder bemehlen, der Teig klebt leicht an. Brezeln schlingen, dabei die Enden gut auf die dickeren Seiten drücken. Die Brezeln zugedeckt nochmals 10 Minuten ruhen lassen. Backofen auf 230 Grad C (Gas Stufe 4–5) vorheizen, gleichzeitig in einem großen Topf 3 l stark gesalzenes Wasser zum Kochen bringen. Die Brezeln der Reihe nach hineingeben und sofort herausnehmen, wenn sie hochkommen. Auf ein Küchentuch zum Abtropfen legen. Mit einem scharfen Messer am dicken Mittelstück etwas einschneiden und mit grobem Salz bestreuen. Auf bemehltem Backblech in den Backofen schieben, ½ Tasse Wasser auf den Ofenboden gießen, Türe sofort schließen. Temperatur auf 200 Grad C (Gas Stufe 3) herunterschalten und die Brezeln 30 Minuten backen lassen.

Riemische Weckerl

Meine Frau pflegt ihre bayerische Art unter anderem mit diesen typischen Weckerln.

300 g Roggenmehl (Type 997) • 300 g Weizenmehl (Type 405) • 1 Päckchen Bäckerhefe (40 g) • 4 Eßl. Wasser • 1 Teel. Zucker • 200 g Sauerteig (Rezept Seite 95) • ¼ l lauwarmes Wasser • 1½ Teel. Salz • 3 Eßl. Kümmel

Die beiden Mehlsorten zu gleichen Teilen mischen, eine Mulde hineindrücken. Die Hefe hineinbröckeln, mit dem Wasser, dem Zucker und etwas Mehl vom Muldenrand anrühren und kurz gehen lassen. Unterrühren, den Sauerteig dazumischen, salzen und nach und nach mit dem lauwarmen Wasser zu knetfähigem Teig abschlagen. Kräftig kneten, dann zugedeckt gehen lassen, bis sich der Teig verdoppelt hat. Nochmals durchkneten und etwa 20 längliche Weckerln (Brötchen) daraus formen. Rundum im Kümmel wälzen und nochmals 15 Minuten gehen lassen. Im vorgeheizten Backofen bei 220 Grad C (Gas Stufe 4) auf einem gefetteten Backblech 25 Minuten backen. Bei Backbeginn ½ Tasse kochendes Wasser auf den Backofenboden gießen, Türe sofort schließen. Die Riemischen Weckerln noch heiß mit kaltem Wasser bestreichen.

Korinthenbrötchen

Wenn überraschend Gäste hereinschneien, backen wir sie schnell, denn sie schmecken vor allem lauwarm besonders gut.

200 g Mehl (Type 405) • ¼ Teel. Salz • 2 Eßl. Zucker • 1 Päckchen Backpulver • 50 g Butter • 40 g Korinthen, auch Rosinen • 6 Eßl. Milch • 200 g Hüttenkäse

Das Mehl mit Salz, Zucker und Backpulver in einer Schüssel gut vermischen. Die kalte Butter in Flocken daraufsetzen und alles mit den Händen verreiben, bis ein feiner Grieß entsteht. Die Korinthen untermischen, die Milch einrühren und den Hüttenkäse dazumengen. 12 Tortelette- oder Ragout-fin-Förmchen ausfetten. Zu zwei Dritteln mit dem festen Teig füllen, nicht glattstreichen. Im vorgeheizten Backofen bei 200 Grad (Gas Stufe 4) in 20 Minuten goldgelb backen.

Variante – Thymianbrötchen
Zucker und Korinthen weglassen. Dafür kräftiger salzen und dem Teig ¼ Teelöffel zerriebenen, getrockneten Thymian zusetzen.

Spezialbrote und Brotsuppen

Schnelle Brotsuppe

Altbackenes Brot gibt es in jedem Haushalt. Die folgende Suppe kann aus Weiß-, Grau- oder Schwarzbrot gemacht werden.

200 g Brot • $1-1\frac{1}{2}$ l Fleischsuppe • Salz • 1 Zwiebel • 1 Eßl. Schmalz

Das Brot in feine Scheiben schneiden und in eine Suppenschüssel geben. Die Fleischsuppe zum Kochen bringen und sofort über das Brot gießen. Mit Salz abschmecken. Die Zwiebel feinhacken, im heißen Schmalz bräunen und auf die Suppe gießen.

Reiche Brotsuppe

300 g Grau- oder Schwarzbrot • 2 l Fleischsuppe • Salz • Pfeffer • 3 Eier • $\frac{1}{8}-\frac{1}{4}$ l saure Sahne • 1 Bund Schnittlauch

Das Brot in feine Scheiben schneiden und auf dem Blech im Backofen rösten, bis es goldbraun ist. Die Fleischsuppe zum Kochen bringen. Das Brot in einen Topf geben, mit der kochenden Fleischsuppe übergießen und 15 Minuten kochen lassen. Durch ein Sieb passieren, mit Salz und Pfeffer abschmekken. Die Eier verquirlen und die Suppe damit binden. Je nach Säure des verwendeten Brotes $\frac{1}{8}-\frac{1}{4}$ l saure Sahne einrühren und mit Schnittlauch bestreut servieren.

Süße Brotsuppe I

Ich glaube, schon nördlich des Mains beginnt die Vorliebe für diese Art von Brotsuppen.

125 g gedörrte Aprikosen, Birnen oder Pflaumen • 50 g Sultaninen • 1 Glas Wein oder Wasser • 300 g Grau- oder Schwarzbrot • $\frac{3}{4}$ l Milch • 1 Prise Salz • 4 Eßl. Zucker • 1 Teel. gemahlener Zimt • Saft von 1 Zitrone

Das Dörrobst und die Sultaninen im Wein oder Wasser über Nacht weichen lassen. Dann so viel Flüssigkeit angießen, daß alles 2 Finger dick bedeckt ist, abgießen. Das Wasser aufheben. Das Brot in Scheibchen darin aufquellen lassen, dann mit dem Schneebesen verschlagen. In einen Topf geben, salzen, mit der Milch und weiterem Wasser auf $1\frac{1}{2}$ l Suppe auffüllen und langsam zum Kochen bringen. Nach 10 Minuten die Früchte, den Zucker und den Zimt einrühren und weitere 20 Minuten mehr ziehen als kochen lassen. Vor dem Anrichten mit dem Zitronensaft abschmecken.

Süße Brotsuppe II

300 g Brotreste beliebiger Art • $\frac{3}{4}$ l kochende Milch • $\frac{1}{2}$ Glas Marmelade • Zucker nach Geschmack • 1 Prise Salz • $\frac{1}{4}-\frac{1}{2}$ l Buttermilch

Die Brotreste zerbröckeln, die Milch aufkochen lassen und darübergießen, das Brot quellen lassen. Mit dem Handmixer verquirlen, mit etwas Wasser zu einer dicken Suppe verlängern und 15 Minuten kochen lassen. Die Marmelade, Zucker nach Geschmack und 1 Prise Salz einrühren, dann mit Buttermilch verdünnen.

Anmerkung: Vorsicht! Brotsuppen brennen gerne an, ganz gleich, ob sie salzig oder süß zubereitet werden. Daher immer rühren und kleine Flamme und/oder Asbestplatte benutzen.

Allerlei Gebildbrot und Gebäck

Im Brauchtum begleitet das Brot den Menschen von der Wiege bis zur Bahre und durch den Jahreslauf. Zur Taufe, zur Hochzeit, zur Hauseinweihung wie zur Beerdigung, zu Ostern, Sankt Martin, Allerseelen und Weihnachten gab es (und gibt es wieder) bestimmte Brot- und Gebäckformen, die man »Gebildbrote« nennt. Die Gebildbrote in Tier- und Menschenform (es gibt auch Brezeln, Zöpfe und Hörnchen) galten der Kirche zunächst als abergläubische Teigbilder aus heidnischer Zeit. Sie wurden dann aber zu Heiligen umfunktioniert. So ist der aus der Schweiz stammende Grittibänz ein Nikolausgebäck und stellt Knecht Ruprecht dar. Er wurde durch wandernde Bäckergesellen verbreitet und durch die Schokoladenindustrie aus der Mode gebracht. Als man Glanzbilder des Nikolaus auf Lebkuchen klebte, entstand der Weihnachtsmann.

Die Weck- oder Korinthenmännchen aus meiner (Ulrichs) niederrheinischen Heimat mit eingebackener Tonpfeife sind dem Heiligen Sankt Martin geweiht, als Eiermandln mit eingebackenem gefärbten Osterei gehören sie in Bayern zum österlichen Brauchtum.

Teigmänner und Teigfrauen mit deutlichen Geschlechtsmerkmalen sind alte Fruchtbarkeitssymbole und nicht Darstellungen von Adam und Eva.

Der Hase in Teigform ist in Verbindung mit Ostern ein junges Gebildbrot: Hasen wurden immer und überall gebacken, manchmal mit Spiralen (ebenfalls ein altes Symbol) als Hinterläufen. Gerne gebacken wurden auch Schlangen, Frösche, Böcke, Pferde, Fische, Vögel und Schweine. Das Schwein oder der Schweinskopf sind Glücksbringer: sie »wühlen das Glück auf«. Aus dem alten Jul-Eber wird das Gotteschwein, das Silvester oder zu Neujahr gebacken wird.

Zu Ostern gibt es neben dem Hasen und der Brezel das Osterlamm. Es wird in der Form gebacken. Die Form setzt sich aus zwei Teilen zusammen, der Teig ist meist Biskuit und das Lamm vollplastisch. Am ältesten ist die Brezel, das Götterbrot: der Teigring symbolisiert die vor der Brust gekreuzten Arme oder auch das sich drehende, umlaufende Sonnenrad. Die verschiedenen Osterbrote haben als Vorbild die jüdischen ungesäuerten Fladen, können also in der Form sehr einfach sein. So ist der Kärntner

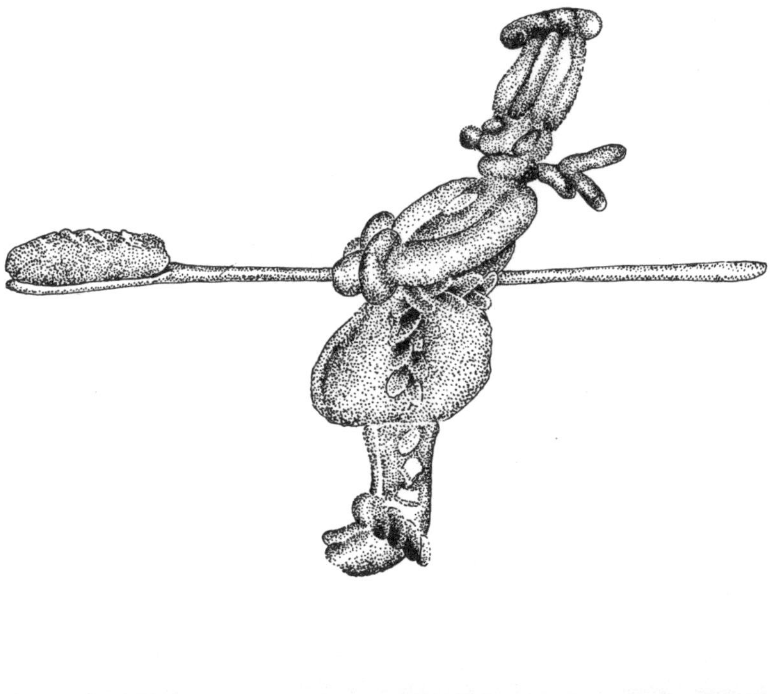

Allerlei Gebildbrot und Gebäck

Osterfleck ein flacher, runder, süßer Hefefladen, dessen Teig mit Safran gelb gemacht wird, um die Sonne zu symbolisieren.
Das Weihnachtsbrot hat in Deutschland verschiedene Namen und verschiedene Rezepte. Im Norden ist es der Stollen oder Klöben (mit Rosinenfüllung), im Osten der Striezel (mit Mohnfüllung), im Westen der Stuten (ebenfalls mit Korinthen und Rosinen), im Süden das Kletzenbrot (mit Früchtefüllung) und in Schwaben das Hutzelbrot (mit getrockneten Früchten).
Kipfel und Hörnchen stellen die dämonenabwehrende Mondsichel dar oder auch die zweispitzigen Stierhörner gegen den bösen Blick. Daß sie nach der Befreiung Wiens von den Türken 1683 erfunden sein sollen, um den islamischen Halbmond zu parodieren, ist der Erfindungsgabe eines geschäftstüchtigen Konditors zuzuschreiben.
Printen oder Prenten sind »gedrucktes« (to print) Gebildbrot aus hölzernen Formen, die früher und heute wieder bildlos waren und sind. Zwischendurch gab es eine Zeit der geschnitzten Printenmodeln. Die Rezepte werden noch immer von den Herstellern gehütet, und wir plädieren dafür, daß man sie fertig kauft. Besser kann man sie nicht machen.
Dafür sollte man aber Springerle, bayerisches Marzipan oder Spekulatius backen, wenn man Modeln aus Holz besitzt, in die Figuren, Wappen, Tiere oder ähnliches eingeschnitzt sind. Die weißen gemodelten Springerle kann man anschließend noch bemalen und zum Beispiel an den Christbaum hängen.
Sie finden in diesem Kapitel eine Reihe von Rezepten und Gebildbrotanleitungen für Ihre häuslichen Feste.
Moderner Anhang: Till Eulenspiegels gebackene Eulen und Affen sind keine Gebildbrote, sondern Vorläufer der Eat Art, Unterabteilung Backkunst, deren Vertreter Friedel Hensler aus Limburg, Sigrid Baumann aus Stuttgart und Harry Kramer aus Kassel im Katalog zur Ausstellung »Backbilder« (Kunstverein Hannover Dezember 1976) mit Teigwerken dargestellt sind und Kreative unter unseren Lesern vielleicht anregen werden. Das Rezept für den Grundteig finden Sie gleich im Anschluß.

Einfaches Gebildbrot

1 kg Weizenmehl (Type 405) • 1 Würfel Bäckerhefe (40 g) • 1 Teel. Zucker • ½ l und ⅛ l lauwarme Milch • 125 g Margarine • 1 Eßl. Salz • 1 Ei

In das Mehl eine Mulde drücken. Die Hefe hineinbröckeln, zuckern und mit etwas lauwarmer Milch anrühren. Etwa 10 Minuten gehen lassen. Inzwischen die Margarine schmelzen und wieder abkühlen lassen. Die Hefe mit dem Mehl vermengen, dann mit allen Zutaten vermischen. Den restlichen ⅛ l Milch nur langsam zugeben, falls der Teig zu fest werden sollte. Den Teig abschlagen, durchkneten und zugedeckt warm und zugfrei beiseite stellen. Gehen lassen, bis sich der Teig verdoppelt hat. Dann beliebige Gebildbrote oder einen Zopf daraus formen oder flechten (Zeichnung Seite 112). Nochmals gehen lassen und im vorgeheizten Backofen bei 200 Grad C (Gas Stufe 3) backen.

Nützlicher Hinweis: Gebildbrote werden trocken oder mit Butter bestrichen gegessen. Oder aber man überzieht sie mit Zuckerguß: 125 g Puderzucker mit 2 Eßlöffeln lauwarmem Wasser oder Zitronensaft glattrühren und dick auf die noch lauwarmen Gebilde streichen.

Süßes Gebildbrot

Flechten wir aus diesem Teig Zöpfe, so kneten wir immer 100 g Sultaninen, manchmal auch gehacktes Zitronat mit ein.

1 kg Weizenmehl (Type 405) • 1 Würfel Bäckerhefe (40 g) • 100 g Zucker • 1 Teel. geriebene Zitronenschale • 150 g Butter • ⅜ l Milch • 2 Teel. Salz • 3 Eier

Den Teig aus den Zutaten wie im Rezept für einfaches Gebildbrot herstellen, beliebig formen und wie oben beschrieben backen.

Allerlei Gebildbrot und Gebäck

Rheinische Weckmänner

gibt es zum Martinsfest. Ganz typisch und unerläßlich ist die Tonpfeife.

Teig wie für süßes Gebildbrot nach Rezept auf der linken Seite, außerdem: 75 g Zucker • 1 Eiweiß • 1 Eigelb • Korinthen • 12 Tonpfeifen

Einen süßen Gebildbrotteig bereiten. Weitere 75 g Zucker hinzufügen. Den gegangenen, nochmals durchgekneteten Teig 2½–3 cm dick ausrollen. Nach einer Schablone mit scharfem Messer 12 Weckmänner schneiden. Den kurzen linken Arm etwas länger und dünner formen, mit Eiweiß bestreichen und über der Tonpfeife auf den Bauch kleben. Die ganze Figur mit verquirltem Eigelb bestreichen. Korinthen für Augen, Nase und Knöpfe fest in den Teig drükken (Zeichnung Seite 112). Nochmals kurz gehen lassen, dann im vorgeheizten Backofen bei 200 Grad C (Gas Stufe 3) auf der Mittelschiene 12–15 Minuten backen.

Unser Tip: Während der Teig für die Gebilde geht, aus Karton die entsprechende Schablone schneiden.

Glücksschweine

Bild Seite 111

Man kann sie auf alle Fälle aus den Teigresten von Grittibänzen und Weckmännern anfertigen. Will man sie separat backen, braucht man:

Halbe Menge Teig wie für einfaches oder süßes Gebildbrot nach den Rezepten auf der linken Seite, außerdem: 1 Eigelb • Korinthen

Aus dem ausgerollten Teig mit einem Glas von 6–7 cm Durchmesser etwa 10 Kreise stechen. Den Rest Teig nochmals verkneten, ausrollen. Die Ohren und rechteckigen Schnuten (Schnauzen) schneiden. Mit Eiweiß die Ohren an- und die Schnuten aufkleben. Korinthen für Augen und Nasenlöcher fest in den Teig drücken. Mit verquirltem Eigelb bestreichen und 10–12 Minuten bei 200 Grad C (Gas Stufe 3) im vorgeheizten Ofen backen.

Grittibänzen

Bild Seite 111

Das älteste Nikolausgebäck (Knecht Ruprecht) stammt aus der Schweiz und wurde durch wandernde Bäckergesellen weit verbreitet. Es gibt unzählige Formen, wir finden den Grittibänz mit Zipfelmütze und Rute am hübschesten.

Teig wie für süßes Gebildbrot nach Rezept auf der linken Seite, außerdem: 1 Eigelb • Korinthen • 12 Ruten

Zubereitung wie Rheinische Weckmänner, nur die Arme ausgestreckt lassen. Die Rute vor dem Backen einstecken.

Eiermandl

Das Eiermandl entspricht einem alten bayerischen Brauch, der inzwischen weit über die Grenzen Bayerns hinaus Anklang gefunden hat.

500 g Weizenmehl (Type 405) • ½ Würfel Bäckerhefe (20 g) • knapp ¼ l Milch • 2 Eßl. Butter • 3 Eßl. Zucker • 2 Eier • Salz • 1 Eßl. getrocknete Zitronenschale • 4 hartgekochte Eier • 16 Korinthen • 1 Eigelb • 1 Eßl. Kondensmilch

Aus den angegebenen Zutaten mit den rohen Eiern, 1 guten Prise Salz und der Zitronenschale einen Teig bereiten, wie bei »einfaches Gebildbrot« (linke Seite) beschrieben. Den gegangenen Teig durchkneten und auf bemehltem Brett ausrollen. Nach der Schablone 4 Männlein daraus schneiden. Den sehr großen Kopf auf passende Größe zusammenschieben, die Korinthen als Augen, Nase und Mund einsetzen, den Hals durch Fingerdruck von beiden Seiten markieren. Auf den Bauch je 1 hartes Ei legen und die langen Arme über dem unteren Eiende wie ein Nest zusammenschlagen. Das Eigelb mit Kondensmilch verquirlen, die Männlein damit bestreichen und die Figuren noch etwas nachformen. Auf gefettetem Backblech 15 Minuten gehen lassen, dann im vorgeheizten Backofen bei 200 Grad C (Gas Stufe 3) in etwa 25 Minuten goldbraun backen.

Allerlei Gebildbrot und Gebäck

Osternest

In der Schweizer Heimat meiner (Evas) Mutter werden sie Züpfe-Knopf genannt. Wir verwenden sie gerne als eßbare Tischkarten.

Zutaten für 1 Nest:
100 g Teig wie für einfaches Gebildbrot nach Rezept Seite 104 oder anderer Hefeteig, außerdem: 1 Eigelb • 1 hartgekochtes Ei mit Schale

Den Teig zu einem Strang von etwa 30 cm Länge rollen. In die Mitte einen losen Knoten machen, die beiden Enden übereinanderlegen und unter den Knoten stecken (Zeichnung Seite 112). In die Mitte 1 hartgekochtes Ei legen. Das Ei, während der Teig geht, an seinem Platz lassen. Danach herausnehmen, das entstandene Nest mit verquirltem Ei bestreichen und zum Abbacken in die Mitte ein Ersatzei, geformt aus Alufolie, legen. Nach 20 Minuten Backzeit bei 200 Grad C (Gas Stufe 3) herausnehmen, Folie entfernen. Ins Nest 1 hartes Ei, bemalt und mit dem jeweiligen Namen beschriftet, setzen. Das Gebäck als Tischkarten aufstellen.

Osterhasen

werden nicht ausgestochen oder ausgeschnitten, sondern geformt.

Halbe Menge Teig wie für süßes Gebildbrot nach Rezept Seite 104, außerdem: 1 Eiweiß • 1 Eigelb

Einfache Form: Den gegangenen Teig durchkneten. Insgesamt 15 Kugeln daraus formen: 5 große, 5 mittelgroße, 5 kleine. Die Kugeln dicht nebeneinander auf das Backblech legen, etwas flachdrücken. Jeweils 1 große, 1 mittelgroße und 1 kleine an den Nahtstellen mit Eiweiß zusammenkleben. Die oberste, kleine Kugel etwas länglich ziehen, mit scharfem Messer von oben her einschneiden und so die Öhrchen formen. Backzeit 25 Minuten bei 200 Grad C (Gas Stufe 3).

Kunstvolle Form: Den gegangenen Teig nochmals durchkneten und etwa 3 cm dick ausrollen. Etwa 10 Streifen von 2 cm Breite davon abschneiden. Die Streifen zu 20 cm langen Strängen rollen. Daraus die Rümpfe formen (Zeichnung Seite 112). Aus dem restlichen Teig Köpfe und Schwänzchen schneiden, Nahtstellen mit Eiweiß bestreichen und an die Rümpfe kleben. Die Korinthen als Augen fest in den Teig drücken. Die Figuren mit dem verquirlten Eiweiß bestreichen, 10 Minuten gehen lassen und im auf 200 Grad C (Gas Stufe 3) vorgeheizten Backofen 15 Minuten backen.

Osterbrezel

Bild Seite 111

Wir machen nach altem Vorbild nur eine große Brezel an Ostern.

Halbe Menge Teig wie für süßes Gebildbrot nach Rezept Seite 104, außerdem: 1 Ei • 2 Eßl. grob gehackte Mandeln • Puderzucker zum Bestreuen

Aus dem Teig einen Zopf von 1 m Länge flechten. Die beiden Enden zur Breze schlingen, dabei die »Finger« übereinanderlegen und unter die Rundung schieben (Zeichnung Seite 112). Mit verquirltem Ei bestreichen, mit Mandeln bestreuen. Etwas gehen lassen, dann 25 Minuten bei 200 Grad C (Gas Stufe 3) backen. Mit Puderzucker bestreuen.

Gefüllter Osterzopf

Für den Teig: 500 g Weizenmehl (Type 405) • 1 Würfel Bäckerhefe (40 g) • 4 Eßl. Milch • 100 g Zucker • 75 g weiche Butter • abgeriebene Schale und Saft von 1 ungespritzten Zitrone • ½ Teel. Salz • 1 Ei • 1 Eigelb • 2 Eßl. Hagelzucker
Für die Füllung: 2 große Äpfel • 3 Eßl. Honig • 150 g geriebene Haselnüsse • 3 Eßl. Sultaninen • 3 Eßl. Zucker • 1 Eßl. Zimt • 2 Eßl. Vanillezucker

In das Mehl eine Mulde drücken, die Hefe hineinbröckeln, mit der Milch und 2 Teelöffeln Zucker anrühren, kurz gehen lassen. Den restlichen Zucker, die Butter, Zitronenschale und -saft, das Salz und das Ei zu einem festen Hefeteig verkneten. 2 Stunden an warmem Ort zugedeckt gehen lassen. Nochmals durchkneten, 30 Minuten kühl stellen. Inzwischen die Äpfel schälen, reiben und mit Honig, Nüssen, Sultaninen, Zucker und Gewürzen mischen. Den Teig zu einem Rechteck von ½ cm Dicke ausrollen, Füllung darauf verteilen und einrollen. Die Rolle längs durchschneiden und die beiden Stränge zopfartig umeinander schlingen. Auf ein gefettetes Backblech geben. Nochmals ruhen und gehen lassen. Im vorgeheizten Backofen bei 180 Grad C (Gas Stufe 2) 45 Minuten backen. 30 Minuten abkühlen lassen, dann den Zopf mit Eigelb bestreichen und mit Hagelzucker bestreuen.

Lämmchen und andere Figuren

Die speziellen Backformen gibt es wieder zu kaufen, vor allem für Lamm und Hase. Hahn und Henne sind schwieriger zu bekommen, und um ein Fatschen-Baby zu backen, muß man beim Antiquitätenhändler oder Trödler nach einer Form Ausschau halten.

150 g Margarine • 150 g Zucker • Salz • 1 Eßl. Vanillezucker • 4 Eier • 2 Eßl. Rum oder Arrak • 150 g Speisestärke • 150 g Weizenmehl (Type 405) • 1 Päckchen Backpulver • Puderzucker zum Bestreuen

Die Margarine mit Zucker, Salz und Vanillezucker schaumig rühren, nach und nach die Eier, dann den Rum oder Arrak dazurühren. Die Speisestärke und das Mehl mit dem Backpulver mischen und locker unter die Schaummasse heben. Die ausgefetteten Formen zu zwei Dritteln mit Teig füllen. Im vorgeheizten Backofen bei 200 Grad C (Gas Stufe 3) etwa 45 Minuten backen. Etwa 10 Minuten stehen lassen, dann die Lämmer, Hasen, Hähne oder Hennen aus den Formen nehmen. Aufstellen und erkaltet dick mit Puderzucker übersieben.

Osterkarpfen

Hierbei kommen endlich einmal die hübschen kupfernen Fischformen zum Zuge, die sonst meist nur Wände dekorieren müssen.

3 Eier • 100 g Zucker • ½ Teel. abgeriebene ungespritzte Zitronenschale • 75 g geriebene Mandeln • 75 g Weizenmehl (Type 405) • 50 g Butter • 1 Eßl. Rum oder Arrak • 1 Eßl. Semmelbrösel • Puderzucker zum Bestreuen

Die Eier mit dem Zucker und der Zitronenschale in leicht siedendem, nicht sprudelnd kochendem Wasserbad schaumig und dick schlagen. Herausnehmen und unter Schlagen erkalten lassen. Die Mandeln mit dem Mehl mischen, einrühren. Die Butter schmelzen und erkaltet zusammen mit dem Rum darunterziehen. Die Fischform gut ausfetten, mit Semmelbröseln oder weiteren geriebenen Mandeln ausstreuen und den Teig hineingeben. Im vorgeheizten Backofen bei 180 Grad C (Gas Stufe 2) 30–35 Minuten backen. Etwas abkühlen lassen, stürzen und so mit Puderzucker übersieben, daß der Kopf frei bleibt.

Honigkuchen

Honigkuchen gab es bereits vor den Lebkuchen, die erst durch die Entdeckung des Zuckers entstanden.

500 g Honig • 150 g Butter • 150 g Mandeln • 500 g Weizenmehl (Type 405) • abgeriebene Schale von 1 ungespritzten Zitrone • 1 Teel. gemahlene Nelken • 1 Teel. Kardamom • 15 g Pottasche

Den Honig mit der Butter aufkochen. Inzwischen die Mandeln mit der Haut grob reiben. Die Honig-Butter vom Herd nehmen. Mandeln, Mehl und Gewürze hineinrühren. Wenn der Teig fast abgekühlt ist, die Pottasche in etwas Wasser auflösen und darunterarbeiten. Den Teig über Nacht ruhen lassen. Auf einem Brett etwa 1 cm dick ausrollen. Nach der Größe des entsprechenden Models in Rechtecke oder Quadrate schneiden. Den Model fest hineindrücken, den an den Seiten überstehenden Teig abschneiden. Die Kuchen noch 1 Stunde ruhen lassen, mit Wasser bestreichen, dann bei 200 Grad C (Gas Stufe 3) im vorgeheizten Backofen 25–30 Minuten backen. Heiß nochmals mit kaltem Wasser bestreichen, damit sie schön seidig glänzen. Oder die Honigkuchen wie Spekulatius (Rezept auf dieser Seite) als Figuren in dem Model formen.

Springerle sind in Baden und der Schweiz zu Hause, heute auch die Bezeichnung für das »Marzipan« aus Bayern. Hier das Originalrezept einer Basler Hausfrau aus der Biedermeierzeit.

Springerle

Nimm von Mehl ein Pfund, siebe es fein und stell es über Nacht ins Ofenloch. Nimm ein Pfund trockenen Zucker und vier Eier, aber große, zwei Eßlöffel ausgeblasenen Anis – wenn Du's fein haben willst, sollst Du ihn im Ofen bähen. Vom alten Baselbieter Kirsch zwei Eßlöffel (lupft sie gut und vertreibt den Eiergeschmack). Zucker, Eier und Anis laß vom ältesten Buben rühren, dann vom zweitältesten, dann vom drittältesten, zusammen wenigstens eine halbe Stunde, dann gib das Chrisiwasser dazu, schaffe das Mehl darunter und wirke den Teig auf dem Wallbrett, bis er schön verbunden ist. Wälle den Teig auf, aber nicht zu dünn, und drücke mit Sorgsamkeit und Kraft die Model auf. Hernach alles auf mehlbestäubtem Brett 24 Stunden an die Wärme gestellt und bei schwacher Hitze backen. Um sie schön weiß zu haben, stäube vor dem Backen Mehl darauf und blase es nachher weg. Kriegen sie keine Füßchen, so schimpfe die Buben aus oder die Stubenmagd: war schlecht gerührt oder Durchzug in der Stube. Springerli ohne Füßchen sind eine Ärgernuß.

Wir bereiten heute die Schaummasse für dieses und die beiden folgenden Rezepte in wenigen Minuten. Ausstechen und Ruhezeiten lassen sich nicht verkürzen.

Marzipan ist der bayerische Ausdruck für ein Modelgebäck, der sich allmählich ganz verliert. Wir bereiten es nach Marie Buchmeier, Herrschaftsköchin aus Landshut, deren 50jährige Erfahrungen 1910 bei unserem Onkel in Regensburg verlegt wurden.

Bayerisches Marzipan

500 g Zucker • 5 Eier • 500 g Mehl • einige Eßlöffel Arrak oder Rum • Wachs

500 g fein gestoßener Zucker werden mit 5 Eiern schaumig gerührt, mit 500 g feinem Mehl vermengt, mit einigen Eßlöffeln voll Arrak oder Rum zu einem festen Teig abgearbeitet und dann zwei bis drei Stunden hingestellt. Hierauf wird ein Backbrett mit Mehl bestäubt, ein Teil von dem Teig messerrückendick darauf ausgerollt, in kleine Stückchen geschnitten, in die mit Mehl ausgestäubten Formen gedrückt und über Nacht so aufgestellt. Den anderen Tag werden sie auf ein mit Wachs bestrichenes und wieder abgewischtes Blech gelegt und bei mäßiger Hitze im Rohre langsam gebacken. Der Marzipan muß während des Backens weiß sein und darf daher nicht länger im Rohr verbleiben, als bis er aufgefahren und hart geworden ist.

Bayerisches Marzipan auf andere Art

4 Eigelb • 500 g Zucker • einige Eßlöffel Rosenwasser • von 4 Eiweiß der Schnee • 250 g Stärkemehl • 250 g Kaisermehl

4 Eidotter werden mit 500 g feinem gesiebtem Zucker schaumig gerührt, einige Eßlöffel voll Rosenwasser, der fest geschlagene Schnee von den 4 Eiweiß, 250 g Stärkemehl und ebensoviel Kaisermehl dazugemengt, zu einem festen Teig abgemacht, dreimal auseinandergezupft und dreimal wieder zusammengemacht, dann messerrückendick ausgerollt, in die Mehl ausgestäubten Formen gedrückt, über Nacht an einen kühlen Ort gestellt und am andern Tag schön weiß gebacken.

Allerlei Gebildbrot und Gebäck

Spekulatius

sollte man unbedingt selbst zubereiten, wenn man schon Model besitzt.

250 g Butter oder Margarine • 250 g Zucker • 1 Ei • 1 Teelöffel Zimt • ½ Teelöffel Kardamom • 1 Messerspitze gemahlene Nelken • 1 Messerspitze gemahlene Muskatnuß • 1 Prise Salz • 500 g Weizenmehl (Type 405) • 100 g Mandelplättchen

Das Fett, den Zucker und das Ei schaumig rühren. Die Gewürze mit dem Mehl mischen und ein Drittel davon in die Schaummasse rühren. Das restliche Würzmehl darunterkneten. Den glatten, glänzenden Teigballen über Nacht oder mindestens einige Stunden kaltgestellt ruhen lassen. Dann Stücke vom Teig reißen, glattkneten und in die ausgemehlte Vertiefung des Models legen, mit dem Teigroller möglichst glatt und gleichmäßig hineindrücken. Eventuell überstehenden Teig mit scharfem Messer oder feinem Draht abschneiden. Backblech mit Mandelblättchen bestreuen. Model umdrehen und den Spekulatius mit einem harten Schlag gegen den Model auf das Blech schlagen. Im vorgeheizten Backofen bei 200 Grad C (Gas Stufe 3) in knapp 10 Minuten knusprig backen.

Lebkuchen

Diese Lebkuchen kommen sozusagen vom laufenden Meter. Sie können sie so klein und mundgerecht schneiden, wie Sie wollen.

500 g Zucker • 6 Eier • 250 g geriebene geschälte Mandeln • 250 g geriebene Haselnüsse • 2 Rippen geriebene Blockschokolade • 1 Teel. Zimt • ½ Teel. gemahlene Nelken • 100 g Zitronat • 1 Messerspitze Hirschhornsalz • 20 g Butter • rechteckige Oblaten zum Auslegen des Backbleches • 1 Becher Schokoladen- oder Zitronenglasur • etwa 100 g abgezogene Mandeln

Den Zucker und die Eier schaumig rühren, dann die Mandeln, die Haselnüsse, die Blockschokolade, Zimt, Nelken, Zitronat und Hirschhornsalz dazugeben und unter die Schaummasse rühren. Ein Backblech mit einem kalten, harten Butterstück einreiben, mit den Oblaten sorgfältig auslegen. Den Lebkuchenteig daraufgeben und etwa 1 cm dick glattstreichen. Im vorgeheizten Backofen bei 180 Grad C (Gas Stufe 2) 30 Minuten backen. Herausnehmen und sofort auf dem Blech heiß in Rechtecke oder Quadrate beliebiger Größe schneiden. Das Messer muß sehr scharf sein und immer wieder in kaltes Wasser getaucht werden. Jeden Lebkuchen sofort mit der Messerklinge etwas flachdrücken und die Seiten anpressen. Schokoladen- oder Zitronenglasur auflösen, die Kuchen damit bestreichen und mit je 1 Mandel verzieren.

Feiner Früchtekuchen

Ein reichhaltiges Früchtebrot, das man nur in dünnen Scheiben verzehrt und das wochenlang haltbar und saftig ist.

125 g Datteln ohne Kerne • 200 g gemischte kandierte Früchte • 100 g Orangeat und Zitronat • 250 g Rosinen • 125 g Korinthen • 1 Weinglas Whisky (²/₁₀ l) • 62,5 g Butter • 4 Eier • 125 g brauner Zucker • 1 Eßl. Honig • 125 g Weizenmehl (Type 405) • 150 g Walnüsse und Pecannüsse gemischt • ½ Teel. Salz • 1 Teel. gemahlener Zimt • 1 gute Messerspitze gemahlene Muskatnuß • 1 Päckchen Backpulver

Die Datteln halbieren, die kandierten Früchte und Orangeat und Zitronat sehr klein schneiden. Zusammen mit den Rosinen und Korinthen über Nacht im Whisky einweichen. Die Butter mit den Eiern und dem Zucker schaumig rühren, den Honig einrühren und die Whisky-Früchte darunter ziehen. Das Mehl mit den übrigen Zutaten mischen und mit der Fruchtschaummasse gut vermengen. Eine Kastenkuchenform ausbuttern, den Teig hineingeben und im vorgeheizten Backofen bei 170 Grad C (Gas Stufe 1–2) zunächst 30 Minuten backen, dann auf 150 Grad C (Gas Stufe 1) herunterschalten, nach weiteren 30 Minuten auf 130 Grad (niedrigste Gasstufe)

Volkstümliche Gebildbrote ▷
Oben rechts Osterbrezel (Seite 106), Mitte rechts Glücksschwein (Seite 105), unten Mitte Grittibänz (Seite 105)

einstellen und 1 weitere Stunde backen. Eventuell mit Alufolie abdecken, denn der so reichhaltige Fruchtkuchen wird leicht schwarz. Abgekühlt in Alufolie wickeln.

Lizzies

Mit diesem köstlichen Gebäck hat uns ein Onkel, der in Chikago lebt und in den 20er Jahren eine junge Dame aus New England heiratete, bekannt gemacht.

350 g kernlose Rosinen • 1/8 l Bourbon Whisky • 60 g Margarine • 100 g brauner Zucker • 2 Eier • 180 g Weizenmehl (Type 405) • 1 Teel. Backpulver • 1 1/2 Teel. Zimt • 1/2 Teel. gemahlene Nelken und Muskatnuß gemischt • 400 g geschälte Pecannuß- oder Walnußhälften • 400 g kandierte Kirschen

Die Rosinen im Whisky über Nacht ausquellen lassen, abgießen (den aromatisierten Whisky schlürfen). Die Margarine mit dem Zucker und den Eiern schaumig schlagen. Das Mehl mit Backpulver, Zimt, Nelken und Muskatnuß mischen. In die Schaummasse rühren. Zum Schluß die Rosinen, Pecannüsse und kandierten Kirschen darunterziehen. Mit einem Teelöffel Häufchen auf ein gefettetes Backblech setzen und bei 180 Grad C (Gas Stufe 2) im vorgeheizten Backofen 15 Minuten backen. Die Lizzies lassen sich gut in Dosen aufheben und auch sehr gut tiefgefrieren.

Schmalzsterne

Schnell und auch von Anfängern leicht zuzubereiten. Hier wird das Schmalz nicht im Teig verarbeitet, sondern dieser wird darin gebacken.

150 g Margarine • 100 g Zucker • 1 Eßl. Vanille- oder anderer Geruchszucker (Rezepte Seite 122) • 1 Prise Salz • 2 Eier • 125 g Quark • 3 gestrichene Teel. Kardamom • 500 g Weizenmehl (Type 405) • 1 Päckchen Backpulver • Puderzucker oder Glasur (siehe Seite 104)

Die Margarine mit dem Zucker, dem Vanillezucker, Salz und den Eiern schaumig rühren. Den Quark und zwei Drittel des Mehls unter die Schaummasse rühren, das restliche Mehl gemischt mit dem Backpulver darunterkneten. Den Teig etwa 1/2 cm dick ausrollen, Sterne oder Rosetten von je 7 cm Durchmesser ausstechen und jeweils in der Mitte ein kleines Loch von 2 cm ausstechen. Im auf 180 Grad C (Gas Stufe 2) erhitzten Schmalz in 3 Minuten ausbacken. Heiß in Puderzucker wälzen oder einseitig mit Puderzuckerglasur überziehen.

Unsere Silvesterkrapfen

500 g Weizenmehl (Type 405) • 2 Päckchen Trokkenhefe (7 g) oder 1 Würfel Bäckerhefe (40 g) • 1/4 l Milch • 80 g Zucker • 1 Prise Salz • 80 g weiche Butter • 6 Eigelbe • Biskin zum Ausbacken • 200 g Marmelade • Zucker zum Wenden

Das Mehl sieben, in die Mitte eine Mulde drücken, die Hefe hineinbröckeln, mit der Hälfte der lauwarmen Milch anrühren. Zugedeckt 10 Minuten gehen lassen, unterrühren. Alle Zutaten und den größten Teil der restlichen Milch darangeben. Den Teig schlagen, bis er sich von der Schüssel löst. Klebt der Teig, etwas Mehl nachgeben, wird er schnell fest, den Rest Milch darunterschlagen. In ausgemehlter Schüssel gehen lassen, bis der Teig sich verdoppelt hat. Zusammenschlagen und etwa 1/2 cm dick ausrollen. Die Teigplatte übereinanderklappen und Kreise von 7 cm Durchmesser ausstechen. Noch einmal kurz gehen lassen. In der auf Stufe 3 vorgeheizten Fritüre insgesamt 5 Minuten schwimmend ausbakken. Die Krapfen nach 2 Minuten wenden. Abtropfen lassen, mit einer Spritze mit etwas Marmelade füllen und noch warm in Zucker wenden.

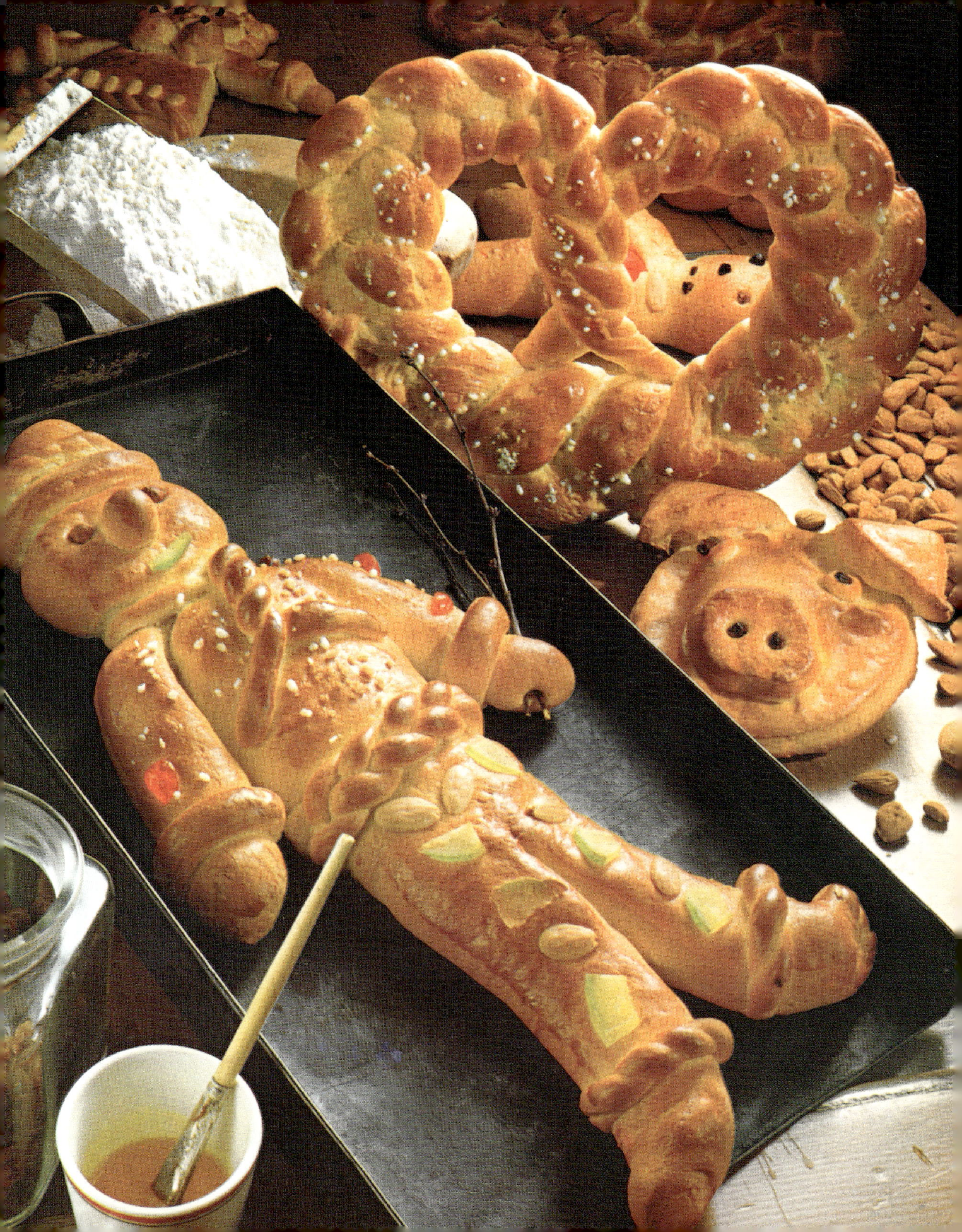

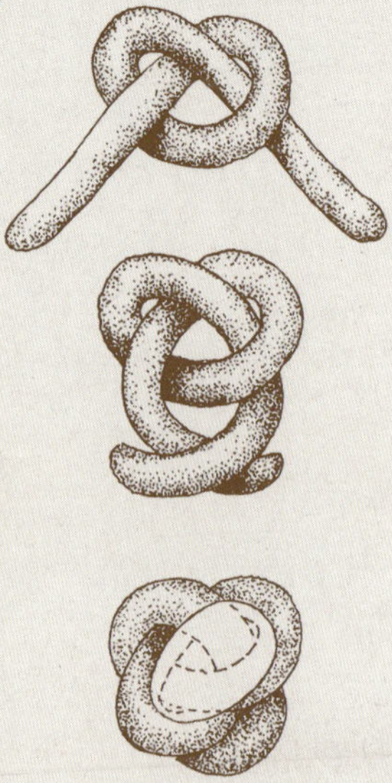

Osternest
(Rezept Seite 106)

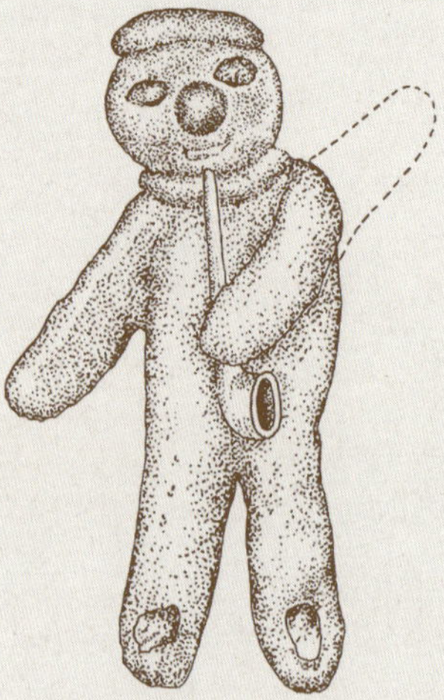

Rheinischer Weckmann
(Rezept Seite 105)

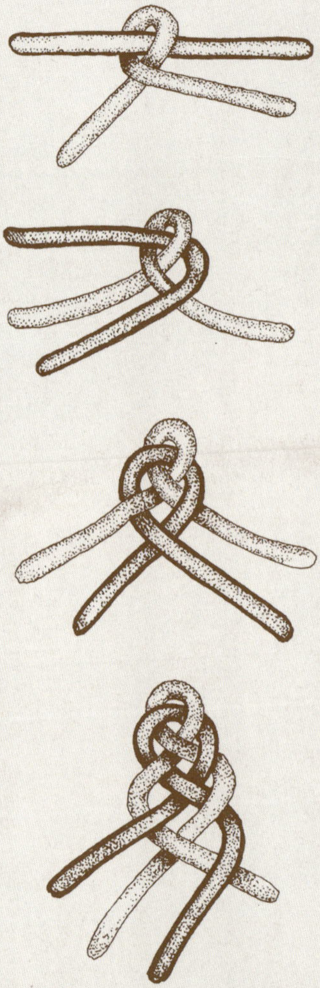

Zopfflechten aus
Einfachem Gebildbrotteig
(Rezept Seite 104)

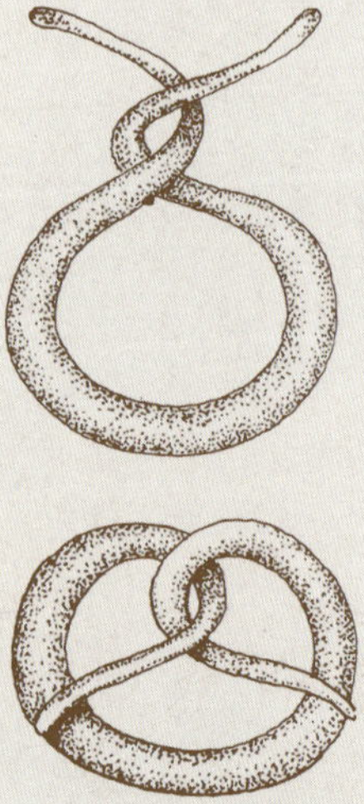

Osterbrezel
(Rezept Seite 106)

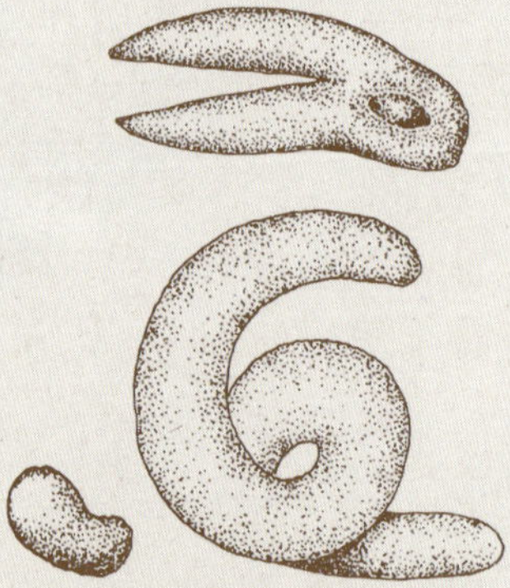

Osterhase
(Rezept Seite 106)

Süßes aus der Hausmacherküche

Aus der Unzahl der Abteilungen mit ihren vielen Rezepten für Schleckermäuler haben wir für Sie zuerst einmal die Confiserie herausgesucht: das Herstellen von Konfekt und Pralinen. Wir finden, daß hier ein echter Bedarf besteht und daß man besonders köstliches Konfekt selbst machen kann, besser als mancher Konditor. Unsere Konfekte, vielfach erprobt und beliebt, lassen sich gut zubereiten, machen nicht allzuviel Arbeit, erfordern nicht zu geschickte Hände und gehören sicherlich bald auch zu Ihrem immer wieder Hausgemachten. Bei uns endet jede Mittagsmahlzeit mit einem Mokka, zu dem es, wenn wir Gäste haben, immer selbergemachtes Konfekt gibt. Versuchen Sie das auch einmal. Wir müssen Sie jedoch gleichzeitig warnen: Einmal damit angefangen, zwingt Sie die Begeisterung der Freunde dazu, einen Brauch daraus zu machen.

Wir legen die einzelnen Pralinen in Papiermanschetten, die man in einigen Papierfachgeschäften bekommt oder aber über den Nostalgie-Versandhandel, wie zum Beispiel »Pütt un Pann«, 2000 Hamburg 52, die neben kandierten Veilchen und anderen Verzierungen für Konfekt auch Großmutters Eismaschine anbieten.

Ebenfalls in dieses Kapitel haben wir die Sorbets aufgenommen, Eiszubereitungen, die sowohl zur klassischen wie zur herrschaftlichen Küche gehörten, in Vergessenheit gerieten und durch die Neue Küche wieder zu großen Ehren gekommen sind.

Sorbet ist eine arabische Erfindung, hieß ursprünglich Sherbet und war nur eine kalte, flüssige Erfrischung. Dann wurde es zu einem mit Sekt oder Champagner aufgegossenen Wasser-Eis, meist auf der Grundlage von Zitronensaft hergestellt. Im klassischen Menü wurde Sorbet in der Mitte nach Suppe, Fisch und Zwischengerichten, zur Erfrischung nach der Anstrengung des vielen Essens serviert.

Das heutige Sorbet ist in Frankreich das beliebteste Dessert, wird aber in einigen Lokalen auch als kleine Erfrischung nach den Vorspeisen gereicht. Es besteht aus reinem Fruchtsaft oder Fruchtmark und aus Wein, wird mit Zucker gesüßt, mit Likör, Schnaps, Gewürzen oder Kräutern abgeschmeckt und mit geschlagenem Eiweiß gefestigt. In ein Sorbet gehören weder Milch noch Sahne oder Eidotter. Je besser die Zutaten, um so köstlicher natürlich das Sorbet. Der Phantasie sind keine Grenzen gesetzt: man kann Sorbet aus roten Rüben machen wie aus

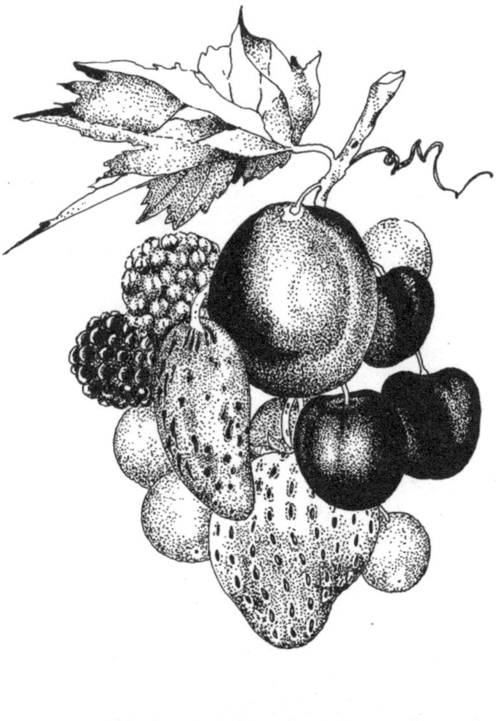

schwarzer Johannisbeere, mit Minzegeschmack oder mit Anisette parfümiert. Am Schluß des Kapitels finden Sie das Rezept für ein Eis nach Großmutter Art, eine köstliche Kalorienbombe aus Rahm, Eidottern und Vanille, das Sie sowohl handrühren wie in modernen Eisbereitern herstellen können.

Frau Christa Wurdinger-Schützenhofen schreibt 1913 in »Die Frau als Gattin, Hausfrau und Mutter«:

❀ *Persicati, gedrücktes Quittenkonfekt*

Es wird Quittenmarmelade bereitet, stark und fest eingekocht und abgekühlt; dann werden Kugeln in der Größe einer Walnuß geformt und diese auf Papier, welches mit feinem Zucker besäet ist, ganz flachgedrückt und an einen trockenen Ort gestellt. Man läßt die Marmelade dann an der Luft trocknen und walzt sie täglich mit dem Nudelwalker etwas dünner, bis dieser Konfekt so dünn wie Oblaten wird, dann bestreut man nochmals mit feinem Zucker und bewahre sie in einer Schachtel zu fernerem Gebrauch auf.

Quittenbrot

Auch Quittenspeck oder Quittenkäse genannt. Einst fester Bestandteil der Adventszeit, verschwand es für viele Jahre und taucht jetzt in Spezialgeschäften wieder auf, schmeckt aber nur selbergemacht wie damals. Vorsicht: Fruchtbrei brennt leicht an!

3 kg Quitten • ¼ l Wasser • Zucker nach Gewicht des Fruchtmuses • 5 Eßl. Zitronensaft • etwas Öl • Hagelzucker

Die Quitten von Stielen und Blüten befreien, vierteln. Mit dem Wasser aufsetzen und weichkochen. Durch ein Haarsieb passieren. Den Brei wiegen und die gleiche Menge Zucker einrühren, mit Zitronensaft schärfen. Unter Rühren so lange sanft kochen, bis der Brei rotbraun und dick wird. Ein Backblech einölen, die Masse 1–2 cm dick darauf flachstreichen. Im offenen Backofen bei 50 Grad C etwa 2 Stunden trocknen lassen (Gas kleinste Stufe und immer mal wieder abschalten). In Rhomben oder Streifen schneiden, auf Küchenrosten an trockenem Ort weitere 3–4 Tage trocknen lassen. Im Hagelzukker wälzen, dann lagenweise, getrennt durch Folie, luftdicht verschlossen aufbewahren.
Haltbarkeit: 10 Wochen wohlschmeckend.

Nützlicher Hinweis: Fruchtpasten lassen sich auch gut aus den Rückständen aus der Gelee- oder Saftbereitung herstellen, wie wir bei Hagebuttenmark (Rezept Seite 80) bereits berichteten.

Apfelpaste

überrascht, da man eher die bekanntere Quittenpaste erwartet.

5 kg Äpfel • knapp ¾ l Wasser • 1 kg Zucker • ¼ Teel. Muskatblüte (Mace) • etwas Öl • Hagelzucker

Die Äpfel vierteln, mit dem Wasser aufsetzen und weichkochen. Durch ein feines Haarsieb passieren, so daß nur die fast trockenen Schalen und Kerne zurückbleiben. Das Mus mit dem Zucker mischen, mit der Muskatblüte würzen und bei schwacher Hitze unter ständigem Rühren kochen, bis es fast zu steif zum Rühren wird. Ein Backblech dünn einölen, das Mus mit nassem Messer 1–2 cm dick darauf flachstreichen und erstarren lassen. In schmale Streifen schneiden, im Hagelzucker wälzen. Auf einem Kuchenrost einige Tage trocknen lassen. In Lagen, getrennt durch Frischhaltefolie, in luftdicht verschlossenen Dosen aufbewahren.
Haltbarkeit: 10 Wochen wohlschmeckend.

Kandierte Früchte

Das Kandieren ist eine etwas langwierige Angelegenheit, wenn auch nicht sonderlich arbeitsintensiv. Wir kandieren: kleine, feste Erdbeeren, vorsichtig entsteinte Kirschen, halbierte Aprikosen, abgezogene, halbierte Pfirsiche, ganze kleine geschälte Birnen, Ananas in Stückchen und Scheiben, Zitronen und Orangen in dünnen Scheiben mit der Schale (vorsorglich unter heißem fließendem Wasser vorher gründlich bürsten).

1 kg Früchte einer Sorte • 1 kg Zucker • ½ l Wasser

Die vorbereiteten Früchte in einem Sieb oder im Einsatz vom Schnellkochtopf über Wasserdampf so weit garen lassen, daß sie noch fest und in Form bleiben. Das Sieb mit den Früchten in eine passende Porzellanschüssel stellen. Den Zucker und das Wasser unter Rühren kochen, bis sich der Zucker ganz gelöst hat. Sanft weiterkochen lassen, bis die Zuckerlösung so dick ist, daß sie Fäden zieht.
Heiß über die Früchte gießen, so daß diese ganz bedeckt sind. 2 Tage ziehen lassen. Das Sieb herausnehmen. Die Zuckerlösung, die sich durch den Saft der Früchte verdünnt hat, wieder kochen, bis sie Fäden zieht. Dies wird nun alle 2 Tage, insgesamt noch fünfmal wiederholt. Beim letzten Mal die Zuckerlösung dicker einkochen lassen. Die Früchte ohne Sieb hineingeben, 4 Tage stehen lassen, immer mal mit einer Gabel vorsichtig mischen. Mit einem Schaumlöffel herausnehmen, auf einen Kuchenrost geben, den man am besten auf ein Backblech stellt. Bei knapp 50 Grad C im Elektroherd bei offener Tür 3–4 Stunden trocknen lassen oder in der Nähe der Heizung etwa 24 Stunden. In Karton- oder Spanschachteln, ausgelegt und getrennt durch Folie, aufbewahren.

Unser Tip: Immer nur eine Obstsorte verarbeiten, die Zuckerlösung überträgt sonst das Aroma. Wer die Früchte sehr weiß kandieren will, gibt auf 1 l Zuckerlösung 3 Blatt aufgelöste weiße Gelatine. Große Früchte oder Fruchtstücke einige Male einstechen, damit sie sich besser mit Zucker vollsaugen können.

Glasierte Maronen

Glasiertes eignet sich nicht zum langen Aufbewahren. Es läßt sich aber einfacher herstellen.

500 g Eßkastanien (Maronen) • 500 g Zucker • ¼ l Wasser

Die Maronen kalt in reichlich Wasser aufsetzen, 5 Minuten sprudelnd kochen lassen. Abgießen und die Schale sowie die innere braune Haut entfernen. Wieder mit kaltem Wasser aufsetzen und etwa 15 Minuten sanft köcheln lassen. Jede Marone auf ein Holzspießchen stecken. Aus dem Zucker und dem Wasser eine zähflüssige Zuckerlösung kochen. Die Maronen eintauchen und zum Trocknen an den Spießchen in einen halbierten Kohlkopf stecken.

Varianten: Genauso glasieren wir halbe Walnußkerne, natürlich ohne sie vorher zu kochen. Außerdem Kirschen mit und ohne Kern, Weintrauben, Ananasstückchen, Zitronen- und Orangenscheiben.

Unser Tip: Soll die Glasur krachen, tauchen wir die angetrockneten Früchte ein zweites Mal.

Glasierte Veilchen

Wir wollen diesen Oldtimer nicht vergessen. Allerdings müssen die Veilchen frisch und ungespritzt sein, also nicht aus einem Blumenladen stammen. Sie können genauso Schlüsselblümchen und Apfelblüten glasieren. Sie sind nicht nur Konfekt, sondern auch eine bezaubernde Kuchendekoration.

Veilchen • 250 g Zucker • ⅛ l Wasser

Die Veilchen säubern. Den Zucker und das Wasser aufkochen, dann 5 Minuten kochen lassen. Immer einige Veilchen hineingeben und 1 Minute mitkochen lassen. Mit einem Schaumlöffel herausnehmen und nebeneinander auf Alufolie legen. Den verzuckerten Blüten wieder ihre alte Form geben, dabei dürfen die Stiele ruhig abbrechen, denn die Blüten allein sind dekorativ genug. Etwa 24 Stunden trocknen lassen. Vorsichtig von der Folie nehmen. In Gläsern verschlossen aufbewahren.

Kandierte Orangenscheiben mit Schokolade

Ein Blitzkonfekt, wenn man kandierte Früchte wie Orangen-, Zitronenscheiben oder Ananasstücke gekauft oder selbst schon zubereitet hat.

10 kandierte Orangenscheiben • 1 Becher Schokoladenkuvertüre

Die Orangenscheiben vierteln. Die Schokoladenkuvertüre auflösen und die Orangenviertel jeweils mit der Spitze eintauchen. Auf einem Küchenrost trocknen lassen.

Gefüllte Walnüsse

passen gut hierher, denn man muß nicht, aber man kann sie hinterher noch glasieren (siehe Rezept Glasierte Maronen Seite 115)

500 g Walnußkerne • 200 g Marzipanrohmasse • 100 g Puderzucker • 1 Eßl. Weinbrand • einige Tropfen Chlorophyll (Apotheke)

Die Nußkerne verlesen, alle zerbrochenen beiseite legen. Die Marzipanmasse mit dem Puderzucker, dem Weinbrand und dem Chlorophyll gut verkneten. Kleine Kugeln daraus drehen. Zwischen zwei Nußhälften geben, zusammendrücken und formen. In Papiermanschetten setzen.

Rahat Lokum

habe ich in seliger Erinnerung, da mein Vater es in den 20er Jahren immer aus der Türkei oder vom Balkan mitbrachte. Mein Mann mag es nicht. Lokum wird eigentlich mit Reismehl gemacht, aber wer hat das schon zu Hause.

750 g Zucker • 3/8 l und 1/2 l Wasser • 125 g Speisestärke • Saft von 1 Zitrone • 50 g gehackte Mandeln • 50 g geschälte gehackte Walnüsse • 50 g geschälte gehackte Pistazien • 4 Tropfen Rosenöl • Puderzucker

Den Zucker mit 3/8 l Wasser zu einer dicken Zuckerlösung einkochen. Vom Herd nehmen. In ein zweites Gefäß die Speisestärke geben und langsam unter Rühren mit 1/2 l Wasser aufgießen, so daß sie sich ganz löst. Mit dünnem Strahl in die Zuckerlösung rühren. Nochmals unter Rühren kochen lassen, bis die Masse vom Löffel fällt. Vorsicht! brennt leicht an. Den Zitronensaft angießen und mit den Mandeln und Nüssen darunterrühren. Sowie die Masse sich vom Topfboden löst, vom Feuer nehmen. Das Rosenöl untermischen. Ein Backblech mit Alufolie auslegen. Die heiße Masse 3 cm dick aufstreichen und erstarren lassen. In Würfel schneiden, in Puderzukker wälzen und, durch Folie getrennt, lagenweise in einer Kartonschachtel aufbewahren.

Halva

Dafür fuhr ich als Schulmädchen in Berlin von Dahlem bis zum einzig mir bekannten Orientladen in der Friedrichstraße, bis ich selbst ein Rezept bekam.

400 g Zucker • 200 g Butter • 5 Eigelbe • 250 g gemischte gemahlene Nüsse • 50 g Kakao • 2 große rechteckige Oblaten

Die Hälfte des Zuckers bei schwacher Hitze schmelzen, dann karamelisieren lassen. Die braune Masse auf einen Teller gießen, erstarren lassen, dann fein stoßen. Die Butter und den restlichen Zucker schaumig rühren, die Eigelbe dazuschlagen. Im Wasserbad zu dicker Creme kochen. Vom Feuer nehmen. Die Nüsse, den Kakao und den gestoßenen karamelisierten Zucker darunterziehen. Etwa 2–3 cm hoch auf eine große Oblate streichen, mit einer zweiten Oblate abdecken. Gleichmäßig, aber nicht zu gewichtig beschweren und kalt gestellt erstarren lassen. In Rechtecke oder Quadrate schneiden.

Süßes aus der Hausmacherküche

Nußnougat

Dieses Konfekt schmeckt auch köstlich statt Gebäck zu Kaffee oder Tee.

250 g Honig • 100 g Zucker • 3 Eiweiße • 100 g feingeriebene Haselnüsse • 100 g feingeriebene Walnüsse oder Mandeln • 100 Backoblaten von 4 cm Durchmesser

Den Honig mit dem Zucker unter ständigem Rühren kochen, bis er braun wird und Fäden zieht. Zur Probe einen Tropfen in eiskaltes Wasser fallen lassen. Er muß fadenartig erstarren. Die Eiweiße steif schlagen, unter den heißen Honig schlagen. Heiß in eine große Schüssel geben, dann die Nüsse einrühren. Die warme Masse 1 cm dick auf Oblaten streichen und eine zweite Oblate daraufdrücken. Mit etwas Abstand auf einer Platte anordnen, dann in trockenem Raum (nicht in der Küche) bei Zimmertemperatur 3 Tage trocknen lassen. Nach dem ersten Tag den noch weichen Teig rundum mit nassem Messer nachglätten.

Dafür gibt es zwar neuere Zubereitungsarten, aber wir machen es immer noch nach Großmutters Kochbuch.

Marzipan

280 g süße Mandeln • 30 g bittere Mandeln • 280 g Zucker • 1 Teel. Rosenwasser • Puderzucker für das Backbrett • abgezogene Mandeln zum Garnieren

Die Mandeln überbrühen, abziehen und sehr fein reiben. Mit dem Zucker und dem Rosenwasser in einem Topf mischen und bei ganz schwacher Hitze rühren, bis die Masse sich vom Boden löst und nicht mehr klebt, wenn man mit dem Finger darauf drückt. Den Mandelteig auf mit Puderzucker bestreutem Brett 1 cm dick ausrollen. Kleine Figuren, wie Blättchen oder Kreise ausstechen, eine Mandelhälfte hineindrücken und im Backrohr bei kleinster Hitze oder bei Zimmertemperatur trocknen lassen.
Dieses Marzipan eignet sich auch zum Füllen von Konfekt und läßt sich gut mit Schokolade überziehen.

Marzipanpralinen

Bitte hierbei ganz besonders exakt arbeiten.

75 ccm süße Sahne • 250 g Kuvertüre (60% Kakaoanteile) • 6 Eßl. Puderzucker • 250 g Marzipanrohmasse • 15–30 glasierte Veilchen (Rezept Seite 115) • Puderzucker zum Bestäuben • 15–30 Mandelstifte

Die Sahne aufkochen lassen. Die Kuvertüre zerkleinern und unter Rühren in der Sahne lösen. 1 Eßlöffel Puderzucker einrühren. Die Masse erkalten lassen, dann noch 10 Minuten in den Kühlschrank stellen. Sie muß aber streich- und spritzfähig bleiben. Die Marzipanrohmasse mit 5 Eßlöffeln Puderzucker verkneten. Eine Arbeitsplatte mit Puderzucker bestäuben und das Marzipan 4 mm dick ausrollen. Mit runden Förmchen mit gewelltem Rand etwa 30 Taler mit 3 cm Durchmesser und 30 Taler mit 1 cm Durchmesser daraus ausstechen. Die großen Taler in Papiermanschetten setzen. Die Füllmasse mit einer Rosentülle auf die Taler spritzen. In die kleinen Taler je 1 glasiertes Veilchen oder 1 Mandelstift drücken. Auf die Rosette setzen.

Erdnußbällchen

2 Eigelbe • 2 Eßl. Vanillezucker • 1 Messerspitze Salz • 200 g Nutella • 250 g Zucker

Die Eigelbe, den Vanillezucker und das Salz mit dem Handmixer fast schaumig quirlen. Die Nutella und 200 g Zucker dazugeben, mischen, bis die Masse krümelig und bröckelig wird. Zu Bällchen von etwa 2 cm Durchmesser rollen und rundum im restlichen Zucker wenden. Einzeln in Alufolie wickeln. Kalt, am besten im Kühlschrank, bis zum Anbieten aufbewahren.

Kirschtrüffeln

Lecker, aber zu alsbaldigem Verbrauch bestimmt.

125 g Butter • 100 g Puderzucker • 50 g Bitterschokolade • 100 g Vollmilchschokolade • 3 Eßl. Kirschwasser • 3 Eßl. Kakao • Kakao zum Bestäuben

Die Butter mit dem Puderzucker schaumig rühren. Die Schokoladen im Wasserbad lösen, abkühlen lassen und nach und nach dazurühren. Das Kirschwasser und den Kakao zufügen und nach und nach unter die Schaummasse arbeiten. Die sehr schaumige Masse in einen Spritzbeutel füllen und durch die runde Tülle gleichmäßige Häufchen auf ein Tablett setzen. Im Kühlschrank erstarren lassen. Schnell in Kakao wälzen, dann wieder kalt aufbewahren.

Teekonfekt

Beenden wollen wir den kleinen Kurs in Confiserie mit unserem Lieblingskonfekt.

50 g Butter • 2 Eigelbe • 100 g Puderzucker • 1 Tasse Wasser • 3 gehäufte Eßl. Tee • 300 g Blockschokolade • 1 Teel. geriebene ungespritzte Orangenschale • Kakao zum Wenden

Die Butter mit den Eigelben und dem Puderzucker schaumig rühren. Das Wasser zum Kochen bringen. Den Tee mit dem kochenden Wasser aufbrühen und 6 Minuten ziehen lassen. Abgießen, etwas abkühlen lassen und diesen sehr starken Tee in die Butter-Eier-Masse geben. Die Blockschokolade zerbrechen, im Wasserbad lösen und mit der Orangenschale dazugeben. Gut durchrühren, 1 cm dick auf Alumi-

Über die Zubereitung von Sorbet und Zuckersirup

An Früchten eignen sich Erdbeeren, Himbeeren, Brombeeren, Heidelbeeren oder schwarze Johannisbeeren als roher Saft oder rohes Mark. Weich gekocht werden sollten vor dem Pürieren Birnen, Pfirsiche, Nektarinen oder Aprikosen. • Pro $^1/_2$ l Saft oder Mark von süßen Früchten rechnet man mit etwa 250 bis 300 g Zucker, bis zu 400 g für weniger süße. Zitronensaft ist nicht nur eine gute Würze, sondern macht jedes Sorbet erfrischender. • Zuckersirup für Sorbets stellt man her, indem man 700 g Zucker in $^{55}/_{100}$ l (550 ccm) Wasser löst. Die Menge ergibt 1 l Sirup mit 30 Grad Zuckergehalt. Man nimmt zwischen $^3/_{10}$ l und $^1/_2$ l Sirup auf $^1/_2$ l Fruchtsaft oder -mark. Zuckersirup hält sich auf Flaschen gefüllt im Kühlschrank einige Wochen. • Die Zubereitung ist immer die gleiche: Zutaten zusammenrühren, den Zucker am besten in Form von Sirup verwenden und zu einem geschmeidigen Eis gefrieren.

Mit einer Eismaschine (Sorbetière) geht das ganz leicht: Man stellt sie in das Gefrierfach des Kühlschranks, und das Rührwerk in der Maschine tut das Seine. Nach 2 Stunden kann das Sorbet angerichtet werden.

Mit der Hand ist es komplizierter: Man läßt die Mischung in einer Metallschüssel im Gefrierfach etwa 40 Minuten gefrieren. Dann muß man sie mit dem Handmixer, in einem Mixgerät oder in der Moulinette geschmeidig schlagen, wieder in das Gefrierfach stellen, nach 15 Minuten wieder durchschlagen und so fortfahren, bis die Masse eisig und geschmeidig geworden ist. Bei der Sorbetière hebt man das steifgeschlagene Eiweiß nach etwa 30 Minuten unter, beim Handrühren nach dem zweiten Durchschlag.

Anmerkung: In den Gebrauchsanweisungen und Rezeptheften der elektrischen Eisbereiter sind die Angaben nicht immer so, daß man ein richtiges Sorbet bekommt. Probieren Sie auch die Zeiten selbst aus: Ein Sorbet soll nicht zu fest, sondern geschmeidig sein.

niumfolie oder Pergamentpapier streichen und erstarren lassen. In kleine Quadrate schneiden und in Kakao wälzen.
Trotz oder gerade wegen des Teeanteils das ideale Konfekt zum starken Nach-Tisch-Mokka oder Espresso.

Aus »Ich kann kochen« Ullstein Verlag, 1909:

Maiwein gefroren

½ l Maiwein, 2 Löffel Arrak, 5 Löffel Zitronensaft, 500 g Zucker, 150 g Eiweiß
Der Maiwein wird mit Zucker und der Hälfte des geschlagenen Eiweiß vermischt und gefroren. Wenn das Eis gut gefroren ist, gibt man die übrigen Ingredienzien dazu und richtet schließlich den Maiwein in Gläsern an.

Schaumsorbet

So haben wir »Maiwein gefroren« für uns abgewandelt. Die Quanten sind kleiner, denn es muß blitzschnell angerichtet und serviert werden.

100 g Zucker • ¼ l Weiß- oder Rotwein • 4 Eiweiße • 2 Eßl. Arrak • 2 Eßl. Zitronensaft

Den Zucker mit dem Handmixer im Wein lösen. Die Hälfte der Eiweiße zu steifem Schnee schlagen, mit einem Löffel unter den Wein ziehen. In einem flachen Gefäß im Gefrierfach 40 Minuten frosten, in den Mixer geben. Durchschlagen. Wieder in das Metallgefäß geben, 20 Minuten gefrieren lassen. Mixvorgang wiederholen. Nochmals 20 Minuten gefrieren lassen, in den Mixer geben. Die restlichen Eiweiße sehr steif schlagen. Unter die Eismasse heben. Das Ganze in vorgekühlte Gläser füllen. Mit eiskaltem Arrak und eiskaltem Zitronensaft übergießen und sofort servieren.

Nützlicher Hinweis: Sorbets serviert man in Weingläsern, in Champagnerflöten oder in Sektschalen. Die Gläser sollten vorgekühlt sein, so daß sie beschlagen. Man kann den Glasrand mit einer Zitronenscheibe schmal befeuchten und das Glas in feinem Zucker drehen, so daß das Glas einen gleichmäßigen Zuckerrand bekommt.

Schwarzes Johannisbeersorbet

400 g schwarze Johannisbeeren • 2 Eßl. Zitronensaft • 2 Eßl. Orangensaft • ³/₁₀ l Zuckersirup (siehe Kasten Seite 118) • 1 Gläschen (2 cl) schwarzer Johannisbeerlikör (Cassis) • 1 Eiweiß

Die gesäuberten Früchte im Mixer pürieren, das Püree durch ein Sieb treiben. Zitronen- und Orangensaft zufügen, ebenso den Zuckersirup und den Likör. Gut verrühren und in den Eisbereiter füllen. In das Gefrierfach geben. 30 Minuten rühren lassen, dann das steifgeschlagene Eiweiß unterziehen. Nochmals 30 Minuten rühren lassen. In vier Gläsern anrichten. Mit kleinen Johannisbeerzweiglein oder einer Fruchtdolde garnieren.

Unser Tip: Ist die Sorbetmasse einmal zu fest geworden, übergießen wir sie beim Anrichten im Glas mit etwas Wein (Rotwein nur bei roten Früchten), Sekt oder Champagner.

Zitronen- oder Limettensorbet

³/₁₀ l Wasser • 300 g Zucker • dünn abgeschnittene Schale von 1 Zitrone oder 1 Limette • Saft von 4 Zitronen oder 5 Limetten

Das Wasser zum Kochen bringen, den Zucker darin unter Rühren auflösen. Die sehr dünn abgeschälte Schale der ungespritzten Früchte hineingeben, abkühlen lassen. Mit dem Fruchtsaft verrühren, durch ein Sieb gießen. In den elektrischen Eisbereiter (Sorbetière) geben und 1 Stunde rühren lassen. Eventuell, je nach Gebrauchsanweisung des Eisbereiters, noch weiter im Gefrierfach stehen lassen. Bei diesem Sorbet kann man auf das Eiweiß verzichten. Man kann es aber auch nach der Gefrierzeit vor dem Servieren unterziehen.

Oben Mitte Wodka Imperial (Seite 126), davor Melone in weißem Rum (Seite 125), Mitte rechts Rum-Rosinen (Seite 125), unten Mitte Pflaumen in Aquavit (Seite 126)

Varianten: Sorbet aus Orangensaft wird genauso zubereitet. Wir nehmen auf ½ l Saft 200 g Zucker, auf den Saft von 5 Mandarinen 200 g Zucker und 1 Zitrone, bei 3 Grapefruits 1 Zitrone und die gleiche Zucker-Wasser-Menge wie bei Limetten.

Sorbet von Minze

Eines der erfrischendsten Sorbets aß ich im »Tantris« in München. Hier ist das Rezept, das wir zu Hause schon ein paarmal nachgemacht haben.

½ l Wasser • 125 g Zucker • 5 Stengel frische Grüne Minze • 1 Schnapsgläschen trockener Weißwein (2 cl) • Saft von 3 Zitronen • 1 Eiweiß • etwas grüner Pfefferminzlikör (Crème de Menthe)

Die Hälfte des Wassers mit 100 g Zucker kurz aufkochen und abkühlen lassen. Das restliche Wasser mit der Minze, dem Weißwein und dem Zitronensaft aufkochen, abkühlen lassen und durch ein Sieb gießen. Diese Flüssigkeit mit dem Zuckersirup in die Sorbetière geben und im Gefrierfach drehen lassen, bis eine geschmeidige Creme entsteht. Das kalte Eiweiß mit dem restlichen Zucker sehr steif schlagen. Unter das Sorbet heben. Vier Gläser vorkühlen, bis sie beschlagen. Etwas Pfefferminzlikör hineingeben, mit dem Sorbet auffüllen.
Im »Tantris« garniert man mit einem Minzeblatt und einigen roten Johannisbeeren.

Die Zubereitung dieser Kalorienbombe von einst macht uns immer wieder großen Spaß und wird von der Verwandtschaft zu familiären Festtagen geradezu gefordert.

❀ *Vanillegefrorenes von Marie*

Zutaten: eine Stange Vanille, 1 Liter süßer Rahm, zwölf Eidotter, 250 g Zucker, Eis.
Eine Stange aufgeschlitzte Vanille wird mit einem Liter gutem süßem Rahm aufgekocht und dann zum Erkalten gestellt. Während dessen werden zwölf Eidotter und 250 Gramm fein gestoßener Zucker in einer Pfanne gut mit dem Vanillerahm abgerührt, auf das Feuer gesetzt und dort so lange gerührt, bis die Creme sich verdicken will, vom Feuer gezogen und wieder so lange gerührt, bis sie ganz ausgekühlt ist. Die Creme wird nun durch ein Sieb in die Büchse gegossen und das Gefrorene auf folgende Weise bereitet: Auf den Boden des Kübels wird ein ganzes Stück Eis gelegt und darauf die Büchse gestellt; diese wird nun auf allen Seiten mit gestampftem und mit Salz vermengtem Eis lagenweise eingehüllt, immer wieder fest gestampft und so fortgefahren, bis die Büchse bis auf zwei Finger breit am Rand fest von Eis eingehüllt ist. Das Einsetzen der Gefrierbüchse soll stets eine Stunde vor dem Füllen geschehen. Jede Masse wird kalt in die Gefrierbüchse gefüllt, diese gut geschlossen und dann erst mit dem Drehen begonnen. Nach zehn Minuten wird sie geöffnet, der obere Rand mit einem Tuch abgewischt, das Gefrorene mit der Spachtel von den Wänden losgelöst. Dies wird alle 10 Minuten wiederholt, bis die ganze Masse gut gefroren ist, bis sie die Weichheit einer abgearbeiteten Butter hat.

So bereiten wir heute noch in den eingangs erwähnten Eismaschinen dieses köstliche Vanille-Eis, wenn auch die Beschaffung von Roh-Eis immer schwieriger wird. Wesentlich einfacher ist es, das halbe Quantum vorzubereiten und von einem elektrischen Eisbereiter im Tiefkühlgerät zu »Weichheit von abgearbeiteter Butter« drehen zu lassen.

Anmerkung: Im elektrischen Gerät kann man meist gleichzeitig zwei Sorten Eis bereiten.

Himbeereis

1 l frische Himbeeren • 250 g Zucker • Saft von 1 Zitrone • 5 Eßl. kaltes Wasser

Die Himbeeren durch ein Haarsieb streichen. Mit dem Zucker im Mixer rühren, bis dieser sich gelöst hat. Zitronensaft und Wasser zufügen und in eine der Eisbereiterschalen geben. Die andere Schale mit Vanillemasse (siehe oben) füllen. Ins Tiefkühlgerät gestellt arbeiten lassen.

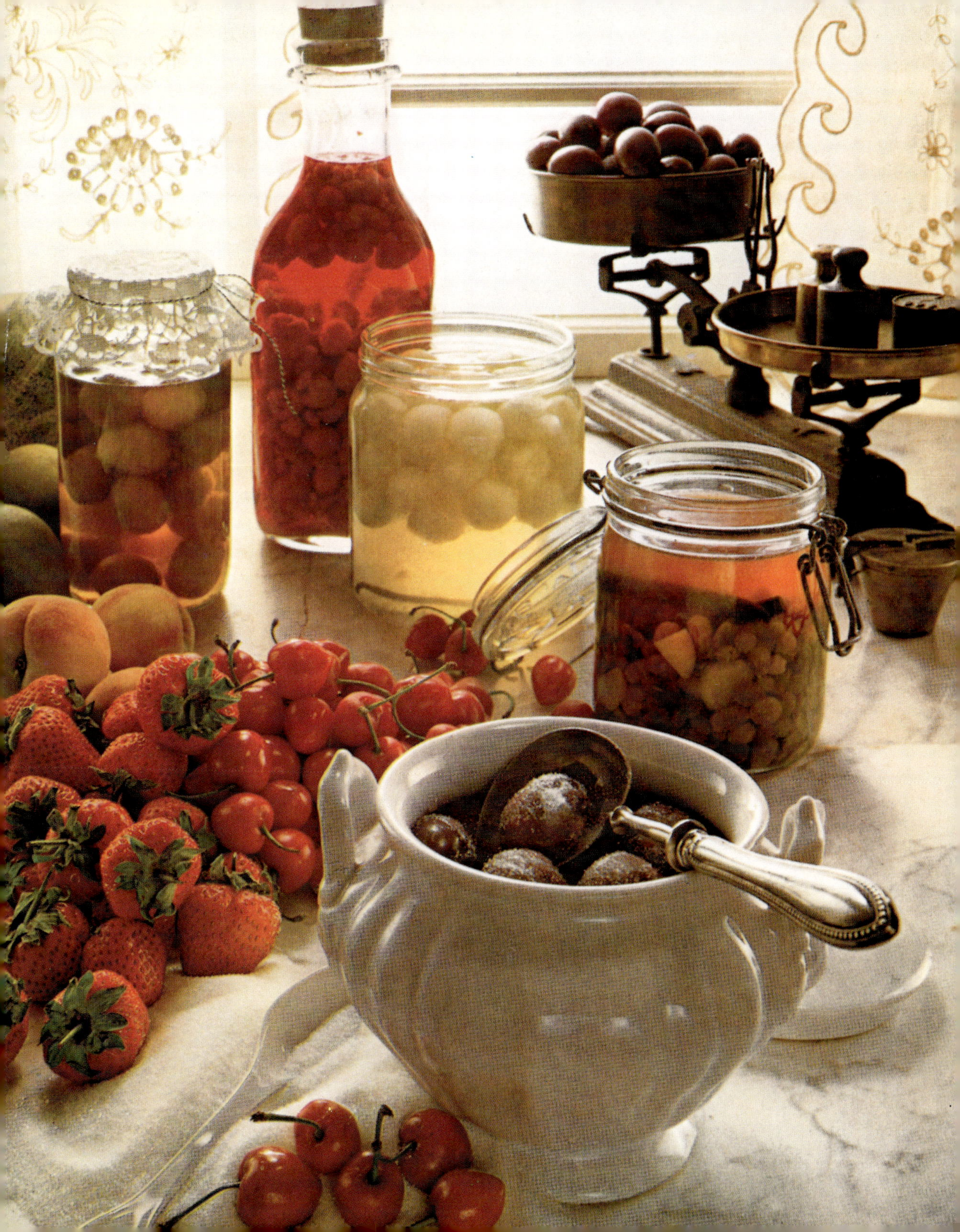

Süßes und Alkoholisches bunt gefärbt und hübsch verpackt

»Geruchszucker« hießen einst die aromatisierten Zuckervorräte der bürgerlichen Haushalte. Sie waren teilweise mühsam herzustellen, da der Ausgangspunkt nicht Streu- oder Staubzucker, sondern der Zuckerhut war. Er mußte erst gebrochen, dann gestoßen und schließlich gesiebt werden. Wir haben es heute einfacher, und »Geruchszucker« im Vorrat zu haben, ist wirklich eine Erleichterung, denn bei Bedarf braucht man nur zuzugreifen.

Vanillezucker: In ein Schraubglas 1–2 längs aufgeschlitzte Vanillestangen stellen, Streuzucker dazugeben, bis die Stange verschwunden ist. Nach dem 8. Tag kann der Zucker verwendet werden. Zucker immer wieder auffüllen, die Vanillestangen sind sehr ergiebig.

Orangen-, Pomeranzen- und Zitronenzucker: Die entsprechende große Zitrusfrucht unter heißem Wasser kräftig bürsten, gut abtrocknen. Schale fein abreiben, mit Streuzucker mischen und auf flachem Tablett trocknen. Im Schraubglas aufheben.

Die folgenden Hagel- und Buntzucker braucht man in der Hausbäckerei. Sie sind oft kaum aufzutreiben, so daß man sie sich besser selber macht.

Hagelzucker: Würfelzucker im Mörser grob stoßen, durch ein grobes Sieb geben. Er soll wie grober Streusand aussehen.

Roter Zucker: Hagel- oder Streuzucker (vorzugsweise Einmachraffinade) auf einem Teller ausbreiten. Weichen Pinsel in Cochenille (natürlicher, roter Lebensmittelfarbstoff, auch unter dem Namen Karminsäure in Apotheken erhältlich) tauchen. Zucker damit bestreichen und durch Hin- und Herbewegen trocknen.

Gelber Zucker: Hagel- oder Streuzucker (vorzugsweise Einmachraffinade) mit einigen Tröpfchen aufgelöstem Safran schnell vermischen. Ausgebreitet trocknen lassen.

Grüner Zucker: Hagel- oder Streuzucker (vorzugsweise Einmachraffinade) mit einigen Tropfen Spinatsaft schnell vermischen und ausgebreitet trocknen lassen.

Alle diese Spezialzucker lassen sich in kleinen Schraubgläsern oder in spitzen Folientüten gut verschenken. Die Buntzucker sind für Freunde des Backens gedacht, die Geruchszucker für Leute, die gerne kochen und auch einmal eine gute Prise Orangenzucker an einen grünen Salat und echten Vanillezucker in ihre Desserts geben wollen.

Rumtöpfe und andere Früchte in Alkohol verschenkt man in mehr oder weniger großen Steingutgefäßen oder auch, für sofortigen Verzehr bestimmt, in Gläsern. Wir verschenken gerne in kleinen Gemäßen unsere Rum-Rosinen, die eine köstliche Beilage (löffelchenweise) zu Hase, Reh oder auch Rindfleisch sind und sich so gut unter Apfelkompott mischen lassen.

Verschenken wir Flaschen mit Alkoholischem, tauchen wir den Flaschenhals grundsätzlich in Paraffin. Häufig versiegeln wir den Korken mit Siegellack und prägen ihn mit unserem Siegel oder einem exotischen oder zum Inhalt passenden Geldstück.

Rumtöpfe, Liköre, Met und Most

Erwarten Sie hier von uns nicht die geheime Kunst des Schwarzbrennens oder des Bierbrauens. Beides ist vom Gesetzgeber verboten oder an Hausrechte gebunden und unterliegt dann der Anmelde- und Steuerpflicht. Schnäpse und Spirituosen verwenden wir nur, um einen Rumtopf anzusetzen, Früchte einzulegen oder Liköre zu mischen.

In den USA gibt es eine Reihe von Büchern, die sich mit dem Bierbrauen beschäftigen. Das kann man verstehen, wenn man amerikanisches Bier getrunken hat. Die kühnsten Experimente aus der Prohibitionszeit können nur bessere Ergebnisse bringen als das kommerzielle US-Bier, mag es noch so schöne Namen tragen wie »Alt Heidelberg«, »Duke – the Prince of Pilsener« oder »Old German Lager Beer«.

Auch wenn der Gesetzgeber nicht zwischen uns stünde: In einem Land, wo man viele Sorten von ausgezeichnetem Bier kaufen kann, gibt man keine Rezepte, wie man Bier in Heimarbeit braut. Das wäre unsinnig. Genauso unsinnig wie die häusliche Herstellung von Wein aus Trauben. Wir haben darauf verzichtet.

Bei den wenigen Getränken, die wir gären lassen müssen, arbeiten wir nicht mit einem Faß (Ausnahme: die alten Met- und Mostrezepte). Fässer sind schwer zu bekommen, sie anfertigen zu lassen, ist sehr teuer und auch schwierig, und ein guter Glasballon tut die gleichen Dienste, außerdem bleibt das Quantum kleiner.

Das hat bei Hollerwein, Hagebuttenwein oder Met mehrere Vorteile. Zum einen, wenn etwas bei der Gärung schief geht – wir sind ja Amateure – geht mengenmäßig nicht zuviel verloren. Zum anderen hat sich bei uns immer die Tatsache bestätigt: Hat man von etwas viel oder sehr viel, dann mag es nachher keiner. Hat man wenig, dann reißen sich alle darum. Und beim Trinken wie beim Essen wie bei anderen schönen Dingen gilt: Am besten ist das, von dem man noch gerne etwas möchte und es nicht mehr bekommt.

Überfluß schmeckt selten gut! Denken Sie beim Selbermachen daran.

Besonders beliebt aber ist das Einlegen von Früchten in Alkohol, und die Spirituose, die sich am besten dazu eignet, ist Rum. Er ist hochprozentig

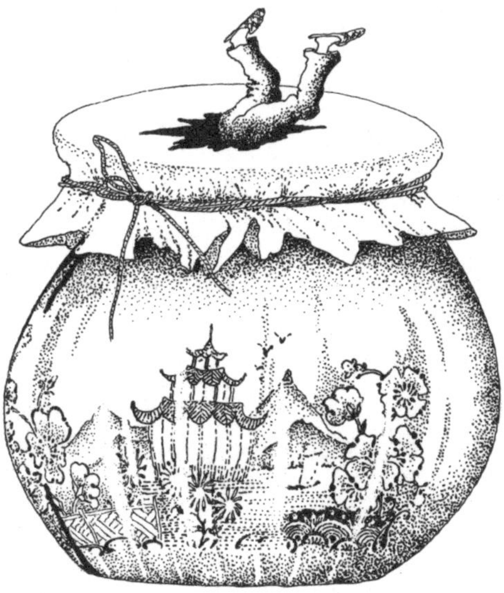

genug, aromatisch und läßt die Früchte nicht hart werden. Die bekannteste Rum-Frucht-Kombination ist der Rumtopf. Wer den Rumtopf erfunden hat, weiß man nicht. Die ersten Anweisungen in Kochbüchern, Früchte zu konservieren, bedienen sich des Oxymels, einer Mischung aus Essig, Honig und Wein. Dann, ab Beginn des 19. Jahrhunderts, legte man Früchte in Branntwein ein, vornehmlich Zwetschgen und Aprikosen, die nicht zu reif sein sollten.

Die Bezeichnung Rumtopf fand ich zum erstenmal im Viktoria-Kochbuch von 1890 unter der etwas verwirrenden Überschrift »Allerlei Früchte in Kognak oder Arrak (Rumtopf)«, wobei Rum als Zutat gar nicht auftaucht. Zur gleichen Zeit aber steht er auch im Universal-Lexikon der Kochkunst unter »Rum-Eingemachtes«. An der Grundrezeptur hat sich bis heute nichts geändert.

Der normale Rumtopf

Man benötigt • einen sauberen, unbeschädigten Stein-, Steingut- oder Porzellantopf • reife, frisch geerntete, tadellose und saubere Früchte der Saison • Zucker im Verhältnis von 250 g auf 500 g Früchte (das Verhältnis 1:1 ist mir zu süß, bietet allerdings die Garantie sicherster Haltbarkeit) • besten 54prozentigen Rum und • 1 kleingeschnittene Stange Vanille zur Würze, eine besondere Vorliebe von mir. Der Rum muß die Früchte immer bedecken.

Man beginnt im Mai/Juni mit Erdbeeren, im Juni/Juli folgen nicht entkernte Sauerkirschen, im Juli/August Aprikosen und/oder Pfirsiche abgezogen, halbiert und entkernt, im August/September Reineclauden und/oder Mirabellen, abgezogen, halbiert und entkernt, im September/Oktober Birnen geschält, in Stücken und ohne Kerngehäuse, im Oktober/November gießt man 4 Wochen nach den letzten Früchten nochmals ½ Flasche Rum nach und läßt den Rumtopf ruhen. Traditioneller »Anstichtag« ist der 1. Advent.

Nicht in den Rumtopf gehören Rhabarber und Johannisbeeren, sie sind zu sauer, Blaubeeren und Himbeeren sind zu weich und schimmeln leicht, Preiselbeeren sind zu herb, Brombeeren werden hart, genau wie Äpfel oder die Haut von Trauben. Ein Rumtopf sollte an einem kühlen, ruhigen Ort stehen, wo die Sonne nicht hinkommt. Man kontrolliere ihn regelmäßig, zu Beginn in jeder Woche zweimal. Früchte, die an der Oberfläche schwimmen, können ihn schimmeln lassen. Deshalb einen umgekehrten Porzellanteller einlegen, der die Früchte unter der Rumoberfläche hält. Den Rumtopf immer wieder einmal durchrütteln oder durchrühren. Ob man rührt oder rüttelt, ist eher eine weltanschauliche als eine praktische Frage. Allerdings wird nicht mit dem sonst so beliebten Holzlöffel umgerührt (er ist bakterienträchtig), sondern mit einem Löffel aus Silber oder Edelstahl.

Gärt der Rumtopf (man sieht kleine Bläschen an der Oberfläche), 54prozentigen Rum nachgießen oder 100 g reinen Weingeist aus der Apotheke auf einen Rumtopf von 3 l Inhalt geben. Gärt er mit Schaum und Gärgeruch: Inhalt einmal aufkochen und schnell verbrauchen. Der gärige Geschmack allerdings bleibt. Gären ist die Folge einer oder aller der drei Sünden wider den Rumtopf: 1. billige Zutaten, 2. schlampige Zubereitung, 3. falscher Aufbewahrungsort. Es gibt noch eine vierte Sünde: die Hemmungslosigkeit, nicht bis zum 1. Advent zu warten, sondern zwischendurch sich an den Früchten zu vergreifen und den Topf nach und nach leer zu schlecken.

Anmerkung: Rumtopf kann man pur essen. Ich liebe ihn mit (bitte Reihenfolge beachten): 1. flüssiger Sahne, die Früchte leicht gekühlt; 2. Vanille-Eis; 3. auf einer Crème bavaroise; 4. zu einer Mousse au chocolat; 5. als Belag auf Nußkuchen.

Erdbeer-Rumtopf

Der Erdbeer-Rumtopf ist reiner und eindeutiger im Geschmack als der übliche Rumtopf, der alle Früchte des Sommers in sich vereint.

1 kg Erdbeeren • knapp 300 g Zucker • 1 Flasche 54- oder 55prozentiger Rum

Reife, frische Erdbeeren, die nicht zu weich sind, werden gründlich gewaschen und entstielt. Dann die

ganzen Früchte, wenn sie wieder trocken sind, mit Zucker mischen, auf 1 kg Erdbeeren knapp 300 g. Einen Steinguttopf gründlich säubern und die gezuckerten Früchte einfüllen, wenn sie etwa 1 Stunde gezuckert waren. Mit 54- oder 55prozentigem Rum aufgießen, daß der Rum gut 1 Finger breit über den Erdbeeren steht. Mit einem Teller beschweren, Topf mit Folie verschließen, dunkel und kühl stellen. Die ersten 6 Wochen wöchentlich kontrollieren, ob die Früchte gären. In diesem Falle die Gärung durch dazugerührten Zucker stoppen. Ich habe bewußt wenig Zucker genommen, da das Erdbeeraroma im Winter so viel stärker zur Wirkung kommt, als wenn die Mischung zu süß ist.
Nach 6 Wochen kann man den Topf bis in den Winter hinein sich selbst überlassen.

Melone in weißem Rum
Bild Seite 121

Eine interessante Beilage zu Wild, Geflügel oder Steaks sind diese Rum-Melonen. Sie sind auch ein feines Dessert. Nach 10 Tagen sind sie gut, halten sich aber nicht länger als 3 Wochen. Deshalb machen wir nur eine kleine Portion.

1 Zuckermelone von 1 kg Gewicht (= 500 g Fruchtfleisch) • 2 Eßl. Zucker • 1 Vanilleschote • ½ Flasche Bacardi-Rum oder Ron Q

Die Melone halbieren, entkernen, das Fruchtfleisch in murmelgroßen Kugeln ausstechen. In einer Schüssel rundum mit Zucker schwenken, dann in ein 1-Liter-Einmachglas geben. Die Vanilleschote der Länge nach aufschlitzen, dazugeben. Mit Rum so übergießen, daß alles bedeckt ist. Zubinden und kühl stellen.

Preiselbeeren in Rum

Sie sind unbeschränkt haltbar und als Beilage zu Fleisch und Wild und Süßspeisen verwendbar.

500 g Preiselbeeren • 250 g Zucker • 1 Teel. gemahlener Ingwer • 1 Flasche 54prozentiger Rum

Die Preiselbeeren waschen, verlesen, und in einem Sieb abtropfen lassen. Mit dem Zucker und dem Ingwer überstreuen, vermischen und zugedeckt einige Stunden stehen lassen, bis sich der Zucker aufgelöst hat. Dabei hin und wieder vorsichtig wenden. Die Früchte mit dem gezogenen Saft auf 2 Flaschen verteilen und mit Rum aufgießen. Luftdicht verschlossen an einem kühlen Ort (nicht im Kühlschrank) aufbewahren.

Dörrobst in weißem Rum

Als Beilage zu Wildgerichten, zu Rinderschmorbraten oder zu kurzgebratenem Fleisch.

1 kg Dörrobst (Birnen, Aprikosen, Pfirsiche und Feigen) • 1½ l weißer Rum

Das Dörrobst mit kochendem Wasser übergießen, 1 Stunde ziehen lassen, abgießen, gut abtropfen lassen. Das Obst in ein fest verschließbares Glas füllen, mit dem Rum aufgießen, bis es bedeckt ist. Zunächst 1 Woche bei Zimmertemperatur ziehen lassen. Dann kühl stellen. Jeweils die benötigte Dörrobstmenge mit sauberem Löffel herausnehmen.

Variante: Legt man Kurpflaumen, -birnen oder -aprikosen ein, erübrigt sich das Einweichen. Sie werden mit Rum übergossen angesetzt und sind nach 3 Wochen genußfertig. Haltbar 1½ Jahre.

Rum-Rosinen
Bild Seite 121

10 Tage nach dem Ansetzen gibt es die ersten, ab der 4. Woche schmecken sie noch besser – wenn dann noch welche da sind, denn mein Mann kann sich daran sattessen.

250 g Rosinen oder Sultaninen • 1 kandierte Ingwerwurzel • ½ Vanillestange • 54prozentiger Rum

Die Rosinen oder Sultaninen waschen, abtropfen lassen und abtrocknen. Die Ingwerwurzel ganz fein schneiden. Beide zusammen mit der Vanillestange in ein Einmachglas mit Klemmdeckel oder in ein Schraubglas geben. Mit Rum übergießen, bis sie bedeckt sind. Kühl stellen.

Nützlicher Hinweis: Einlegefrüchte trocknet man, indem man sie gut abgetropft auf Küchenkrepp schüttet und hin- und herrollt (Beeren) oder rundum damit abtupft und abtrocknet (Steinobst).

Jamaika-Früchte in Rum

Das Angebot an exotischen Früchten ermöglicht es, auch bei uns einen Rumtopf anzusetzen, wie er in der Karibik üblich ist. In Jamaika macht man es zum Beispiel so:

2 Tangerinen • 3 Mangos • ½ Ananas • 1 fingergliedgroßes Stück Zimt • 500 g brauner Zucker • 500 g weißer Zucker • 1 l weißer Rum

Die Tangerinen schälen, alles Weiße entfernen, die einzelnen Segmente aus den Häuten lösen. Die Mangos schälen, Kerne entfernen, in dünne Scheiben schneiden. Die Ananas schälen, würfeln. Mit dem Zimt in eine große Schüssel geben, den Zucker darüberstreuen und vorsichtig unterheben. 1 Stunde stehen lassen, dabei Früchte und Zucker mehrfach wenden und mischen. In einen sehr sauberen Rumtopf geben und mit Rum übergießen, so daß der Rum die Früchte bedeckt. Zudecken und 3 Monate kühl stehen lassen.

Anmerkung: Geschälte und in Scheiben geschnittene Kiwis passen ausgezeichnet hinein. Doch dann ist es kein Jamaika-Rumtopf mehr, sondern schlicht ein exotischer.

Wodka Imperial

Bild Seite 121

In einigen Nobellokalen verschiedener Länder haben wir diesen Aperitif kennengelernt, den wir übernommen haben und anbieten, wenn wir ein Dutzend Gäste zu Tisch haben. Ich rechne pro Gast 1 Glas. Man trinkt ihn, bevor man sich zu Tisch setzt.

3 Limonen • 3 Kiwis • 2 Pfirsiche oder Nektarinen • 500 g möglichst frische Himbeeren, sonst tiefgekühlte, aber ohne Zucker eingefroren • 2 Flaschen russischer Wodka

Die Limonen in hauchdünne Scheiben schneiden, die Kiwis schälen und in Scheiben schneiden, die Pfirsiche oder Nektarinen schälen und in Schnitze schneiden, die frischen Himbeeren säubern. In einen großen Glaspokal oder ein attraktives Glas schichten. Dabei Limonen- und Kiwischeiben so an die Glaswand legen, daß das Ganze dekorativ aussieht. Mit Wodka übergießen und 24 Stunden kalt stellen, davon die letzten 4 Stunden im Tiefkühlschrank. Danach wird serviert. Man zeigt das eisbeschlagene »Obst-Aquarium«, schenkt aber nur den abgegossenen Wodka ein, der so kalt sein muß, daß die Gläser beschlagen. Er hat einen sanften, fruchtigen Geschmack bekommen, eine leichte Pinkfarbe von den Himbeeren und scheint nicht so stark wie klarer Wodka zu sein.

Anmerkung: Mit Früchten kann man experimentieren, es sollten aber aromatische und säuerliche vorherrschen.

Pflaumen in Aquavit

Bild Seite 121

Sie werden so verzehrt: Die Frucht leicht ankauen, dann den Aquavit darüberlaufen lassen.

350 g blaue Pflaumen • 1 l Aquavit

Nicht zu reife Zwetschgen oder Pflaumen ohne Quetsch- oder Druckstellen mit kochendem Wasser übergießen und 2–3 Minuten ziehen lassen. Die Haut abziehen, die Früchte aber ganz lassen. In eine großbauchige Flasche mit weiter Öffnung oder ein Sterilisierglas füllen. Mit Aquavit übergießen. Mindestens 3 Tage an einem kühlen Ort (nicht im Kühlschrank) ziehen lassen. Haltbarkeit: 3 Wochen.

Erst vor Gebrauch einige Stunden in den Kühlschrank stellen. Die Pflaumen mit spitzer Gabel herausnehmen, je eine in ein weites Schnapsglas legen und mit Aquavit auffüllen.

Brombeeren in Kräuterlikör

Noch ein Rezept für Anfänger. Den Likör mit den Früchten servieren.

300 g feste Brombeeren · 100 g Zucker · 1 Flasche Kräuterlikör

Die Brombeeren waschen, verlesen, abtropfen und trocknen lassen. Die Brombeeren mit dem Zucker mischen und zugedeckt einige Stunden mazerieren, bis sich der Zucker gelöst hat. Dabei hin und wieder vorsichtig umrühren. In eine Flasche mit einer großen Öffnung füllen, mit dem Likör auffüllen. Gut verschlossen kühl und dunkel aufbewahren. Haltbarkeit: 2 Monate.

Variante: Ebenso kann man schwarze Johannisbeeren oder Blaubeeren in Kräuterlikör einlegen.

An der Aufbereitung hauseigener Schnäpse und Liköre hat sich kaum etwas geändert, und das braucht es auch nicht, denn die Quanten sind meist klein, und der Prozeß, der keine Arbeit macht, das Mazerieren, läßt sich für den Hausgebrauch nicht verkürzen oder modernisieren.
Die »Rosenliqueure 1843« zitieren wir mehr, um die hübschen Namen auch für andere selbstgebraute Liköre und Schnäpse zu empfehlen, als um sie herzustellen. Werden sie zubereitet, verwendet man für den Damenliqueur Zuckerlösung (siehe folgendes Rezept).

❀ *Rosenliqueure 1843*

Man destilliert in einem Marienbade 1 Pfd. Rosenblätter in einem Liter Weingeist und erhält daraus einen sehr wohlriechenden Esprit de Roses genannten Liqueur. Fügt man dazu eine mehr oder minder große Quantität Zucker, so wird daraus der so beliebte Damenliqueur, der unter den Namen Huile de Roses, Huile d'Amour, Huile de Venus, Huile d'Adonis in der ganzen Welt berühmt ist.

Klevers Schlehenlikör

In den Aufzeichnungen meines Großvaters, der in Krefeld eine Destillerie betrieb, fand ich (Ulrich) das Rezept für einen Schlehenlikör. Datum der Aufzeichnung: Dezember 1882. Ich habe umgerechnet und probiert und bin für 2 Liter des etwa 30prozentigen Likörs auf folgende Mengen gekommen:

500 g Schlehenbeeren · 640 ml Weingeist (96prozentig) · 1 g Gewürznelken · 5 g Johannisbrot · 40 ml Kirschsaft · 80 ml Weinbrand · 600 ml Zukkerlösung · destilliertes Wasser, bis die Gesamtmenge 2 l ergibt.

Die Schlehen müssen nach dem ersten Frost gepflückt werden, da sie dann nicht mehr so gerbsäurehaltig sind. Wir zerkleinern sie mit den Kernen in einem Mixer, der Edelstahlmesser hat. Nicht rostgeschütztes Eisen wird von den Schlehen angegriffen. Dann entsaften wir den Schlehenbrei und vermischen den Saft mit der gleichen Menge Weingeist. Unserer Berechnung nach ergeben Saft und Weingeist 480 ml, also knapp ½ l. Bitte in einem Meßglas ausmessen. Die Schlehenrückstände, in der Fachsprache Trester genannt, werden mit den in einem Mörser zerstoßenen Nelken und mit Johannisbrot versetzt, in einen Mull- oder Leinenbeutel gebunden und in ein Glasgefäß gehängt, das man verschließen kann und in dem sich 400 ml Weingeist befinden. Der Beutel soll im oberen Drittel der Flüssigkeit hängen. Nach 1 Woche können Sie den Beutel herausnehmen: der Extrakt ist fertig. Man läßt ihn durch einen Filter laufen, mißt ihn im Meßglas und füllt mit destilliertem Wasser wieder auf 400 ml auf.
Die Zuckerlösung stellen wir so her: 600 g Zucker werden in 260 ml (bitte abmessen) heißem Wasser zum Kochen gebracht, dem wir 1 Prise Zitronensäure zugesetzt haben. Nach 15 Minuten Kochen (der

graue Schaum an der Oberfläche wird mit einem Schaumlöffel abgenommen) ist die Zuckerlösung fertig. Man seiht durch ein Tuch und mißt heiß im Meßbecher ab. Die Menge sollte 600 ml betragen und wird mit etwas destilliertem Wasser ergänzt. Den alkoholisierten Schlehensaft mit dem Extrakt, dem Kirschsaft, Weinbrand und Zuckerlösung zusammengießen und mit destilliertem Wasser auf 2 l auffüllen. In Flaschen füllen, verkorken. Nach 4 Wochen ist der Likör trinkfertig.

Unser Tip: Herbstfrüchte wie Schlehenbeeren und Hagebutten, die nach dem ersten Frost erst wirklich schmecken, vorsorglich 1 Tag im Tiefkühlgerät schockfrosten, das hebt das Aroma.

Erdbeerlikör

Die zurückbleibenden alkoholgetränkten Erdbeeren lieben wir mit Schlagsahne zu einem späten Tee.

250 g sehr reife Wald- oder Monats-Erdbeeren • 250 g Kandiszucker • 1 Flasche Rum oder Cognac

Die Erdbeeren waschen, gut abtropfen lassen und mit dem Kandiszucker in eine bauchige Flasche geben. Mit dem Rum oder Cognac auffüllen und 3 Wochen mazerieren lassen. Durch eine Filtertüte oder ein feines Haarsieb abgießen und in Flaschen füllen. Erst nach weiteren 3 Wochen ist der Likör wirklich trinkfertig.

Bärenfang

Ein köstlicher, einfach herzustellender Likör ist der aus Ostpreußen stammende Bärenfang. Er ist kräftig, hat 42 Prozent Alkohol und soll gut gegen Erkältung sein.

220 ml destilliertes Wasser • 450 g Honig (aus geschmacklichen Gründen kein Wald- oder Tannenhonig) • 440 ml Weingeist (96prozentig)

Das Wasser erhitzen, den Honig nach und nach hineingeben und auflösen. Die Lösung erkalten lassen, dann den Weingeist dazugeben. Abmessen und mit destilliertem Wasser bis zum vollen Liter auffüllen. Den trüben Likör in Flaschen füllen. Möchte man ihn kräftiger in der Farbe haben, färbt man ihn mit etwas Zuckerkulör, die man fertig kaufen kann. Bärenfang 4–6 Wochen kühl lagern. Die abgesetzte Trübung durch Filtern entfernen. In Flaschen lange haltbar.

Nützlicher Hinweis: Zuckerlösung kann in verschlossener Flasche kühl aufgehoben werden. Kristallisiert der Zucker aus, ist die Lösung nicht unbrauchbar, doch hat man nicht sorgfältig gearbeitet. Verschimmelte Zuckerlösung ist ein Zeichen für Ungenauigkeit beim Abmessen und Abwiegen: Sie ist dazu noch unbrauchbar.

Das folgende Rezept aus »Die Frau als Gattin, Hausfrau und Mutter«, bereiten wir aus dampfentsafteten Quitten. Für ½ l Saft benötigen wir 1200–1400 g Quitten.

Quittenlikör

Die Früchte werden mit einem trockenen Tuch gründlichst gereinigt und dann mit der Schale gerieben. Der Saft wird durch ein sauberes Leinentuch in einen Porzellantopf gepreßt und über Nacht zum Klären stehen gelassen. Am nächsten Morgen wird der klare Saft vorsichtig in eine größere Flasche abgegossen. Auf je ½ Liter Saft werden ½ Liter 96prozentiger Alkohol, sowie 10 g abgezogene feingestoßene bittere Mandeln zugegeben. Diese Mischung bleibt gut zugebunden unter häufigem Schütteln durch 8 Tage in der Wärme stehen, sodann fügt man in ausgekühltem Zustand 380 g Kristallzucker hinzu, der vorher in ½ und ⅛ l Wasser aufgekocht wurde. Nach 24 Stunden wird der Likör filtriert und in saubere Flaschen gefüllt, gut verkorkt und mindestens 3 Wochen bis zur Verwendung stehen gelassen.

Nützlicher Hinweis: Die Tücher zum Durchseihen sollten neu und in klarem Wasser ausgekocht sein. Keine Wasch- oder Spülmittel verwenden, sie können den Likör geschmacklich verderben.

Schwarzer Johannisbeerlikör

läßt sich schnell zubereiten und ist für Anfänger gut geeignet.

2 l selberbereiteter schwarzer Johannisbeersaft • 1 kg Zucker • 1 Eßl. geriebene Muskatnuß • 2 Eßl. ganze Nelken • ½ l Weinbrand

Den Johannisbeersaft mit dem Zucker aufkochen, eventuellen Schaum mit einem Löffel entfernen. Muskatnuß und Nelken dazugeben und 15 Minuten sanft köcheln lassen. Vom Herd nehmen und den Weinbrand dazugießen. In einem sauberen Steingutgefäß oder einer Bowle mit Folie luftdicht abgeschlossen 3 Tage stehen lassen. Durch ein Mulltuch abseihen und in trockene Flaschen füllen, verschließen. Weitere 4 Wochen stehen lassen.

Unser Tip: Limonaden, Säfte und Liköre nur in einwandfrei saubere, trockene Flaschen füllen. Immer mit neuen oder zumindest frisch ausgekochten Korken oder Gummikappen verschließen. Bei schon einmal verwendeten Flaschen die Verschlußdeckel ganz besonders sorgfältig säubern.

Nußlikör

Dazu eignen sich nur Walnüsse, die im Juli vom Baum kommen.

1 kg grüne Walnüsse • 1 Zimtstange • 5 Gewürznelken • Schale von 1 ungespritzten Zitrone • 1 Prise Muskatblüte • 1½ l Korn • 800 g Zucker • 1 l destilliertes Wasser

Die Nüsse halbieren, mit der kleingebrochenen Zimtstange, den Nelken, der Zitronenschale und der Muskatblüte in ein Einmachglas geben und mit dem Korn auffüllen. 4–6 Wochen an der Sonne stehen lassen, dann abfiltern. Den Zucker im erwärmten destillierten Wasser unter Rühren vollständig auflösen. Mit dem Nußansatz mischen und in Flaschen füllen.

Aufgesetzter

So müßten sie eigentlich alle heißen, aber meist versteht man Johannisbeerkorn darunter, in meiner (Ulrichs) Heimat Baes genannt.

500 g gemischte Johannisbeeren • 4 Eßl. Zucker • 2 Flaschen Korn

Die sauberen Beeren von den Rispen streifen und in eine große Flasche oder einen kleinen Ballon geben, zuckern. Mit dem Korn auffüllen und verschlossen 4 Wochen stehen lassen. In saubere Flaschen abfiltern, gut verkorken und kühl aufbewahren.

Süßer Aufgesetzter

Die etwas süßere Variante, aber immer noch kein Likör, wird so zubereitet:

200 g schwarze oder rote Johannisbeeren • 200 g weißer Kandiszucker • 1 Vanilleschote • 1 Flasche Korn oder Klarer

Die Beeren von den Rispen streifen, mit dem Kandiszucker und der Vanilleschote in eine große Flasche oder einen kleinen Ballon geben. Mit dem Korn übergießen, verschließen und 8 Wochen stehen lassen. Durch Filterpapier abgießen, in saubere Flaschen füllen, verkorken und noch einige Wochen stehen lassen.

Variante: Nach diesem Rezept setzen wir auch Wald-Erdbeeren und Heidelbeeren an.

Unser Tip: Wer kein Mulltuch im Hause hat, um es als Seiher zum Abfiltern zu nehmen, verwendet seinen Kaffeefilter mit Filtertüte, auch wenn es etwas länger dauert, bis zum Beispiel 1 l Aufgesetzter durchgelaufen ist.

Sloe Gin (Schlehen-Gin)

Manchmal bringen wir uns aus England einen Sloe Gin mit, den es bei uns nicht zu kaufen gibt. Es ist

Gin, der mit Schlehen parfümiert wurde und deren Geschmack angenommen hat. Er ist leicht süß. Man kann ihn sich auch selbst herstellen.

500 g reife Schlehen • 75–100 g Zucker • 4 geschälte süße Mandeln • 2 Flaschen bester englischer Gin

Die reifen Schlehen gut säubern, vorsorglich schockfrosten. Auftauen lassen und trockentupfen. In einen Glasballon oder eine große Flasche füllen, die man fest verschließen kann. Den Zucker und die Mandeln dazugeben, mit Gin auffüllen, so daß die Früchte bedeckt sind. Die Flasche verschließen, Inhalt einmal gut durchschütteln. Wegstellen und alle 2–3 Tage einmal schütteln. 2 Monate ziehen lassen. Dann den Inhalt durch einen Filter gießen und in Flaschen abfüllen. Es darf getrunken werden. Der Schlehen-Gin ist gut haltbar, jedoch keine Grundlage für Mixgetränke.

Punsch-Extrakt Old Klevers Art

Mein (Ulrichs) Großvater hatte im Winter immer einige Flaschen Punschextrakt parat, mit dessen Hilfe sowie einer Flasche Weiß- oder Rotwein und einiger Scheiben Zitrone man einen Punsch bereiten konnte.

250 g Zucker in Stückchen • 2 ungespritzte Orangen • 1/4 l Wasser • 1/2 l echter, möglichst hochprozentiger Jamaika-Rum (zum Beispiel Lemon Hart 75%) • 1 Flasche guter Portwein (Tawny) • 3 Schnapsgläschen Boonekamp oder Underberg (insgesamt 6 cl)

Der Zucker wird auf den Orangenschalen abgerieben und im kochenden Wasser aufgelöst. Wasser abkühlen lassen, mit Rum und Portwein vermischen. Mit Boonekamp würzen. In Flaschen gießen und verkorken.
Bei Bedarf auf eine Flasche guten Beaujolais, die man bis ans Kochen bringt, 1–2 Südweingläser der Mischung gießen. 2 Zitronenscheiben darin schwimmen lassen. Oder aber heißen Tee zu zwei Dritteln mit einem Drittel Punsch-Extrakt zusammengeben. Ein Stückchen kandierten Ingwer hineingeben und als erstes im Mund zerbeißen, dann mit Punsch nachspülen.

Diese Essenz stammt aus dem vorigen Jahrhundert und war und wird geliebt von Leuten, bei denen immer Mai sein soll. Das Maikraut ist der heutige Waldmeister.

Maikrautessenz für Bowlen

Man nimmt etwa 6–8 mittelgroße Bündel Maikraut, das dann am aromatischsten ist, wenn das grüne Kräutchen sich eben mit den ersten kleinen Blütenknospen schmückt, wäscht es mit kaltem Wasser, legt es in einen irdenen Topf oder eine verschließbare Porzellanschüssel, gießt den Inhalt von 2 Flaschen Bowlenwein (leichter Rhein- oder Moselwein) darüber, läßt die Mischung 48 Stunden stehen und gießt dann den Wein durch ein Mulläppchen ab, füllt ihn wiederum in die Flaschen, die man fest verkorkt und kühl aufbewahrt. Will man dann im Winter eine Bowle ansetzen, so nimmt man zu 3 Flaschen Apfel- und 1 Flasche anderem Wein ein mäßiggroßes Wasserglas (etwa 2/10 Liter) Essenz, fügt Zucker nach Bedarf, und wenn man es haben kann, etwas Rotwein (1/4 Flasche) hinzu und kühlt sodann die Bowle in Eis, oder indem man ihr ein Stück Kunsteis zusetzt.

Löwenzahnschnaps

Die Blüten für dieses Rezept möglichst weit weg von der Verschmutzung durch Industrie und Autos und nur bei strahlender Sonne pflücken.

50 junge, frische Löwenzahnblüten • 1 Flasche Wodka

Von den Blüten die gelben Blättchen abzupfen. Alles Grün sorgfältig entfernen, denn darin stecken zuviel Bitterstoffe. Die Blättchen in eine Flasche geben, mit Wodka bedecken, luftdicht verschließen und 1 Woche mazerieren lassen. Durch Filterpapier abseihen und die Löwenzahnessenz mit dem restlichen Wodka nach Geschmack verdünnen.

Magenbitter

Für Bitters bekommen wir die Schalen-, Wurzel- und Kräutermischungen fertig und ausgewogen aus Dänemark angeboten: »Nach Rezepten aus der Zeit der alten Segelschiffe.« Der Geschmack: kräftig und gesund.

1 Dose Morgen bitter oder Koffardi bitter • ½ Flasche Weinbrand

Den Doseninhalt in eine Verschlußflasche geben, übergießen und 1 Woche mazerieren lassen. Durch Mulltuch oder Kaffeefilter abseihen, in kleine Flaschen füllen, verschließen.
Mit dieser Essenz tropfenweise den Weinbrand im eigenen Glas zum Magenbitter machen.
Bitteressenz in starkem schwarzen Kaffee bringt einen nach verbummelter Nacht wieder ins Lot.

Hollersekt

Hollunder ist sehr eigenwillig, und so gelingt der Sekt nicht jedes Jahr gleich gut.

10–12 Hollerblüten • 10 l lauwarmes, abgekochtes Wasser • 1¼ kg Zucker • ¼ l Weinessig • Saft und Schale von 3 ungespritzten Zitronen

Die Hollerblüten in einen Ballon geben. Den Zukker im lauwarmen, abgekochten Wasser auflösen und mit allen anderen Zutaten über die Blüten gießen. 10 Tage warm stellen. Durch ein Tuch abseihen und in saubere Verschlußflaschen abfüllen. Kühl lagern.
Nach 2–3 Wochen hat der Sekt ein wundervolles Mousseux, aber nicht immer (siehe oben). Auf alle Fälle ist es ein sehr wohlschmeckendes, erfrischendes Getränk.

Unser Tip: Bei Weinzubereitungen bedeutet warm stellen zumindest Zimmertemperatur. Am besten gelingt die Gärung, wenn Ballon oder Weckglas auf einem sonnigen Fensterbrett stehen können.

Auch mit diesem Wein verbinden sich Kindheitserinnerungen an Sommerferien, aber ein hofeigenes Rezept haben wir nicht gefunden. Daher das Rezept, wie es die Großin von Weisbrunn für ihre Kinder aufgeschrieben hat.

❀ *Weisbrunner Hollerwein*

500 g abgezupfte Hollunderbeeren • 4 l Wasser • 2½ kg Zucker • ½ Würfel Bäckerhefe (20 g) • 1 Scheibe Weißbrot

Die Beeren mit dem Wasser aufsetzen, 15 Minuten kochen, erkalten lassen, durch ein Mulltuch abseihen.

Das Wasser für Schnapszubereitungen

Destilliertes Wasser (aqua destillata) ist durch Destillation chemisch reines Wasser. In Apotheken, Drogerien und an Tankstellen erhältlich. Zum Trinken nicht geeignet, da fade im Geschmack und ohne alle Mineralien. Früher bei der Spirituosenherstellung verwendet, heute durch enthärtetes oder entsalztes Wasser ersetzt. Man kann statt destilliertem Wasser in unseren Rezepten auch Leitungswasser verwenden, das man durch einen Filter mit Aktivkohle hat laufen lassen, wenn es gechlort ist. Zu kalkhaltiges oder eisenhaltiges Wasser sollte man ebenfalls nicht verwenden. Probe: Sprit und Leitungswasser zu gleichen Teilen mischen. Eine Trübung deutet auf starken Kalkgehalt, ein bräunlicher Bodensatz nach einigen Tagen auf Eisengehalt hin. In diesem Fall doch destilliertes Wasser nehmen.

Den Zucker einrühren und 1 Stunde sanft kochen, auskühlen lassen. Bäckerhefe und Weißbrot daran geben und mit einem Mulltuch verschlossen gären lassen. Nach 3–4 Tagen abseihen und weiter gären lassen. Hört der Ansatz zu gären auf, wird der Wein auf sauber ausgespülte ½-l-Flaschen gezogen und kühl gelagert.

Schlüsselblumenwein

wird von uns bevorzugt, da wir abgelegene, fast staubfreie Plätzchen mit reichlich Schlüsselblumen ganz in unserer Nähe haben. Nur mit offenen Blüten pflücken und verwenden.

400 g Schlüsselblumenblüten • 4 l kochendes Wasser • 1½ kg Zucker • Saft von 3 Zitronen • 2 Eßl. destilliertes Wasser • 1 Teel. Edelhefe • ½ Würfel Bäckerhefe (20 g)

Die Blüten verlesen, mit dem kochenden Wasser überbrühen, 20 Minuten ziehen lassen, durch ein Mulltuch abgießen und fest auspressen. Den Zucker im heißen Sud lösen, Zitronensaft und in destilliertem Wasser gelöste Edelhefe einrühren. Ist das Wasser fast abgekühlt, die Bäckerhefe hineinbröckeln. In einen Ballon oder eine große Flasche gießen. Mit einem Mulltuch verschließen, warm stellen und gären lassen. Hört die Gärung auf, wird der Blütenwein auf kleinere Flaschen gezogen.

Rettichwein galt im vorigen Jahrhundert als Magenstärker, den man sich beliebig mit Honig süßen konnte.

❀ *Rettig-Wein*

Auf ½ Loth (8¼ g) in einem steinernen Mörser geriebene Rettige werden 8 Loth (132 g) mit Honig versüßter Obstwein gegossen, diese Mischung durchgeseiht und dann getrunken. Da der Magenstärker gut haltbar ist, kann man ruhig eine ganze Flasche voll herstellen und kühl aufbewahren.

Hagebuttenwein

2 kg Hagebutten • 2 kg Zucker • 10 l Wasser • 2 Vanillestangen • 1 Teel. Citropect oder Saft von 3 Zitronen

Die Hagebutten müssen vom ersten Frost schrumpelig und welk sein. Oder schockfrosten. Blüten und Stiele entfernen. Die Früchte in einen Ballon geben. Den Zucker mit dem Wasser und den Vanillestangen aufkochen, bis der Zucker sich gelöst hat. Citropect oder Zitronensaft zusetzen, abschäumen. Lauwarm über die Hagebutten gießen. Mit einem Mulltuch abdecken und warm stellen. Etwa 3–4 Wochen gären lassen. Ist die Gärung beendet, den Wein durch ein Mulltuch abgießen, sofort auf Flaschen füllen und verkorken. Kühl gelagert einige Wochen ruhen lassen, dann ist der Wein schön ausgereift.

Bei manchen Wachsziehern kann man ihn noch kaufen, den Met, das alkoholische Getränk aus Honig, das so alt wie die Honiggewinnung durch den Menschen ist. Wer ihn erfunden hat, darüber streitet man sich. Wir wollen hier zwei Rezepte anführen, die wir allerdings nicht selbst ausprobiert haben. Beide Rezepte stammen aus seriösen Quellen.
Das erste aus dem Universal-Lexikon der Kochkunst. Es ist mengenmäßig für eine Großfamilie gedacht.

❀ *Met-Rezept von 1897*

12 Liter Wasser in einen Kessel gießen, sich ein Zeichen an der inneren Wand des Kessels machen, um zu sehen, wie hoch das Wasser darin steht, fügt 4 Liter Wasser und 3½ Kilo Honig dazu. Kocht und schäumt die Flüssigkeit eine halbe Stunde lang, schüttet eine knappe Handvoll sehr guten Hopfen hinein (andere Rezepte nehmen zwei Zweige Rosmarin), und setzt das Kochen so lange fort, bis die Flüssigkeit wieder auf 12 Liter eingedampft ist, was man am zuvor im Kessel gemachten Zeichen erkennt. Nun schüttet man das Gebräu in einen Holzbottich, läßt es kurze Zeit abkühlen, mischt 4 Eßlöffel frische, gute Bierhefe hinzu, bedeckt den Bottich mit Tüchern, bindet ihn zu und läßt ihn 48 Stunden stehen. Dann seiht man die Flüssigkeit in ein Fäßchen, hängt ein leinenes Beutelchen mit 4 in Scheiben geschnittenen Zitronen (ohne Kerne), 30 Gramm gestoßenen Zimt, 15 Gramm Kardamom und 3 Gewürznelken in dasselbe, verschließt es mit einem Spund und stellt es sechs bis acht Wochen in den Keller. Dann zieht man den Met auf Flaschen.

Anmerkung: Man braut Met auch ohne allen Zusatz von Gewürzen, welcher vielen ungleich schmackhafter erscheint.

Met nach Salcia Landmann

Salcia Landmann erzählt in ihren »Koscheren Kostproben«, – daß die Juden Osteuropas bis in die letzten Jahre hinein Met tranken und hat dieses Rezept für den Normalhaushalt notiert.

Auf 1 Liter Honig: knapp 4 Liter Wasser • etwa 10 g getrockneten Hopfen • 1 gescheibelte Zitrone samt Schale • zum Braunfärben einige Eßlöffel braunen Zucker.

Alles zusammen aufkochen. Hopfen und Zitronenscheiben in ein Mulltüchlein, das man leicht herausfischen kann. Gut umrühren und in einen oder mehrere Krüge bis zu ¾ der Höhe füllen. Wegen der Gärung leicht überdecken. In Zimmertemperatur mindestens 3 Wochen stehen lassen, bis der Met nicht mehr gärt.
Spätestens nach einem Monat kann man den Met in Flaschen füllen. Vorsichtshalber nicht zu fest verkorken.

Anmerkung: Man kann den braunen Zucker (Frau Landmann meint damit karamelisierten) auch durch 2–3 Teelöffel Zuckerkulör ersetzen oder aber den Met ungefärbt und hell lassen.

Der Most

Das Getränk, das wir hier meinen, heißt in der Fachsprache »Moste nach Landesbrauch«, auch badischer, schwäbischer und württembergischer Most genannt, und wird zu den weinähnlichen Getränken gezählt. Man stellt ihn aus Äpfeln, Birnen oder beiden Früchten gemischt her und erhält Apfelmost, Birnenmost oder Obstmost. Durch die Vergärung des Fruchtsaftes enthält er um die 4% Alkohol.
Wir brauchen also ein Faß oder einen Glasballon, um ihn anzusetzen, und eine Fruchtpresse, um aus den Früchten den Saft zu gewinnen. Und Bäume, an denen Äpfel und Birnen hängen. Wir sagen es klar vorweg: Mostmachen ist eine Art kulinarisches Basteln. Man kann auch guten Most kaufen, und er ist meist billiger als der Selbergemachte. Doch das sind für den Selbermacher keine Gesichtspunkte.
Wir haben eine große Fruchtpresse aus früheren Zeiten. Sie wurde einmal angeschafft, weil der einzige Mostbauer in unserer Gegend sich für das Saftpressen nicht bar bezahlen ließ, sondern Arbeitsstunden verrechnete. Sie wurden von den Kleinbauern gerne abgeleistet, bei unserem größeren Betrieb mit Mägden und Knechten waren sie schwieriger unterzubringen und zu teuer. Heute wird die Fruchtpresse nur in Jahren großer Apfelernten benutzt. Es wäre schade, die Äpfel in der Zentralen Safterei abzuliefern, da man dort nicht den Saft der eigenen Früchte bekommt. Unsere Boskop-Apfelbäume, die an die hundert Jahre alt sein müssen, tragen pro Baum manches Jahr mehr als 10 Zentner (manche Jahre fast gar nichts), und dann wird Most gemacht. Aus 1 Zentner Äpfel bekommen wir 10–14 l Saft, je nachdem, ob der Sommer trocken oder naß war.
Ein sonniger Sommer macht die Früchte süßer und die erste Gärung wesentlich stürmischer und wilder. Zunächst holen wir unser 100-Liter-Faß aus dem Keller und säubern es. Wir stecken einen großen Trichter ins Spundloch und stellen es beim nächsten Regen unter die Dachtraufe (das Leitungswasser ist bei uns sehr kalkig), bei einem Gewitterregen geht es auch ohne Traufe. Ist reichlich Regenwasser im Faß, wird der Spund zugestöpselt und das Faß gerollt, das Wasser danach ausgegossen und der Vorgang noch zweimal wiederholt. Das saubere Faß stellen wir mit dem Spund nach unten auf, bis der

Apfelsaft hineinkommt. Wir haben mit dieser Art der Reinigung beste Erfahrungen gemacht und erinnern uns nur, daß das Faß zuletzt vor etwa 12 Jahren ausgeschwefelt wurde – vom Fachmann unserer örtlichen Brauerei.

Süßer Apfelmost

Wir setzen unseren Äpfeln sowohl als Gärkraft wie zur Aromatisierung immer einen geringen Anteil Birnen zu.

10–15 Zentner Äpfel • ½–1 Zentner Birnen je nach Apfelsorte • 1 Handvoll Weinstein
Gegenstände: 1 Faß für 100 Liter • 1 Gärspund • 1 Stöpsel • 1 hölzerner Bock • 2 emaillierte oder Kunststoff-Eimer • 1 großer emaillierter oder Kunststoff-Trichter

Gleich nach der Ernte werden die einwandfreien Äpfel in die Presse gegeben. Kann man erst später im Jahr mosten, wenn die Äpfel schon gelagert haben, werden sie ausgeschnitten und von wurmigen Stellen befreit. Den Saft in das fest auf dem Holzbock stehende Faß füllen. Dabei rechnet man etwa 90 l Saft, wobei die Faßform bestimmend ist. Ein längliches Faß faßt mehr als ein rundliches, da unter dem Spundloch ein Luftraum von etwa 6–8 cm bleiben muß. Den Gärspund so einsetzen, daß das Gärrohr nicht im Saft steht. Wasser in das Gärglas gießen, um das Faß luftdicht abzuschließen. Das Wasser im U-förmigen Gärglas läßt zwar die Kohlensäure aus dem Faß heraus, aber keine Luft ins Faß hinein. Die ersten 8 Tage die Gärung beobachten und darauf achten, daß immer Wasser im Gärglas ist. Bei stürmischer Gärung kann es passieren, daß es im Gärglas nicht nur gluckert, sondern daß der Schaum der Gärung das Wasser aus dem Gärglas treibt. Dann muß Wasser nachgefüllt werden, denn der Most kann bei Luftzutritt verderben, auf jeden Fall verliert er an Aroma. Nach 14 Tagen ist die stürmische Gärung abgeschlossen (es gluckst nicht mehr im Gärglas). Jetzt wird der Gärspund entfernt und das Faß mit einem Stöpsel fest verschlossen. Der Saft gärt weiter, die nächsten 4 Wochen nennt man stille Gärung.

Steht das Faß gut gekühlt und kann man überblikken, in welcher Zeit man die etwa 90 l Most verbraucht, gibt man in das Spundloch einen Schlauch, saugt Most an und läßt ihn in den Krug für den täglichen Gebrauch fließen. Dann klemmt man den Schlauch mit einer Klammer wie beim Dampf-Entsafter ab oder biegt ihn nur nach oben und befestigt ihn.

Wenn man nicht täglich große Mengen Most trinkt und ihn länger lagern will, füllt man ihn gleich nach dem Öffnen des Fasses in sauber gespülte Flaschen und verkorkt sofort.

Anmerkung: Man kann auch Most in einem 15-Liter-Glasballon machen. Gleiches Rezept, Menge etwa 12 l Saft. Das entspricht etwa 1 Zentner Äpfel.

Register

Kursiv gesetzte Seitenzahlen verweisen auf Abbildungen

Register

Register